高等院校医疗器械系列"十二五"规划教材

生物医学检测技术

主　编　刘　杨　张东衡　陈正龙

U0324050

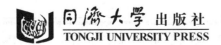同济大学 出版社
TONGJI UNIVERSITY PRESS

内 容 提 要

本书主要讨论生物医学检测系统的基本原理及组成;生物医学检测技术的基本概念和相关的新概念、名词及术语;医学仪器的发展特点、设计技巧和方法、基本生产制造技术和工艺。同时,本书结合人体基本生理参数展开,针对血压、呼吸、温度、心电信号等具体检测对象结合相关的传感器技术、信号放大技术、数据处理技术等展开应用性描述。本书较同类出版物具有内容应用性强、理论解释严谨、知识结构清晰等特点。

本书大量采用图文并茂的编写体例,在内容方面注重结合临床测量过程中的实际问题,借此提升本书的理论性和实践性。

本书适用于生物医学工程类、医疗器械工程类等相关学科各层次教学及实践工作,亦可作为相关领域研究参考用书。

图书在版编目(CIP)数据

生物医学检测技术/刘杨,张东衡,陈正龙主编.
--上海:同济大学出版社,2014.9(2021.1重印)
高等院校医疗器械系列"十二五"规划教材
ISBN 978-7-5608-5610-0

Ⅰ.①生… Ⅱ.①刘…②张…③陈… Ⅲ.①生物工程
—医学工程—医学检验—高等学校—教材 Ⅳ.①R318

中国版本图书馆 CIP 数据核字(2014)第 199001 号

生物医学检测技术

主编 刘 杨 张东衡 陈正龙

责任编辑 张 睿 **责任校对** 徐春莲 **封面设计** 陈益平

出版发行 同济大学出版社 www.tongjipress.com.cn
(地址:上海市四平路 1239 号 邮编:200092 电话:021-65985622)
经 销 全国各地新华书店
印 刷 常熟市大宏印刷有限公司
开 本 787mm×1 092mm 1/16
印 张 20.75
字 数 518 000
版 次 2014 年 9 月第 1 版 2021 年 1 月第 3 次印刷
书 号 ISBN 978-7-5608-5610-0

定 价 48.00 元

前　言

生物医学检测技术在临床医学、生物医学工程、生理学以及生物医学基础理论研究等诸多领域均具有重要意义。随着时代的进步,医学领域的不断发展,对生物医学检测技术的要求也越来越高。编者结合现有资料及国内外相关文献,结合教学工作中的经验与体会编写此书,以便为该专业教学及研究提供参考。本书主要讨论生物医学检测系统的基本原理及组成;生物医学检测技术的基本概念和相关的新概念、名词及术语;医学仪器的发展特点、设计技巧和方法、基本生产制造技术和工艺。

本书从人体基本生理参数展开,针对血压、呼吸、温度、心电信号等具体检测对象,结合相关的传感器技术、信号放大技术、数据处理技术等展开应用性描述,与同类出版物相比,具有内容应用性强、理论解释严谨、知识结构清晰等特点。

本书根据人体常用生理参数检测项目划分章节。全书共分为九章,第1章至第4章从整体上介绍生物医学检测技术的基本概念,常用的生物电极、传感器、信号处理及放大的基本原理;第5章至第9章则根据人体生理基本参数展开,介绍人体血压测量、体温测量、呼吸测量、心血管系统参数测量以及生物电测量等。

由于本书理论性与应用性兼备的特点,因此可提供高等院校相关专业作为教学用书,同时可为医疗行业相关从业者,尤其是医疗器械从业人员提供必要的参考。

本书所涉及的生物医学属交叉学科,生物医学检测技术涵盖的知识面广,加之编者知识面及经验有限,编写过程中难免存在错误与不足,敬请广大读者、专家批评指教。

本书编写过程中得到了谢海明教授的大力支持与指导。谢海明教授多年从事医疗器械尤其是生物医学检测技术相关领域研究,成果卓著。本书结构框架以及大量文献资料均由谢海明教授提供,在此致以衷心的感谢。

本书第3章、第4章、第9章由张东衡编写,第5章、第6章由陈正龙编写,其余部分由刘杨编写。

编者

2014 年 6 月

目　　录

1

第1章

生物医学检测系统的基本概念

生物医学检测在临床应用、运动医学、生理医学研究等诸多领域中起着十分重要的作用。随着科学技术的快速发展，涌现出大量、新颖的检测技术和检测设备（如生物医学信息、医学影像技术、基因芯片、纳米技术、新材料等）。

生物医学检测技术是运用工程的方法去测量生物体的形态、生理机能及其他状态变化的生理参数。人体的主要生理参数包括血压、体温、呼吸、心音和血流量等。在这些有生命的有机体内可以找到电、声、光、磁、热、水力、空气、化学、机械以及其他许多种系统，而这些系统之间又互相作用和制约。人体内还包含一台高效的"计算机"、若干交换系统和各种控制系统（如脑、中枢神经系统）。在用生物医学检测技术进行生命体测量时会遇到很多问题。由于生物信号种类繁多，信号的强弱不一（有些生物电信号非常微弱，比如神经放电，其信号强度为微伏级，如果不进行信号的前置放大，根本无法观察），频率混叠（由于在生物信号中夹杂有众多声、光、电等干扰信号），因此信号采集前往往需要进行放大和滤波处理。其次是，生命体之间存在高度的相关性（当测量两个变量时，往往无法确定哪个是自变量）。重复地将一组输入信号作用于生命系统，系统输出的并不是唯一的数值，而是一簇广范围的响应集，有时甚至是完全随机和互不相关的。有时所用的检测装置本身也会改变生命体的正常生理状态。再次是，有很多重要的生理参数对测量装置是不容易接近的。此外，对生命体进行检测必须确保人身安全。

由于检测系统与被检测生物体之间存在复杂的相互作用，因此为了从人体取得可靠数据，必须同时考虑人体的内部特性，把人和检测系统结合在一起考虑。

1.1 生物医学检测系统的组成

生物医学检测设备能帮助医生诊断疾病，也广泛用于常规体检中。可评定身体健康状况，还可以用于病人的手术监护或重病人的监护。

1. 生物医学检测仪器的分类

1）临床用检测仪器。用于疾病的诊断、监护。要求便于医务人员操作、使用，结构牢固可靠。

2）医学研究用检测仪器。用于病理研究、医学实验等，要求较高的精度、分辨率。

有些仪器是介于二者之间，既可用于临床诊断及治疗，又可用于基础医学研究。

2. 生物医学检测系统的分类

1）活体测量（in vivo）

活体测量是人体处于机能状态下的临床检查或对机体的结构与功能状态进行的测量，

如心电测量、血压测试等。按照测量系统是否侵入机体内部,活体测量又可分为无创测量和有创测量两类,如有创血压测量和无创血压测量。

2）离体测量(in vitro)

离体测量是对离体的体液、尿、血、活体组织和病理标本之类的生物样品进行的测量。

离体测量具有检测条件稳定性和准确度高的特点,已广泛用于病理检查和生化分析中。

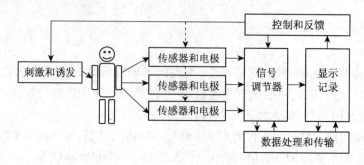

图 1-1　以人体为被测对象的方框图

3. 生物医学检测系统的内容

生物医学检测系统包括信息的检测(采集)、传播、存储、加工处理和监视读出。图1-1是以人体为被测对象的方框图,这个系统的基本部件和任何其他检测系统本质上是相同的,区别仅在于被测对象的不同。

1）被测对象是人体的生理系统:它提供了检测系统要测量的各种生理的物理量。医学上主要测量的有生物电位、压力、流量、位移、速度、温度、化学浓度、阻抗等。

2）刺激和诱发:在许多医学测量中要求外加某种形式的外部刺激,人体生理系统应做出反应。如可以敲打跟腱,可以刺激视觉(如闪光)、听觉(如声音)、触觉,也可以是神经系统某些部位的电刺激。

3）传感器与电极:传感器把来自生物体的能或信息转换成电的形式。生物医学电极是直接感知人体生物电位的元件,这是系统信息采集部分。

4）信号处理:采集到已转换成电信号的信息进行放大整理或做其他变换(如模数转化等),以满足系统的功能需要。

5）生物信息的记录与显示设备:其作用是将处理后的生物信息变为可供人们直接观察的形式。医学仪器对记录显示设备的要求是记录显示的效果明显、清晰,便于观察和分析,正确反映输入信号的变化情况,故障少,寿命长,与其他部分有较好的匹配连接。

记录与显示设备按其工作原理不同,可以分为:

(1)直接描记式记录器

它主要用来记录各种生理参数随时间变化的模拟量,可分为描笔偏转式和自动平衡式两种类型。

描笔偏转式记录器结构简单、成本低,在心电图机、脑电图机及心音图机中得到广泛使用。永久磁铁形成固定磁场,磁场内放置有上下轴支撑的线圈。当有信号电流流过线圈时,线圈受到电磁力矩作用而偏转,并带动与它同轴连接的描笔发生偏转,在记录纸上描出波形图。螺旋形弹簧亦称盘香弹簧,其作用是形成与使线圈偏转的电磁力矩相反的力矩,维持描笔平稳地描记下各种波形。

自动平衡式记录器结构复杂,频响范围窄。其优点是记录幅度大、精度高,可与计算机连接。一般用于记录体温、血压、脉搏等监护仪器上。它可分为电桥式、电位差式和 X-Y 记录仪三种类型。其描笔的移动距离亦正比于记录信号的大小。

直接描记式记录器在记录时,都是记录纸在描笔下做匀速直线运动,因此都配有记录纸传动装置。另外,描记笔分为墨水笔和热笔两种。热笔是利用笔心发热,在热笔与记录纸接触处熔掉记录纸面膜,露出记录纸的黑底色,形成波形曲线图。

（2）数字式显示器

显示器接收信号处理后的信息以操作人员所能感知到的形式显示结果。显示形式可以是数字的或图像的,可以是连续的或离散的。多数是依靠使用者的视觉,但也有采用听觉感知的办法。数字式显示器是一种将信号以数字形式显示供观察的器件,一般由计数器、译码器、驱动器和数码管（显示器）等组成。其中显示器分为荧光数码管和液晶显示器两种。

6）数据处理和传输:从人体采得的信息具有信号很弱、各种干扰很大、信噪比低的特点。数据处理遵循统计规律,需要用各种统计分析方法,对信号进行叠加、频谱分析、直方图等相关处理。数据传输是实现异地诊断的前提,处理后的检测结果可通过医院的 HIS、RIS、LIS 等系统传输到门诊科室或病房,实现实时诊断,从而提升医院效率。也可通过互联网实现异地院际会诊,从而减少患者转院后的重复检查,节约医疗成本。

7）控制和反馈:把部分输出信号反馈到输入部分,以使系统按某一方式工作。

典型生物医学检测系统的组成框图如图 1-2 所示。

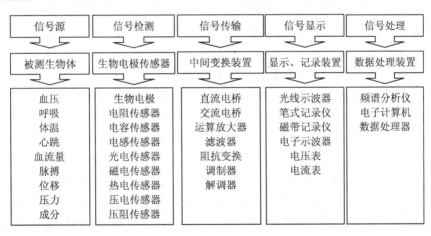

图 1-2　生物医学检测系统组成框图

1.2　生物医学检测系统的特殊性

生物医学测量的主要目的是获得与临床诊断和治疗有关的人体生理参数。医学测量与普通物理参数测量相比,在于测量对象不同。普通物理测量的被测对象是物（如设备、机器、化学物品、工程系统、环境等）,而医学测量的对象是人体复杂的生理系统。人体的特殊性使医学测量遇到一些特殊问题,这些特殊性主要可归纳如下。

1.2.1 被测值难以获得

对生命系统测量时,遇到的最大困难是难以获得被测值。例如,要测量脑内神经化学动态活动,就不可能放置一个合适的传感器至待测部位,有时甚至对动物测量也无法做到。有些被测部位即使容许放置传感器,但由于传感器实际尺寸太大而无法安置。例如,一个体积较大的流量传感器放置在血管里测量血流,会部分地阻塞血管,引起被测量特性改变而影响结果。

为了解决被测量不可接近的困难,必须采用间接测量。其方法是直接测量在某些条件下与被测量相关的另一个量。例如,心输出量明显的是个不可接近的重要变量,它可用阻抗法或染料稀释法间接测出阻抗或染料浓度的变化,从而推算出心输出量大小。

采用间接测量方法须注意,在测量过程中应保持两个变量之间关系不变,并且应在两者关系失效时及时对测量结果加以修正。

1.2.2 数据的易变性

从人体测得的量是易变的,即使所有可控制的因素都固定,但大多数被测参数还是随时间变化的,每次测量会有不同结果。在完全相同的条件下,各次测量结果与正常值总会有偏差。这种内在变化性已经在分子、器官直至整个身体的测量中被证实。人体个体的差别相当大,除了外部形态不同外,他们的内部组织也存在着许多差异。因此,生理量不能认为是严格的定值,而应该用统计或概率分布的方式来处理。

1.2.3 生理系统间的相互作用

人体各生理系统之间存在复杂的相互作用和大量反馈环路。如对某系统中一部分进行刺激,结果该系统的其他部分乃至其他系统也会有反应。甚至当打开反馈回路时,会出现旁系环路,而原始反馈环路的某些性质依然存在,使因果关系很难分清。如果能了解一些生理系统之间的相互关系,则有利于做好生物医学测量系统和生理学系统之间的结合工作。

1.2.4 传感器对测量状态的影响

由于传感器的存在,使任何形式的测量几乎都受到不同程度的影响,很多情况下传感器的存在显著地改变了测量读数,例如,把流量传感器放在血流中局部堵塞血管并改变系统压力。传感器对活体测量的影响尤为明显,例如,在测量单细胞内的电化学电位时,需要微电极刺入细胞,这就很容易杀死细胞或使它损伤。此外,在一个系统中的传感器也会影响另外一个系统的测量,例如,在估计血液循环时,冷却局部皮肤引起的反馈会改变血液循环模式。因此在设计生物医学测量系统时,必须尽力做到使测量装置的影响减到最小。

1.2.5 能量的限制

生物医学测量,一种是依靠被测活体本身发出的能量,如生物电位测量;另一种是利用传感器工作时产生的能量作用于被测活体,例如,阻抗容积图测量,需要电流作用于被测组织和血液。X射线和超声成像技术以及电磁式和多普勒血流仪,都是利用外加能量与人体组织相互作用。当电流流过人体组织时会产生热量,而对组织加热是一种必须加以限制的现象,因为即使是一些可逆的生理变化也会影响测量值。多数情况下,这部分热量很小,不产生显著的影响。但在处理活体细胞时,必须注意避免因长时间的能量集中引起细胞破坏。

此外,因为生理参数在人体内可用的能量有限,所以在设计时应尽量避免生物医学测量系统成为被测信号源的负载。

1.2.6 伪迹和干扰

在医学和生物学上,被测信号以外的任何信号成分称为伪迹。生物医学测量系统中引起伪迹的一个重要原因,是被测对象的移动而导致测量仪器移动。很多传感器对移动敏感,因此对象的移动往往产生输出信号变化。有时,这些因移动所产生的变化很难同被测信号区分开,并足以模糊被测信号。对活体施行麻醉可减轻移动,但麻醉却又会引起活体本身参数的改变。

此外,测量仪器本机噪声、人体感应的交流干扰等均需采取有效抑制措施。因为人体电信号十分微弱,信号频率又很低,所以对医学仪器漂移特性的要求也是很严格的。

1.2.7 安全性

在医学测量过程中,必须保证不危及人体生命和损害正常功能。特别是含有电源时,不容许轻易地试验尚不可靠的测量方法。对生物医学测量系统的设计要特别重视安全可靠,在即使测量系统失效时也应保证人体的安全。同时,在生物医学测量中,应不使被测者太疼痛、外伤或不舒服。随着医学工程技术日益发展,创伤性测量系统已逐渐被非创伤性系统代替。

除了电气安全以外,设计医学仪器时还要考虑辐射、化学腐蚀、毒物、有害气体、交叉感染等因素。

1.3 生物医学测量范围

为了正确地选择和使用医用检测仪器,使用前应该清楚了解待测参数的指标范围。表1-1列出了常用的生理参数的测量范围。需要说明的是这些指标在不同资料上的报道不尽一致。测量目的不同,或被测试者处于不同状态,则对同一生理指标所要求的范围也不相同,因此表中数据仅作参考。

表1-1 常用的生理参数的测量范围

参 数		幅度范围	频率范围(Hz)
心电	皮肤电极	$10\,\mu V \sim 5\,mV$(典型值 $1\,mV$)	$0.05 \sim 80$
	心脏电极	(典型值 $50\,mV$)	$0.05 \sim 80$
	胎儿心电电极	(典型值 $10\,\mu V$)	$2 \sim 100$
脑电	头皮电极	$10 \sim 200\,\mu V$(典型值 $50\,\mu V$)	$0.5 \sim 100$
	颅内电极	$10 \sim 100\,mV$(典型值 $50\,mV$)	$0.5 \sim 100$
肌肉电位		$20\,\mu V \sim 1\,mV$	$10 \sim 5\,000$(或 $10 \sim 2\,500$)

续表

参　　数		幅度范围	频率范围(Hz)
细胞内电位		$-100\sim+200\,\mu V$(典型值 $100\,\mu V$)	DC～2 000(或 1～2 000)
细胞外电位		(典型值 $50\,\mu V$)	DC～1 000(或 1～1 000)
视网膜电位		$0\sim1$ mV(典型值 $100\,\mu V$)	DC～25(或 0.05～20)
眼电位		$0.05\sim5$ mV(典型值 $100\,\mu V$)	DC～20
胃电位		(典型值 20 mV)	0.05～20
平滑肌电位		$0.5\sim100$ mV	DC～1
血压	动脉(直接式)	30～300 mmHg	DC～100(或 DC～20)
	静脉(直接式)	$-10\sim20$ mmHg	DC～20
	收缩压(间接式)	50～30 mmHg	—
	舒张压(间接式)	20～100 mmHg	—
脉搏波		可变	0.1～20(或 0.1～50)
心音		可变	2～300(或 2～2 000)
容积		可变	DC～30
心脉动		可变	0.05～30(或 DC～40)
心输出量		3～10 L/min	0.05～60(或 DC～60)
心率		45～180 次/min	0.75～3
主动脉血流速度		18～22 cm/s	—
血流量		0.05～200 mL/s	DC～300
毛细血管血流速度		0.2～0.7 mm/s	—
呼吸流量		250～300 mL/s(峰值 300 mL/s)	—
呼吸频率		0.2～0.4 次/s	0.2～0.4
潮气容积		400～600 mL/次	—
声音		可变	—
柯氏音		可变	—
皮肤电阻		1～500 kΩ	—
人体电阻		100～2 000 Ω	—
体温	体温测量范围	35℃～42℃	—
	口腔	36.7℃～37.4℃(正常值)	—
	腋窝	36℃～37.4℃(正常值)	—
	直肠	36.9℃～37.9℃(正常值)	—

1.4　生物医学检测系统的基本特征

为了评价一个检测系统性能的品质优劣,需要有鉴别检测系统性能的定量标准。通常按照检测系统对输入信号频率的响应,分为静态特性和动态特性两大类。静态特性是描述仪器对输入信号为直流或很低频率时的性能,它表示系统在输入量稳定时系统输出和输入量的关系。动态特性则是当被测量随时间发生变化时,输出量与输入量之间的关系,可以用微分方程表示。

1.4.1　静态特性

通常,要求在静态情况下的输出—输入关系保持线性。实际上,其输出量和输入量之间的关系(不考虑迟滞及蠕变效应)可由下列方程式确定。

$$Y = a_0 + a_1 X + a_2 X^2 + \cdots + a_n X^n \tag{1-1}$$

式中　Y——输出量;

　　　X——输入量;

　　　a_0——零位输出;

　　　a_1——系统的灵敏度,常用 K 表示;

　　　a_2,a_3,$\cdots$,a_n——非线性项待定常数。

由式(1-1)可见,如果 $a_0 = 0$,表示静态特性通过原点。此时静态特性是由线性项($a_1 X$)和非线性项($a_2 X^2$,$\cdots$,$a_n X^n$)叠加而成,一般可分为以下四种典型情况。

1. 理想线性[**图 1-3(a)**]

$$Y = a_1 X$$

2. 具有 X 奇次阶项的非线性[**图 1-3(b)**]

$$Y = a_1 X + a_3 X^3 + a_5 X^5 + \cdots$$

3. 具有 X 偶次阶项的非线性[**图 1-3(c)**]

$$Y = a_1 X + a_2 X^2 + a_4 X^4 + \cdots$$

4. 具有 X 奇、偶次阶项的非线性[**图 1-3(d)**]

$$Y = a_1 X + a_2 X^2 + a_3 X^3 + a_4 X^4 + \cdots$$

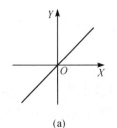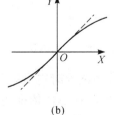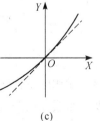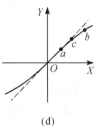

| (a) | (b) | (c) | (d) |

图 1-3　系统的四种典型静态特性

7

由此可见,除图 1-3(a)为理想线性关系外,其余均为非线性关系。其中具有 X 奇次阶项的曲线图 1-3(b),在原点附近一定范围内基本上是线性特性。

在实际应用中,若非线性项的方次不高,则在输入量变化不大的范围内,用切线或割线代替实际的静态特性曲线的某一段,使系统的静态特性接近于线性,这称为系统静态特性的线性化。在设计系统时,应将测量范围选取在静态特性最接近直线的一小段,此时原点可能不在零点。以图 1-3(d)为例,如取 ab 段,则原点在 c 点。系统静态特性的非线性,使其输出不能成比例地反映被测量的变化情况。而且,对动态特性也有一定影响。

系统的静态特性是在静态标准条件下测定的,在标准工作状态下,利用一定精度等级的校准设备,对系统进行往复循环测试,即可得到输出-输入数据。将这些数据列成表格,再画出各被测量值(正行程和反行程)对应输出平均值的连线,即为系统的静态校准曲线。

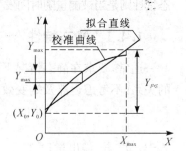

图 1-4 系统的线性度

系统静态特性的主要指标有以下几点。

1. 线性度(非线性误差)

在规定条件下,系统校准曲线与拟合直线间最大偏差与满量程($F \cdot S$)输出值的百分比称为线性度(图 1-4)。

用 δ_L 代表线性度,则

$$\delta_L = \pm \frac{\Delta Y_{max}}{Y_{F \cdot S}} \times 100\% \tag{1-2}$$

式中 ΔY_{max} —— 校准曲线与拟合直线间的最大偏差;

$Y_{F \cdot S}$ —— 系统满量程输出;

$Y_{F \cdot S} = Y_{max} - Y_0$。

由于定标曲线成线性的检测系统是理想系统,而实际的系统则往往是非线性的。因此常用实际的定标曲线与理想直线的吻合程度,来作为衡量实际检测系统的线性度。

由此可知,非线性误差是以一定的拟合直线或理想直线为基准直线算出来的。因而,基准直线不同,所得线性度也不同,见图 1-5。

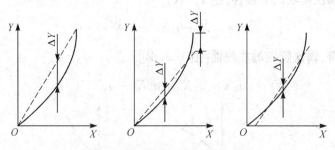

图 1-5 基准直线的不同拟合方法

应当指出,对同一系统,在相同条件下做校准试验时得出的非线性误差不会完全一样。因而不能笼统地说线性度或非线性误差,必须同时说明所依据的基准直线。目前国内外关于拟合直线的计算方法不尽相同,拟合直线建立常用方法有:

1) 绝对法:把零点和满量程输出点连接的直线作为理论拟合直线。

2）独立法：在实际测量点中取一条最佳直线，使直线两侧的最大实测偏差基本相等的直线作为拟合直线。

3）端基点法：把实测平均曲线的起始点和最终点的连线作为拟合直线。

4）平均选点法：把实测点按输入量的大小分为前半部和后半部两组，并使两组的点数相等。分别求出各自输入量和输出量的"平均点"，将其连成直线就得到拟合直线。

5）最小二乘法：采用最小二乘法原则求得最佳拟合直线方程，以此作为理想直线。

下面介绍两种常用的拟合基准直线方法。

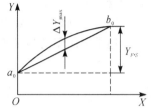

图 1-6　端基线性拟合直线

1）端基点法

把传感器校准数据的零点输出平均值 a_0 和满量程输出平均值 b_0 连成的直线 $a_0 b_0$ 作为系统特性的拟合直线（图 1-6）。其方程式为：

$$Y = a_0 + KX \tag{1-3}$$

式中　Y——输出量；

　　　X——输入量；

　　　a_0——Y 轴上截距；

　　　K——直线 $a_0 b_0$ 的斜率。

由此得到端基点法拟合直线方程，按式（1-3）可算出端基线性度。这种拟合方法简单直观，但是未考虑所有校准点数据的分布，拟合精度较低，一般用于特性曲线非线性度较小的情况。

2）最小二乘法

用最小二乘法原则拟合直线，可使拟合精度最高。

其计算方法如下，令拟合直线方程为 $Y = a_0 + KX$。假定实际校准点有 n 个，在 n 个校准数据中，任一个校准数据 Y_i 与拟合直线上对应的理想值 $a_0 + KX_i$ 间线差为：

$$\Delta_i = Y_i - (a_0 + KX_i) \tag{1-4}$$

最小二乘法拟合直线的拟合原则就是使 $\sum_{i=1}^{n} \Delta_i^2$ 为最小值，亦即使 $\sum_{i=1}^{n} \Delta_i^2$ 对 K 和 a_0 的一阶偏导数等于零，从而求出 K 和 a_0 的表达式。

$$\frac{\partial}{\partial K} \sum \Delta_i^2 = 2 \sum (Y_i - KX_i - a_0)(-X_i) = 0$$

$$\frac{\partial}{\partial a_0} \sum \Delta_i^2 = 2 \sum (Y_i - KX_i - a_0)(-1) = 0$$

联立求解以上二式，可求出 K 和 a_0，即

$$K = \frac{n \sum_{i=1}^{n} X_i Y_i - \sum_{i=1}^{n} X_i \cdot \sum_{i=1}^{n} Y_i}{n \sum_{i=1}^{n} X_i^2 - \left(\sum_{i=1}^{n} X_i \right)^2} \tag{1-5}$$

$$a_0 = \frac{\sum_{i=1}^{n} X_i^2 \cdot \sum_{i=1}^{n} Y_i - \sum_{i=1}^{n} X_i \cdot \sum_{i=1}^{n} X_i Y_i}{n \sum_{i=1}^{n} X_i^2 - (\sum_{i=1}^{n} X_i)^2} \tag{1-6}$$

式中, n 为校准点数。

由此得到最佳拟合直线方程, 由式(1-6)可算得最小二乘法线性度。

通常采用差动测量方法来减小系统的非线性误差。例如, 某位移测量系统特性方程式为:

$$Y_i = a_0 + a_1 X + a_2 X^2 + a_3 X^3 + a_4 X^4 + \cdots$$

另一个与之完全相同的位移测量系统, 但是它感受相反方向位移, 则特性方程式为:

$$Y_i = a_0 - a_1 X + a_2 X^2 - a_3 X^3 + a_4 X^4 + \cdots$$

在差动输出情况下, 其特性方程式可写成:

$$\Delta Y = Y_1 - Y_2 = 2(a_1 X + a_3 X^3 + a_5 X^5 + \cdots) \tag{1-7}$$

可见采用此方法后, 由于消除了 X 偶次项而使非线性误差大大减小, 灵敏度提高一倍, 零点偏移也消除了。因此差动式系统已得到广泛应用。

2. 灵敏度

系统的灵敏度指达到稳定工作状态时输出变化量与引起此变化的输入变化量之比。由图 1-7 可知, 线性传感器校准曲线的斜率就是静态灵敏度 K。其计算方法为:

$$K = \frac{输出变化量}{输入变化量} = \frac{\Delta Y}{\Delta X} \tag{1-8}$$

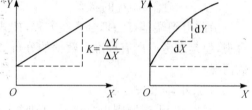

图 1-7 系统灵敏度的定义

非线性传感器的灵敏度用 dY/dX 表示, 其数值等于所对应的最小二乘法拟合直线的斜率。

3. 精确度(精度)

说明精确度的指标有三个: 精密度、正确度和精确度。

1) 精密度 δ

它说明测量结果的分散性。即对某一稳定的对象(被测量)由同一测量者用同一系统在相当短的时间内连续重复测量多次(等精度测量), 其测量结果的分散程度。δ 愈小则说明测量愈精密(对应随机误差)。

2) 正确度 ε

它说明测量结果偏离真值大小的程度, 即示值有规则偏离真值的程度, 指所测值与真值的符合程度(对应系统误差)。

3) 精确度 τ

它含有精密度与正确度两者之和的意思, 即测量的综合优良程度。在最简单的场合下可取两者的代数和, 即 $\tau = \delta + \varepsilon$。通常精确度是以测量误差的相对值来表示的。

在工程应用中,为了简单表示测量结果的可靠程度,引入一个精确度等级概念,用 A 来表示。系统精确度等级 A 以一系列标准百分数值(0.001,0.005,0.02,0.05,…,1.5,2.5,4.0…)进行分档。这个数值是系统在规定条件下,其允许的最大绝对误差值相对于其测量范围的百分数。它可以用下式表示:

$$A = \frac{\Delta A}{Y_{F \cdot S}} \times 100\% \tag{1-9}$$

式中 A——系统的精度;

     ΔA——测量范围内允许的最大绝对误差;

     $Y_{F \cdot S}$——满量程输出。

系统设计和出厂检验时,其精度等级代表的误差指系统测量的最大允许误差。

4. 最小检测量和分辨率

最小检测量是指系统能确切反映被测量的最低极限量。最小检测量愈小,表示系统检测微量的能力愈高。

由于系统的最小检测量易受噪声的影响,所以一般用相当于噪声电子若干倍的被测量为最小检测量,用公式表示为:

$$M = \frac{CN}{K} \tag{1-10}$$

式中 M——最小检测量;

     C——系数(一般取 1~5);

     N——噪声电平;

     K——传感器的灵敏度。

例如,系统的噪声电平为 0.2 mV,灵敏度 K 为 5 mV/mmH$_2$O,若取 $C = 2$,则根据式(1-10)计算得最小检测量为 0.08 mmH$_2$O。

数字式系统一般用分辨率表示,即输出数字指示值最后一位数字所代表的输入量。

5. 迟滞

迟滞是指在相同工作条件下作全测量范围校准时,在同一次校准中对应同一输入量的正行程和反行程,其输出值间的最大偏差(图 1-8)。其数值用最大偏差或最大偏差的一半与满量程输出值的百分比表示。

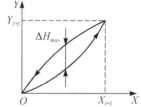

图 1-8   系统的迟滞特性

$$\delta_H = \pm \frac{\Delta H_{\max}}{Y_{F \cdot S}} \times 100\% \tag{1-11}$$

或

$$\delta_H = \pm \frac{\Delta H_{\max}}{2Y_{F \cdot S}} \times 100\% \tag{1-12}$$

式中 $\Delta H_{\max}$——输出值在正反行程间最大偏差;

     δ_H——表示系统的迟滞。

迟滞现象反映了系统机械结构和制造工艺上的缺陷,如轴承摩擦、间隙、螺钉松动、元件腐蚀或碎裂及积塞灰尘等。

6. 重复性

重复性指在同一工作条件下,输入量按同一方向在全测量范围内连续变动多次所得特性曲线的不一致性(图 1-9)。在数值上用各测量值正、反行程标准偏差最大值的两倍或三倍与满量程 $Y_{F \cdot S}$ 的百分比表示。即:

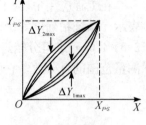

图 1-9 系统的重复性

$$\delta_k = \pm \frac{2\sigma \sim 3\sigma}{Y_{F \cdot S}} \times 100\% \qquad (1\text{-}13)$$

式中 δ_k——重复性;

σ——标准偏差。

当用贝塞尔公式计算标准偏差 σ 时,则有:

$$\sigma = \sqrt{\frac{\sum_{i=1}^{n}(Y_i - \bar{Y})^2}{n-1}} \qquad (1\text{-}14)$$

式中 Y_i——测量值;

$\bar{Y}$——测量值的算术平均值;

n——测量次数。

重复性所反映的是测量结果偶然误差的大小,而不表示与真值之间的差别。有时重复性虽然很好,但可能远离真值。

7. 零点漂移

系统无输入(或某一输入值不变)时,每隔一段时间进行读数,其输出偏离零值(或原指示值),即为零点漂移。

$$零漂 = \frac{\Delta Y_0}{Y_{F \cdot S}} \times 100\% \qquad (1\text{-}15)$$

式中 ΔY_0——最大零点偏差(或相应偏差);

$Y_{F \cdot S}$——满量程输出。

8. 温漂

温漂表示温度变化时,系统输出值的偏离程度。一般以温度变化 1℃ 输出最大偏差与满量程的百分比来表示。

$$温漂 = \frac{\Delta_{max}}{Y_{F \cdot S} \Delta T} \times 100\% \qquad (1\text{-}16)$$

式中 Δ_{max}——输出最大偏差;

ΔT——温度变化范围;

$Y_{F \cdot S}$——满量程输出。

1.4.2 动态特性

动态特性是指系统对于随时间变化的输入量的响应特性,系统所检测的非电量信号大多数是时间的函数。为了使系统输出信号和输入信号随时间的变化曲线一致或相近,我们要求系统不仅应有良好的静态特性,而且还应具有良好的动态特性。系统的动态特性是传感器的输出值能够真实地再现变化着的输入量能力的反映。

1. 动态特性与静态特性的区别

静态特性是它的输入量不随时间变化。由于系统被认为是线性的,线性系统的频率不变性决定了它的输出量也不随时间而变化。因此静态特性的输入输出量之比是一个常数。而动态特性,由于它的输入随时间而变化。它的输出也随输入的频率变化而变化,是一个自变量为频率(输入频率)的函数,称为传递函数。

当一个输入量经过检测系统的"传递"后,再由它输出。由于检测系统本身特性的影响,在输出时使原来状态发生了变化,该变化程度即是测试系统的动态特性由传递函数来描述。

2. 动态特性描述方法

1) 动态特性的一般数学模型

在研究系统动态特性时,根据系统的运动规律,其动态输入和动态输出的关系可用微分方程式来描述。输出信号 $y(t)$ 与输入信号 $x(t)$ 的关系如下:

$$a_n \frac{\mathrm{d}^n y}{\mathrm{d}t^n} + a_{n-1} \frac{\mathrm{d}^{n-1} y}{\mathrm{d}t^{n-1}} + \cdots + a_1 \frac{\mathrm{d}y}{\mathrm{d}t} + a_0 y(t) \tag{1-17}$$
$$= b_m \frac{\mathrm{d}^m x}{\mathrm{d}t^m} + b_{m-1} \frac{\mathrm{d}^{m-1} x}{\mathrm{d}t^{m-1}} + \cdots + b_1 \frac{\mathrm{d}x}{\mathrm{d}t} + b_0 x(t)$$

引入微分算子:

$$D^k = \frac{\mathrm{d}^k(\cdots)}{\mathrm{d}t^k}$$

上式可改写成:

$$(a_n D^n + a_{n-1} D^{n-1} + \cdots + a_1 D + a_0) y(t) \tag{1-18}$$
$$= (b_m D^m + b_{m-1} D^{m-1} + \cdots + b_1 D + b_0) x(t)$$

只要对微分方程式(1-17)求解,便可得到动态响应及动态性能指标。

当系统是线性时,a_n、a_{n-1}、$\cdots$、a_0 和 b_m、b_{m-1}、$\cdots$、b_0 都是不随输入量而变化的数。系统的动态特性可用传递函数来描述。所谓传递函数就是系统的输出信号与输入信号之比。

$$\frac{y(D)}{x(D)} = \frac{b_m D^m + b_{m-1} D^{m-1} + \cdots + b_1 D + b_0}{a_n D^n + a_{n-1} D^{n-1} + \cdots + a_1 D + a_0}$$

当系统的输出量是正弦函数时,它的传递函数称为频率响应函数。其形式为:

$$\frac{y(jw)}{x(jw)} = \frac{b_m (jw)^m + b_{m-1} (jw)^{m-1} + \cdots + b_1 (jw) + b_0}{a_n (jw)^n + a_{n-1} (jw)^{n-1} + \cdots + a_1 (jw) + a_0}$$

线性系统及其仪器可根据传递函数分为零阶、一阶、二阶和高阶仪器。

(1) 零阶系统

仪器传递函数方程中除 a_0、b_0 外,其余所有 a、b 均为零。微分方程变为简单形式:

$$a_0 y(t) = b_0 x(t) \tag{1-19}$$

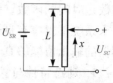

$$\frac{y(D)}{x(D)} = \frac{y(jw)}{x(jw)} = \frac{b_0}{a_0} = k$$

式中, k 为静态灵敏度。

例如,图 1-10 所示线性电位器就是一个零阶传感器。设电位器的阻值沿长度 L 是线性分布的,则输出电压 U_{SC} 和电刷位移之间的关系为:

图 1-10 线性电位器

$$U_{SC} = \frac{U_{SR}}{L}x = Kx \tag{1-20}$$

式中 U_{SC}——输出电压;

U_{SR}——输入电压;

x——电刷位移。

由式(1-20)可知,输出电压 U_{SC} 与位移 x 成正比,它对任何频率输入均无时间滞后。实际上由于存在寄生电容和电感,高频时会引起少量失真,影响动态性能。

零阶仪器具有理想的动态特性,在任何频率下,它的输出信号与输入信号成比例,在自动控制理论中也称作比例环节。

(2)一阶系统

系统中包含一个储能元件(如机械储能、电子储能、化学储能等元件)的称为一阶系统。它的传递函数方程可表示为:

$$a_1 \frac{\mathrm{d}y(t)}{\mathrm{d}t} + a_0 y(t) = b_0 x(t)$$

用微分算子 $D = \dfrac{\mathrm{d}}{\mathrm{d}t}$ 代入得:

$$(\tau D + 1)y(t) = kx(t)$$

式中 k——静态灵敏度, $k = b_0/a_0$;

τ——时间常数, $\tau = a_1/a_0$ 。

运算传递函数:

$$\frac{y(D)}{x(D)} = \frac{k}{\tau D + 1}$$

频率传递函数:

$$\frac{y(jw)}{x(jw)} = \frac{k}{1 + jw\tau} = \frac{k}{\sqrt{1 + (w\tau)^2}} \cdot e^{\phi}$$

其中相位角 $\phi = \arctan(-w\tau)$ 。

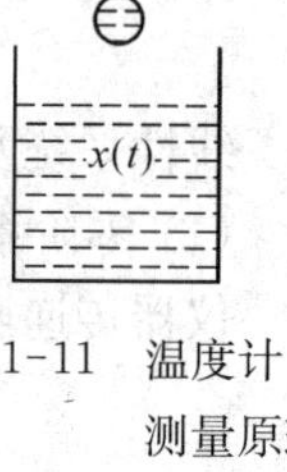

玻璃温度计是典型的一阶系统的例子。如图 1-11,温度计突然放入温度较高的液体中,热量将通过温度计的球部传入,并使得其内部充填的液体膨胀,这一过程需要一定时间延迟。

$x(t)$ 为输入——被测物体的温度;

图 1-11 温度计
测量原理

14

$y(t)$ 为输出——温度计的示值。

由热学原理可知：

$$q(t) = C \frac{\mathrm{d}y(t)}{\mathrm{d}t}$$

式中　$q(t)$——热流量（单位时间内被测物体输入温度计介质的热量）；

　　　　C——温度计的热容量（温度计介质温度升高 $1℃$ 所需要的热量）。

同理，由热学原理可知：

$$R = \frac{x(t) - y(t)}{q(t)}$$

式中，R 为热阻（与介质本身温度和被测物体温度之差有关，与介质散热能力有关）。

$$C \frac{\mathrm{d}y(t)}{\mathrm{d}t} = \frac{x(t) - y(t)}{R}$$

$$RC \frac{\mathrm{d}y(t)}{\mathrm{d}t} + y(t) = x(t)$$

令 $\tau = RC$ ，则：

$$(\tau D + 1)y(t) = x(t)$$

式中，τ 为温度计时间常数。

显然温度计是一阶系统。在自动控制理论中称一阶系统为延时环节，或非周期环节。

（3）二阶系统

二阶系统在生物医学检测系统中最常见，而且有很多高阶系统也可以用等效的二阶系统来逼近。因此分析二阶系统对很多仪器都有重要的价值。一般二阶系统可用下列微分方程表示：

$$a_2 \frac{\mathrm{d}^2 y(t)}{\mathrm{d}t^2} + a_1 \frac{\mathrm{d}y(t)}{\mathrm{d}t} + a_0 y(t) = b_0 x(t) \tag{1-21}$$

用微分算子 D 代入得：

$$\left(\frac{D^2}{w_0^2} + \frac{2\xi D}{w_0} + 1 \right) \cdot y(t) = K x(t)$$

式中　K——静态灵敏度，$K = \dfrac{b_0}{a_0}$ ；

　　　W_0——无阻尼自然频率，$W_0 = \sqrt{a_0/a_2}$ ；

　　　ξ——阻尼比（或衰减系数），$\xi = \dfrac{a_1}{2\sqrt{a_0 a_2}}$ 。

可得二阶系统传递函数：

$$\frac{y(D)}{x(D)} = \frac{k}{\dfrac{D^2}{w_0^2} + \dfrac{2\xi D}{w_0} + 1}$$

或频率传递函数：

$$\frac{y(jw)}{x(jw)} = \frac{k}{\left(\dfrac{jw}{w_0}\right)^2 + \dfrac{2\xi jw}{w_0} + 1}$$

$$= \frac{k}{\sqrt{\left\{[1-(w/w_0)^2]^2 + 4\xi^2(w/w_0)\right\}}} \cdot e^{\phi i}$$

其中，相位角 $\phi = \arctan\left[\dfrac{2\xi}{\dfrac{w}{w_0}-\dfrac{w_0}{w}}\right]$。

图 1-12 所示为带保护套管式热电偶插入恒温水浴中的测温系统。

设　T_1——介质温度；

　　T_0——热接点温度；

　　T_2——保护套管温度；

　　$m_1 C_1$——热电偶热容量；

　　$m_2 C_2$——套管热容量；

　　R_1——套管与热电偶间的热阻；

　　R_2——被测介质与套管间的热阻。

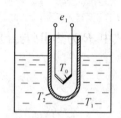

图 1-12　二阶测温系统

根据热力学能量守恒定律列出方程：

$$m_2 C_2 \frac{dT_2}{dt} = q_{02} - q_{01}$$

$$q_{02} = \frac{T_1 - T_2}{R_2} \tag{1-22}$$

$$q_{01} = \frac{T_2 - T_0}{R_1}$$

式中　q_{02}——介质传给套管的热量；

　　　q_{01}——套管传给热电偶的热量。

由于 $R_1 \gg R_2$，所以 q_{01} 可以忽略。式(1-22)经整理后得：

$$R_2 m_2 C_2 \frac{dT_2}{dt} + T_2 = T_1$$

令 $\tau_2 = R_2 m_2 C_2$，则得：

$$\tau_2 \frac{dT_2}{dt} + T_2 = T_1 \tag{1-23}$$

同理，令 $\tau_1 = R_1 m_1 C_1$，则得：

$$\tau_1 \frac{dT_0}{dt} + T_0 = T_2 \tag{1-24}$$

联立式(1-23)和式(1-24)，消去中间变量 T_2，便得到此测量系统的微分方程式：

$$\tau_1 \tau_2 \frac{d^2 T_0}{dt^2} + (\tau_1 + \tau_2) \frac{dT_0}{dt} + T_0 = T_1 \tag{1-25}$$

令
$$\omega_0 = \frac{1}{\sqrt{\tau_1 \tau_2}}$$

$$\xi = \frac{\tau_1 + \tau_2}{2\sqrt{\tau_1 \tau_2}}$$

将 ω_0 和 ξ 代入式(1-25)，则得：

$$\frac{1}{\omega_0^2}\frac{\mathrm{d}^2 T_0}{\mathrm{d}t^2} + \frac{2\xi}{\omega_0}\frac{\mathrm{d}T_0}{\mathrm{d}t} + T_0 = T_1 \tag{1-26}$$

由式(1-26)可知，带保护套管的热电偶是一个典型的二阶传感器。

2）系统的动态响应及其动态特性指标

系统的动态响应即为系统对输入的动态信号(周期信号、瞬变信号、随机信号)所产生的输出，即上述微分方程式(1-18)的解。因此系统的动态响应与输入类型有关。对系统响应测试时，常采用正弦和阶跃两种输入信号。这是由于任何周期函数都可以用傅立叶级数分解为各次谐波分量，并把它近似地表示为这些正弦量之和。而阶跃信号则是最基本的瞬变信号。通常描述系统动态性能指标的方法是给系统输入一个阶跃信号，并给定初始条件。求出系统微分方程的特解，以此作为动态特性指标的描述和表示法。

第2章

生物电与生物电极

早在 1786 年,意大利教授伽伐尼(Galvani)在一次解剖青蛙实验中偶然发现生物电,之后的长期大量研究表明,生物电的存在不是细胞或器官机能的伴随物,而是细胞或器官完成生理机能的关键因素。生物电实质上是由某些特定的电化学活动而产生的离子电位。我们可以借助特定的生物电极把离子电位转换为电压测量出来,并用适当方法显示。因此认识和了解生物电,对研究生理功能和辅助疾病的诊断和治疗都有重要意义。

细胞是所有生物电的发生器。生物电或生物电位是细胞内部与外部产生的电位差,即细胞膜内外电位差。

细胞膜可看作选择渗透性膜,隔离外界离子导体。代表性细胞膜的厚度为 3~10 nm。

细胞不论是安静,还是活动时都具有生物电现象,临床上广泛应用于心电图、脑电图等记录心脏、大脑皮层等器官活动时的生物电的变化。这些电的变化是构成器官细胞变化的综合反应。

2.1 生物电现象

细胞的静息电位是指细胞未受到刺激时,存在于细胞膜内外两侧的电位差。因为这一电位差存在于安静细胞膜的两侧,亦称静息电位或膜电位。

静息电位可用实验方法测得,与毫伏表连接的两个电极,其中一个参考电极放在细胞外表面,另一个微电极则从细胞外刺入细胞内,在微电极尖端刺穿细胞膜的瞬间,立刻出现电位差,膜外电位较高带正电,膜内电位较低带负电(图 2-1)。膜内外两侧分为两极的这种状态,称为极化状态。故活的细胞是极化膜,由于细胞膜阻隔,膜内外一般没有电流流通。在静息状态下,细胞膜内外的这种电位差对大多数细胞来说是一稳定的数值,约在 −100~−10 mV 之间。

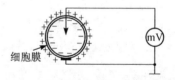

图 2-1 神经细胞极化状态
下的静息电位

就目前所知,人体各器官所表现的电现象,是以细胞水平的生物电现象为基础的。细胞水平的生物电现象主要有两种表现形式,一种是它们在安静时所具有的静息电位,另一种是受到刺激时所产生的动作电位。

2.1.1 单一细胞的跨膜静息电位和动作电位

1. 静息电位

静息电位都表现为膜内较膜外为负,如果规定膜外电位为 0,则膜内电位大都在 −100~−10 mV 之间。例如,枪乌贼的巨大神经轴突和蛙骨骼肌细胞的静息电位为

$-70\sim-50$ mV,哺乳动物肌细胞和神经细胞为$-90\sim-70$ mV,人的红细胞为-10 mV 等。只要细胞未受到外来刺激而且保持着正常的新陈代谢,静息电位就稳定在某一相对恒定的水平。这种在静息状态下,细胞膜两侧所保持的内负外正的状态,称为膜的极化(polarization);在某种因素的影响下,使静息电位的数值向膜内负值减小的方向变化,称为除极(depolarization);反之,使膜内电位向负值增大的方向变化则称为超极化(hyperpolarization);细胞膜先发生除极,然后向正常安静时膜内所处的负值恢复,称为复极(repolarization)。

2. 动作电位

当神经或肌肉细胞受到刺激而发生兴奋时,细胞膜在静息电位的基础上发生一次迅速而短暂的、可向周围扩布的电位波动,称为动作电位(action potential)。例如,当神经纤维在安静状况下受到一次阈刺激时,膜内的负电位迅速减小以致消失,进而变成正电位,即膜内电位在短时间内可由原来的$-90\sim-70$ mV 变为$+20\sim+40$ mV,亦即由原来的内负外正变为内正外负。这样整个膜内外电位变化的幅度应为 $90\sim130$ mV,构成了动作电位变化曲线的上升支,称为除极相。动作电位上升支中零位线以上的部分,电位数值为$+20\sim+40$ mV,即超出静息电位的部分,称为超射值。但是,由刺激所引起的这种膜内外电位的倒转只是暂时的,很快就出现膜内电位由正值的减小发展到膜内出现刺激前原有的负电位状态,这就构成了动作电位的下降支,即复极相(图 2-2)。由此可见,动作电位实际上是膜受刺激后在原有的静息电位基础上发生的一次膜两侧电位的快速

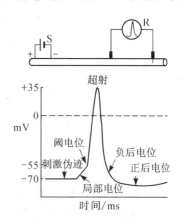

图 2-2　测量单一神经纤维静息电位和动作电位的实验模式图

R 表示记录仪器,S 是一个电刺激器。当神经受到一次短促的外加刺激时,膜内电位快速上升到$+35$ mV 的水平,约经 $0.5\sim1.0$ ms 后再逐渐恢复到刺激前的状态。

而可逆的倒转和复原;在神经纤维,它一般在 $0.5\sim2.0$ ms 的时间内完成,因此使得动作电位的描记曲线呈尖锋状,故称为锋电位(spike potential)。在锋电位下降支最后恢复到静息电位水平以前,膜两侧电位还要经历一些微小而缓慢的波动,称为后电位。后电位包括除极后电位和超极化后电位两部分。在细胞外记录所得到的动作电位曲线中,则将前者称为负后电位,后者称为正后电位。

动作电位的产生应具备以下三方面的条件:

1) 细胞膜两侧存在离子浓度差,细胞膜内 K^+ 浓度高于细胞膜外,而细胞外 Na^+、Ca^{2+}、Cl^- 高于细胞内,这种浓度差的维持依靠离子泵的主动转运。

2) 细胞膜在不同状态下对不同离子的通透性不同,例如,安静时主要允许 K^+ 通透,而去极化到阈电位水平时又主要允许 Na^+ 通透。

3) 可兴奋组织或细胞受阈上刺激。

阈强度或阈刺激,即产生动作电位所需的最小刺激强度,作为衡量组织兴奋性高低的指标。强度小于阈值的刺激,称为阈下刺激;阈下刺激不能引起兴奋或动作电位,但并非对组织细胞不产生任何影响。刚达到阈强度的刺激称阈刺激,这时引起的肌肉收缩称阈收缩。以后随着刺激强度的增加,肌肉收缩也相应的逐步增大,这时刺激的强度超过阈值,称为阈上刺激。

不同的可兴奋细胞,其动作电位的幅值和持续时间可以各有不同。如神经纤维的动作电位,一般只持续 $0.2\sim2.0$ ms,而心肌细胞的动作电位则可持续数百毫秒。虽然如此,这些可兴奋细胞的动作电位,其基本特点都是类似的,且都表现有"全或无"的特点。

2.1.2 生物电现象的产生机制

1. 静息电位和 K^+ 平衡电位

静息电位的形成与细胞膜内外离子不均衡分布和细胞膜对各种离子有选择的通透性有关。如表 2-1 所示。

表 2-1 哺乳动物骨骼肌细胞内、外各种主要离子的浓度

主要离子	细胞内液离子浓度(mmol/L)	细胞外液离子浓度(mmol/L)
Na^+	12.0	145.0
K^+	155.0	4.0
Cl^-	3.8	120.0
A^-	155.0	—

所有的生物细胞正常时细胞内 K^+ 浓度高于细胞外,细胞外 Na^+ 浓度高于细胞内。如果膜在安静时只对 K^+ 有通透的可能,那么在静息时就只有 K^+ 的外移而几乎没有 Na^+ 的内移,由于 K^+ 的外移将使膜内变负而膜外变正。然而 K^+ 的外流并不能无限制地进行,因为最先流出膜外的 K^+ 所产生的外正内负的电场力,将阻碍 K^+ 的继续外流,随着 K^+ 外流的增加,这种阻止 K^+ 外流的力量(膜两侧的电位差)也不断加大。当促使 K^+ 外流的浓度差和阻止 K^+ 外移的电位差这两种力量达到平衡时,膜内外不再有 K^+ 的净移动,而此时膜两侧的电位差也就稳定于某一数值,此电位差称为 K^+ 平衡电位。不难理解, K^+ 平衡电位所能达到的数值,是由膜两侧原初存在的 K^+ 浓度差的大小决定的,它的精确数值可根据能斯特公式算出,即:

$$E_K = \frac{RT}{ZF} \cdot \ln \frac{[K^+]_o}{[K^+]_i} \tag{2-1}$$

式中　E_K ——K^+ 平衡电位;

　　　R ——通用气体常数;

　　　Z ——离子价;

　　　F ——法拉第常数;

　　　T ——绝对温度。

式中只有 $[K^+]_o$ 和 $[K^+]_i$ 是变数, $[K]_o$ 代表膜外 K^+ 浓度, $[K]_i$ 代表膜内 K^+ 浓度。如果将有关数值代入,室温以 27℃计算,再将自然对数化为常用对数,则式(2-1)可简化为:

$$E_K = \frac{8.31 \times (27 + 273)}{1 \times 96\,500} \times 2.3 \lg \frac{[K^+]_o}{[K^+]_i} (V)$$

$$= 0.059\,5 \lg \frac{[K^+]_o}{[K^+]_i} (V) \tag{2-2}$$

$$= 59.5 \lg \frac{[K^+]_o}{[K^+]_i} (mV)$$

例 2-1 若某组织细胞膜的细胞内 K^+ 浓度平均为 20×10^{-6} mol/cm³, 细胞外 K^+ 浓度平均为 5×10^{-6} mol/cm³。

求:① 浓度比;

② K^+ 的扩散电位(静息电位)。

解:

① $\dfrac{C_o}{C_i} = \dfrac{5 \times 10^{-6} \ \text{mol/cm}^3}{20 \times 10^{-6} \ \text{mol/cm}^3} = \dfrac{5}{20} = \dfrac{1}{4}$

② $E = 60\lg \dfrac{C_o}{C_i} = 60\lg \dfrac{1}{4} = -83.2$ mV

计算所得 K^+ 平衡电位数值与实际测得的静息电位数值非常接近,后者略小些,这提示静息电位可能主要是由 K^+ 向膜外扩散造成的。为了证明这一点,在实验中人工地改变细胞外液中 K^+ 的浓度,因而也就改变了 $\dfrac{[K^+]_o}{[K^+]_i}$ 的值,结果发现,细胞静息电位的值也随着 K^+ 浓度的改变而改变,而且改变的情况基本上与根据能斯特公式计算所得的预期值一致。这就说明,细胞内高 K^+ 浓度和安静时膜主要对 K^+ 有通透性,是大多数细胞产生和维持静息电位的主要原因。

2. 动作电位和 Na^+ 平衡电位

在静息状态时,细胞膜外 Na^+ 浓度大于膜内,Na^+ 有向膜内扩散的趋势,而且静息时膜内存在着相当数值的负电位,这种电场力也吸引 Na^+ 向膜内移动;但是,由于静息时膜上的 Na^+ 通道多数处于关闭状态,膜对 Na^+ 相对不通透,因此 Na^+ 不可能大量内流。当细胞受到一个阈刺激(或阈上刺激)时,电压门控式 Na^+ 通道开放,此时膜对 Na^+ 的通透性突然增大,并且超过了膜对 K^+ 的通透性,Na^+ 迅速大量内流,以至膜内负电位因正电荷的增加而迅速消失;由于膜外高 Na^+ 所形成的浓度势能,使得 Na^+ 在膜内负电位减小到零电位时仍可继续内移,进而出现正电位,直到膜内正电位增大到足以阻止由浓度差所引起的 Na^+ 内流时为止,这时膜两侧的电位差称为 Na^+ 平衡电位,构成了动作电位的上升支。Na^+ 平衡电位的数值,也可根据能斯特公式算出,计算所得的数值与实际测得的动作电位的超射值相接近。

但是,膜内电位并不停留在正电位状态,而是很快出现动作电位的复极相,这是因为 Na^+ 通道开放的时间很短,它很快就进入失活状态,从而使膜对 Na^+ 的通透性变小。与此同时,电压门控式 K^+ 通道开放,于是膜内 K^+ 在浓度差和电位差的推动下又向膜外扩散,使膜内电位由正值又向负值发展,直至恢复到静息时的电位水平。

20 世纪 70 年代建立起来的膜片钳实验技术,可以直接观察单一的离子通道蛋白质分子对相应离子通过的难易程度。膜片钳实验获得了许多有意义的结论:① 当人工设定的膜电位向原静息电位的除极方向改变时,才可能引起电压门控式 Na^+ 通道的开放从而出现 Na^+ 内流;② Na^+ 通道的激活、失活和恢复都与蛋白质分子的构型改变有关;③ 几乎在 Na^+ 通道失活的同时,电压门控式 K^+ 通道开放,于是出现 K^+ 的外流。电压门控式 Na^+ 通道与 K^+ 通道的开、闭是神经纤维和一般肌细胞动作电位(或锋电位)产生的机制。

简而言之,动作电位的除极相主要是由于膜对 Na^+ 通透性的突然增大引起的 Na^+ 快速内流所形成,除极相发展的最高水平,即动作电位的幅度,接近于静息电位的绝对值与 Na^+ 平衡电位的绝对值之和;动作电位的复极相主要是膜对 K^+ 的通透性增大引起 K^+ 外流所形成。无论是除极时的 Na^+ 内流还是复极时的 K^+ 外流,离子的跨膜移动都是不耗能的易化扩散。细胞每兴奋一次或每产生一次动作电位,细胞内 Na^+ 浓度的增加及细胞外 K^+ 浓度的增加都十分微小,但这种微小的变化,也足以激活细胞膜上的钠泵,使它加速运转,逆着浓度差将细胞内多余的 Na^+ 运至细胞外,将细胞外多余的 K^+ 运入细胞内,从而使细胞膜内外的离子分布恢复到原先的静息水平。

2.1.3 动作电位的引起和它在同一细胞的传导

1. 阈电位和动作电位的引起

将刺激电极中的微电极预先刺入可兴奋细胞(如神经细胞),另一电极置于细胞外,两电极分别与直流电源的正、负极相连,如图 2-3(a)所示。如果我们将刺入膜内的电极与电源的负极相连时,不同强度的电刺激只能引起膜内原有的负电位不同程度的增大,即引起膜不同程度的超极化,此时,即便是刺激电流强度很大,也不能引起组织产生动作电位[图 2-3(b)中横轴下方的各条曲线];反之,如果使膜内的刺激电极与电源的正极相连并接通电源时,将引起膜的除极,当这个除极达到某一临界值时,细胞膜上的 Na^+ 通道大量被激活,膜对 Na^+ 的通透性突然增大,Na^+ 大量内流,结果会造成膜的进一步除极,而膜的进一步除极,又导致更多的 Na^+ 通道开放,有更多的 Na^+ 内流,这种正反馈式的相互促进(或称为再生性循环),使膜迅速、自动地除极,直至达到了 Na^+ 的平衡电位,这个过程才停止,从而形成了动作电位的上升支。这种能使膜除极达到产生动作电位的临界膜电位的数值,就称为阈电位(threshold potential)。一般可兴奋细胞的阈电位,大约要比正常静息电位低 $10\sim20$ mV。从电位变化的角度来看,所谓阈强度,是指能使膜的静息电位除极到阈电位的外加刺激的强度。比阈强度弱的刺激,称为阈下刺激。由此也不难理解,阈下刺激只能引起低于阈电位值的除极,而不能产生动作电位。当刺激超过阈强度后,动作电位的上升速度和所能达到的最大值,就不再依赖于所给刺激的大小了。

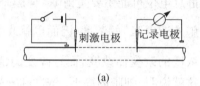

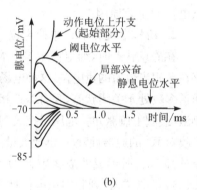

图 2-3　局部兴奋的实验装置(a)和实验结果(b)示意图

2. 局部兴奋及其特性

如前所述,阈下刺激虽不能引起细胞产生可以传导的动作电位,但是,却能使受刺激的局部细胞膜的 Na^+ 通道少量被激活,膜对 Na^+ 的通透性轻度增加,因而有少量 Na^+ 内流,造成原有静息电位的减小,但尚达不到阈电位水平。由于这种反应只局限在受刺激的局部范围而不能传向远处,故被称为局部反应或局部兴奋。

局部兴奋具有以下特点:① 局部兴奋不是"全或无"式的,它可随刺激强度的增加而增大。② 呈电紧张性扩布。发生在膜某一处的局部兴奋只能使邻近膜的静息电位稍有降低,而这种电位变化将随着扩布距离的增加而迅速减小以至消失。③ 局部兴奋可以总和。两个或多个阈下刺激所引起的两个或多个局部兴奋可以总和(叠加)起来。

如果细胞膜的某一部分连续接受数个阈下刺激,当前面刺激引起的局部兴奋尚未消失时,与后面刺激引起的局部兴奋发生叠加,称为时间性总和;如果在细胞膜的相邻两个或两个以上部位同时给予阈下刺激,此时相邻的局部兴奋遇到一起也可叠加起来,称为空间性总和。如果局部兴奋经总和使膜的静息电位去极化达到阈电位水平时,即可产生动作电位。

3. 兴奋在同一细胞上的传导

细胞膜的任何一处发生兴奋,其动作电位都可沿着细胞膜向周围传播,使整个细胞的膜都经历一次类似被刺激部位的跨膜离子移动,表现为动作电位沿着整个细胞膜的传导。

1) 传导原理

关于兴奋传导的机制,如图 2-4 所示。图 2-4(a)表示神经纤维的某一小段,因受到足够强的外来刺激而出现了动作电位,也就是说,该处出现了膜两侧电位的暂时性倒转,由静息时的内负外正变为内正外负,但与之相邻的神经段仍处于安静时的极化状态。由于膜两侧的溶液都是导电的,于是在已兴奋的神经段和与它相邻的未兴奋的神经段之间,将由于电位差的存在而有电荷移动,形成了局部电流。局部电流的方向是由正到负,即在膜外由未兴奋段移向兴奋段,膜内由已兴奋段移向未兴奋段。这样通过未兴奋段膜的电流即对未兴奋段形成刺激而使该段的膜除极,当除极达到阈电位水平时,大量激活该处的

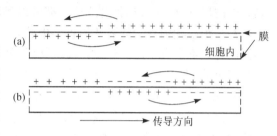

图 2-4　神经纤维传导机制的模式图

Na^+ 通道而导致动作电位的出现,使邻近的未兴奋段变为兴奋段[图 2-4(b)]。新的兴奋段与其邻近未兴奋段之间存在电位差,又产生局部电流的刺激作用,于是引起又一个未兴奋段产生兴奋。这样的过程沿着神经纤维的膜继续进行下去,就表现为兴奋在神经纤维上的传导,称之为神经冲动。

上述的兴奋传导机制,在其他可兴奋细胞也都基本相同。比较特殊的是兴奋在脊椎动物有髓神经纤维上的传导方式,因为有髓纤维的轴突外面包裹着一层由脂质组成的髓鞘,而脂质是不导电或不允许带电离子通过的,因此只有在髓鞘暂时中断的郎飞结处,轴突膜才能

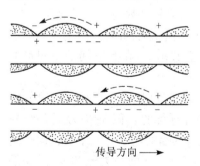

图 2-5　有髓纤维的跳跃式传导

和细胞外液接触,使跨膜离子移动得以进行。这样当有髓纤维受到外来刺激时,动作电位只能在邻近刺激点的郎飞结处产生,而局部电流也只能在相邻的郎飞结之间形成(图 2-5)。这一局部电流对邻近的郎飞结起着刺激作用,使之兴奋;然后又以同样方式使下一个郎飞结兴奋。这样,兴奋就以跳跃的方式,从一个郎飞结传至另一个郎飞结而不断向前传导。这种传导方式称为跳跃式传导。跳跃式传导使冲动的传导速度大为加快,因此有髓纤维的传导速度比无髓纤维快。另外,跳跃式传导时,单位长度内每传导一次兴奋所涉及的跨膜离子运动的总数要少得多,因此它还是一种更"节能"的传导方式。

2) 传导特点

动作电位在同一细胞上的传导是通过局部电流的刺激作用进行的,而局部电流可以出现在原兴奋段的两侧,因此动作电位也可向两侧传导,即在同一细胞上,动作电位的传导方

向是双向性的。另外,由于峰电位产生期间电位变化的幅度和陡度相当大,而且细胞膜两侧的液体都有良好的导电性能,因此对单一细胞来说,局部电流的强度常可超过引起邻近膜兴奋所必须的阈强度的数倍以上,因而以局部电流为基础的传导过程是相当"安全"的,一般不容易出现传导"阻滞"。如前所述,动作电位的幅度不随刺激强度的增加而增大,也不随传导距离的增加而减小,呈现出"全或无"现象和不衰减性传导的特性。

2.2　容积导体电场

引入容积导体电场的概念,可以方便地直接解释在机体外部所记录到的生物电现象。如心电波形、脑电波形和肌电波形等都可以运用容积导体电场的概念进行分析和研究。

在一个盛满稀释食盐溶液的容器中放入一对由等值而异号的电荷组成的电偶极子,则容器内各处都会有一定的电位。在电偶极子的位置、方向和强度都不变的情况下,电场的分布是恒定的,电流充满整个溶液,我们将这种导电的方式称为容积导电,容器中的食盐溶液称为容积导体,其间分布的电场称为容积导体电场。

人体组织内存在大量体液可视为电解质溶液,因此人体就是一个容积导体。而人体的细胞、纤维等就浸溶在这些体液中;兴奋细胞相对一对电偶极子而构成生物电信号源,这样就可视人体内为一个容积导体电场。

若电偶极子的方向和强度作有规律的变化,则整个容积导体内的电场分布也将作相应的变化。对比细胞膜因除极和复极过程形成的膜表面电荷变化,恰可看成这样一对电偶极子。因此,我们在分析生物电(如心电、脑电、肌电等)信号时,就可以将其归结为讨论容积导体电场问题。

容积导体电场的形成主要包括两部分:生物电信号源和生物电信号源所浸溶的周围介质。可以说兴奋细胞就是生物电信号源,其作用近似于以一个恒流信号源将其电流输送给浸溶介质。假设生物电信号源是单一的兴奋神经纤维,容积导体是无限大的范围(即比神经纤维周围的电场范围大得多),则源发于兴奋纤维的电流,进入电阻系数为 ρ 的浸溶介质中,其电流流动的形式与电荷分布相一致。此时浸溶介质成为生物电源的负载。由于生物电信号源的存在,就在其浸溶介质中,也就是在其容积导体中建立起电场,在其空间的不同点上建立起不同的电位。

设想动作电位在神经纤维中,是以等速传导方式传导,则其瞬时波形 $V(t)$ 可以很方便地变换为立体分布 $V(z)$(z 是沿神经纤维的轴距)。一条神经纤维的容积导体,就是环绕神经纤维的无限大空间。显然,单一纤维在介质中产生的电位,其幅度随着与纤维的径向距离的增大而减小,如在纤维表面约为 $-70\ \mu V$,而在辐射距离为 $500\ \mu m$ 处约为 $-20\ \mu V$。如果其电阻系数 ρ 增大,则电场各点的电位就增加。若用有活动性的神经干作为信号源,则神经干的成千条组合神经纤维同时激活后,在一个巨大的均匀浸溶介质中,所显示出的细胞外电场,与一个单一纤维所显示的完全一样。细胞外电场的电位是由神经干内组合信号源的叠加电场所形成的信号。同样,如果增大浸溶介质的电阻系数 ρ,或减小容积导体,或者两者都改变,必将产生较大的细胞外电位。

对于由许多条组合神经纤维构成的神经干,当它激活后,其外部电场的电位表现为由组成神经干的神经纤维所形成的电场叠加的结果。同样,随着与神经干的径向距离加大,则电位的幅度和高频分量减低。

一些复杂的生物电信号源,其在浸溶介质中的电位同样符合叠加原理(图 2-6)。

人体的实际情况要比理想模型复杂得多,因为人体组织导电性能的不均匀,人体几何形状的不规则,都会导致人体电位分布的复杂化。尽管如此,运用容积导体电场来分析人体生物电产生机理,还是比较直观、易被人们接受的。图 2-7 所示为人体心电电偶容积导体所建立的导电场模型,与物理学中的导电场相似,在心电信号源导电场的电位图中,电力线和等电位面交叉成直角。值得注意的是,从图中可见,任何两点测得的信号电压的大小都与被测系统的几何形状有关。

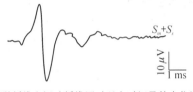

(a) 感觉纤维和运动纤维同时兴奋时记录的电位波形

(b) 仅感觉纤维兴奋时的电位波形

(c) 仅运动纤维兴奋时的电位波形

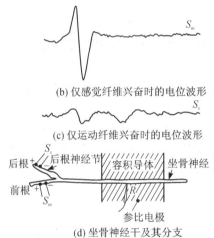

(d) 坐骨神经干及其分支

图 2-6 容积导体中的电位波形(128 次平均值)

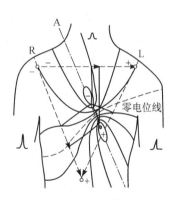

图 2-7 心电电偶容积
导电场模型

2.3 生物医学电极的基本概念

在进行医学诊断和生物医学工程研究时,常常需要测量和记录人体内的生物电位,这时在人的身体和测量仪器之间必须要有界面。这种界面的作用就是由生物医学电极来实践的。生物电极不单独是从身体表面取得电压的简单的接触点,而且是把身体内由离子电流产生的离子电位变成体表的生物电位,因而生物电极也是一种把离子电位转换成电子电位的装置。检测不同的生物电需要用不同电特性的电极,这样才能消除干扰,取得良好的结果。

生物医学电极的种类很多,大体有以下几种分类方法:

1. 按电极的用途划分

1) 测量生物电位的电极:如测量脑电、心电、肌电及神经电位的电极,其作用是起到生物体与医学电子仪器之间的耦合作用。

2) 测量机体组织阻抗的电极:其作用是用电极将固定频率的电源加到生物组织上,并且测量出生物体组织的阻抗变化,然后再测量呼吸、血流、心输出量等生理参数。

3) 电化学电极:又称为电化学传感器,这种电极用来测定生理溶液中各种气体含量(如氧气、一氧化碳和二氧化碳气体等的含量)和测定体内一些离子浓度等。

4) 刺激人体组织或器官的电极:电极通入外加电刺激,从而使机体发生某种变化,如心脏起搏器和除颤器电极、电针穴位刺激电极等。

2. 按电极的外形尺寸及使用电极安置的部位划分

1) 体表电极;

2) 体内电极;

3) 微电极;

4) 医学检测用电极。

2.3.1 半电池电位的形成

人体的组织可以看成电解质,当某些金属浸没在含有该种金属离子的电解质中时,在金属和电解质界面上将发生反应。

例如,将锌电极浸没在硫酸锌溶液中,在界面附近的金属中有锌离子(Zn^{2+})和电子(e^-),而在电解质中有锌离子(Zn^{2+})和硫酸根(SO_4^{2-}),还有由水离解作用产生的氢离子(H^+)和氢氧根离子(OH^-)。在界面上,一部分锌离子(Zn^{2+})由金属进入电解质溶液,而溶液中的一部分锌离子(Zn^{2+})由溶液迁向金属,在金属电极上沉积。若前一种趋势大于后一种趋势,则溶液中正离子过剩而带正电,金属中电子过剩而带负电,在金属和溶液的界面上形成双电层,产生电位差。由于电位差的存在,其电场力将阻止金属中锌离子进一步向溶液迁移,平衡后将在界面上建立一个很薄的电位差区域。在电极与电解质界面上所建立的这种电位差称为平衡电极电位(图 2-8)。这种组合方式好像半个电解质式的电池,所以叫作半电池电位。

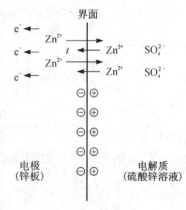

图 2-8 电极—电解液界面电位的形成

电极电位的大小由金属的种类、电解质的性质、溶液的离子浓度以及温度等决定。

2.3.2 电极电位的确定

单个电极与电解质形成的界面是半个原始伏打电池。上面所说的电极电位,实际上是半个电池电位,故电极电位又称为半电池电位。单个电极的半电池电位无法测定,因为在电解质和电位测量仪器另一输入端之间无法接线。为了测量电极的半电池电位必须在电解质中加入另一个电极作为参比电极。我们定义参比电极的电位为零。目前国际上采用标准氢电极作为参比电极。规定氢气的压力为一个大气压,溶液中氢离子有效浓度等于1,温度为

25℃,这种状态下的氢电极电位称为标准电极电位,电位值为零。

表 2-2　常用电极的标准电极电位 E^0 值

电　极	电　极　反　应	标准电极电位 E^0/V
Li	Li→Li$^+$+e$^-$	−3.015
K	K→K$^+$+e$^-$	−2.925
Na	Na→Na$^+$+e$^-$	−2.714
Al	Al→Al^{3+}+3e$^-$	1.660
Zn	Zn→Zn^{2+}+2e$^-$	−0.763
Cr	Cr→Cr^{3+}+3e$^-$	0.744
Fe	Fe→Fe^{2+}+2e$^-$	−0.440
Ti	Ti→Ti^{2+}+2e$^-$	−0.342
Co	Co→Co^{2+}+2e$^-$	−0.277
Ni	Ni→Ni^{2+}+2e$^-$	−0.250
Pb	Pb→Pb^{2+}+2e$^-$	−0.126
H	H$_2$→2H$^+$+2e$^-$	0.000
Cu	Cu→Cu^{2+}+2e$^-$	0.337
Cu	Cu→Cu$^+$+e$^-$	0.521
Hg	Hg→Hg^{2+}+2e$^-$	0.789
Ag	Ag→Ag$^+$+e$^-$	0.799
Au	Au→Au^{3+}+3e$^-$	1.420
Au	Au→Au$^+$+e$^-$	1.680

表 2-2 列出了生物医学测量中常用电极的标准电极电位 E^0 值。标准电极电位是在标准状态下相对标准氢电极测定的。标准状态的条件是温度 25℃,参加反应的各物质活度为 1。但实际应用时,往往不是标准状态,由于溶液离子浓度不同,电极电位将偏离标准电极电位,因此需要用能斯特方程确定电极电位,它的形式为:

$$E = E^0 + \frac{RT}{nF}\ln a \qquad (2-3)$$

式中　E^0——标准电极电位;

　　　R——气体常数,R = 8.314 J/mol·K;

　　　F——法拉第常数,F = 96 500 C·原子价/mol;

　　　n——离子价,即参加电极反应的电子转移数;

　　　T——绝对温度;

　　　a——溶液中金属离子活度,$a = C$(摩尔浓度)$× f$(活力系数)。

通常将 $\frac{RT}{F}\ln a$ 项改为 $2.303\frac{RT}{F}\lg a$,在 25℃时,其值约为 $0.059\lg a$,于是式(2-3)可

简化成为：

$$E = E^0 + \frac{0.059}{n}\lg a \qquad\qquad (2\text{-}4)$$

例如，银电极浸入含有 Ag^+ 离子的溶液中，在 25℃时，其离子活度为 0.01。则根据 Ag 电极反应为 $Ag^+ + e^- \geqslant Ag$，可知 $n = 1$，再从表 2-2 查得 Ag 电极的 E^0 为 0.799 V，故由式 (2-3) 可计算得电极电位：

$$E = 0.799 + \frac{0.059}{1}\lg 0.01 = 0.799 - 0.118 = 0.681(\text{V})$$

生物体的体液也类似于电解质，因为生物体组织中含有多种金属元素，因此当电极进入生物体组织或与生物体表面接触时，就会在电极和组织之间产生半电池电位。由于某种原因（例如，因被测体的移动使电极位置变动，电极受电解质腐蚀使表面特性改变或温度变化等），会造成电极半电池电位不稳定，引起噪声，产生附加干扰，致使记录器或显示器的基线漂移而影响测量精度。因此在选择电极时，应尽量使用半电池电位小的电极。

2.3.3　液体接界电位

前面讨论了金属-电解质界面的半电池电位问题。除了半电池电位外，两种电解质经隔膜互相接触也会产生液体接界电位，简称液接电位。液接电位是隔膜两边溶液离子不断越过界面向另一方面扩散而扩散速度又不一样形成的。膜两边电解质离子扩散速度不同，有如下两种可能情况：

1. 同一种溶液而浓度不同。此时界面上存在浓度梯度，高浓度溶液中的离子向低浓度溶液扩散；如图 2-9(a) 中，因为左边 $AgNO_3$ 溶液浓度大于右边 $AgNO_3$ 溶液浓度，故左边溶液中的 Ag^+ 离子与 NO_3^- 离子都向右边移动。但由于 Ag^+ 离子与 NO_3^- 离子的扩散速度不同，移动快的 NO_3^- 离子在右边的积累大于移动慢的 Ag^+ 离子。左边溶液中 Ag^+ 离子剩余，因此带正电，而右边溶液中 NO_3^- 离子剩余，因此带负电。当两边出现电位差时，由于静电场作用使 NO_3^- 离子移动减慢而 Ag^+ 离子移动加快。当平衡时，离子不再扩散，在膜两边形成稳定的电位差。

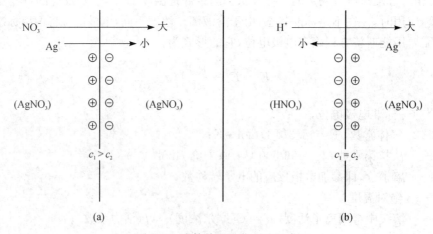

图 2-9　液体接界电位形成示意图

2. 两种溶液浓度相同而成分不同,但有一种相同的离子。如图 2-9(b)所示,由于膜两边溶液浓度相同,可认为 NO_3^- 离子不扩散,而 H^+ 离子向右边扩散,Ag^+ 离子向左扩散。但 H^+ 离子扩散速度比 Ag^+ 离子快,经一段时间后,界面右边有剩余的正离子而左边有剩余的负离子。由于静电场作用,减慢了 H^+ 离子的扩散而加快了 Ag^+ 离子的扩散,最后达到平衡,在膜两边形成电位差,右边带正电,左边带负电。

液接电位的能斯特方程为:

$$E_L = -\frac{RT}{nF}\ln\left(\frac{a_1}{a_2}\right) \tag{2-5}$$

式中　a_1、a_2——膜两边扩散离子的活度;

　　　R、T、F、n 的含义与式(2-3)中相同。

实验表明,液接电位为 0.03 V 左右。

2.4　体表电极

体表电极是指在皮肤表面导引出现生物电信号的电极,在测量心电、脑电和肌电等都有应用,可以做成各种尺寸和结构。近年来对电极不断研究改进,主要是为了改善电极的特性,减小噪声和伪差,同时也是为了使用的方便可靠。

2.4.1　金属板电极

图 2-10 是测量心电图时最常用的肢体电极。最常用的一种生物电位检测电极形式是金属板电极。它的基本形式是由与皮肤接触的金属导体所组成。它用导电膏对皮肤形成接触并保持接触。

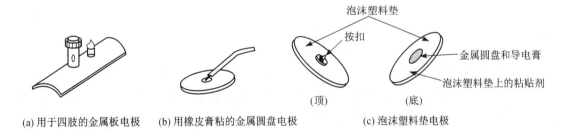

(a) 用于四肢的金属板电极　　(b) 用橡皮膏粘的金属圆盘电极　　(c) 泡沫塑料垫电极

图 2-10　体表生物电位电极

图 2-10 表示出了这类电极的几种形式。心电图机最常用的一种肢电极如图 2-10(a)所示。它是由圆筒弓形的扁平金属板所组成。一个接线柱是放在靠近一端的外表面上,用以连接到心电图机的引线。另一个接线柱是放在靠近中心的外表面上,用以把橡皮绑带连接到电极上,把电极固定在臂上和腿上。这种电极传统上是用德银(镍银合金)制成的。它在放到身上以前,先在凹面上涂上导电膏。类似装配的扁平金属圆盘也用作这种类型的电极。

另一种常用的金属板电极是图 2-10(b)所示的金属圆盘。这种电极可以用各种材料制成,它的背面焊上引线。在引线和电极的焊接处,往往用一层绝缘材料如环氧树脂或聚氯乙烯保护着。这种电极可以用作记录心电图的胸电极,也常用于长时期的心脏监护中。在这些用途当中,电极常常是用银的圆盘制成,在它的接触面上可能有也可能没有 AgCl 的电解沉积层。它先涂上导电膏,然后紧贴到病人胸壁上,再用橡皮膏或表面上带有一层粘贴剂的泡沫塑料圆盘把它固定住。

这种类型的电极也通用于肌电图和脑电图的表面记录。在记录肌电图时,为了把电极同汗液或导电膏发生化学反应的可能性减到最小,研究人员使用不锈钢、铂或镀金的圆盘。即使这些材料会形成可极化电压,但是所产生的运动伪迹通常不成问题,因为它可以通过滤波而消除掉。用于监视肌电图和脑电图的各种电极一般都比用于记录心电图的那些电极的直径小。圆盘形电极也已经用金属箔主要是银箔制造出来了,它们是使用方便的单次使用电极。箔的厚度很小,使它能够与身体表面形状一致。此外,它是如此之薄,所以丢掉它,并不会造成银的浪费。

在现代医院的工作中,经济在确定医院管理和维护病人所用的材料和设备方面起着重要作用。在选择监护病人的心电极时,医生们越来越多地开始使用在适当位置上已经涂好粘贴剂的使用方便的各种电极,因为这些电极随时可以对病人使用,而且再次使用时,也不需要清理。

这种类型的电极的一种常用形式表示在图 2-10(c)中。它是由较大的泡沫塑料材料的圆盘所构成;在它的一个侧面上有一个小的银片圆盘连接到它的另一个侧面中心的像衣服所用的银片按扣上。小的银片圆盘作为电极,而且可以镀上 AgCl 层。这个小圆盘上涂上导电膏,泡沫塑料垫放电极的这一侧面上涂上适用于皮肤的粘贴剂。保护纸或防粘纸也安在这一侧面上,而且封在薄金属片壳内,使导电膏不致干燥。要把电极加到病人身上时医生们只需要清理一下放电极的那部分皮肤,打开电极外壳、从粘贴剂上去掉防粘纸并且把电极紧压在病人身上,再把带有按扣凹形部分的引线按在电极上并且连到监视设备上去就行了。这种方法迅速而且不需要学习专门技术,如使用适量的导电膏和剪橡皮膏以固定电极等。

2.4.2 吸附电极

不需要橡皮膏或粘贴剂以固定位置的一种变形金属平板电极,是图 2-11 所示的吸附电极。这种电极常常用作临床心电图机的胸电极。因为它能够放在特定位置、做完记录又很快能够移到下一个位置。它是一个空心的金属圆筒电极,其底部与皮肤接触。引线接线柱装在金属圆筒上,还有一个橡皮吸气球套在圆筒的另一个底上。把导电膏涂在电极的接触面上,挤压吸气球,把电极放在胸壁上,然后放松橡皮球,因而对皮肤产生吸力,电极就吸附在胸壁上。这种电极只能短时间使用,因为接触面对皮肤的吸力和压力都会对皮肤产生巨大刺激。虽然这种电极本身是很大的,但是它的实际接触面积却是较小的。

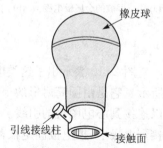

图 2-11 吸附电极

因此这种电极必然比图 2-10(a)所示的具有较大面积的金属板心电图机电极有较大的信

号源阻抗。所以当吸附电极与较低输入阻抗的放大器一起使用时,会使心电图产生更大的失真。

2.4.3 悬浮电极

上节说明了在生物电位电极上的运动伪迹的一种来源是由于电极—电解液界面的双电层所产生的。虽然使用非极化电极如 Ag-AgCl 电极能大大地减小这种伪迹,但是仍然会产生。若用机械方法稳定界面,就能够进一步减小它。生物医学测量伪迹的来源之一,是电极与皮肤之间发生相对移动,从而造成电极电位漂移。悬浮电极就是为了减小电极移动伪迹而设计的。悬浮电极提供了一种适合于稳定界面的技术。

图 2-12(a)画出的悬浮电极叫作帽式电极,它的内部结构用图 2-12(b)电极的断面图说明。这种电极的主要特点是其有效电极元件(actual electrode element)或金属圆盘是放在空腔内,因此不同于皮肤本身接触,而是在空腔内被导电膏包围着。因为空腔相对于金属圆盘不运动,所以不会使双电层电荷产生任何机械运动。实际上电极腔内充满导电膏,然后通过双面橡皮膏环与皮肤表面接触。该有效电极元件可能是用金属如银制成的圆盘,而且通常是镀上 AgCl。另一种常用的悬浮电极形式不是金属圆盘,而是一个烧结的 Ag-AgCl 圆片。这些电极很稳定而且适用于多种用途。

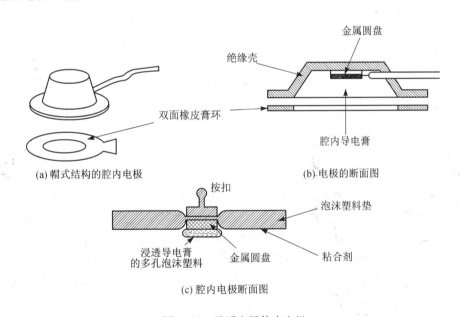

图 2-12 悬浮金属体表电极

一种使用方便的单次使用的变形悬浮电极的断面图如图 2-12(c)所示。它的结构基本上同图 2-10(c)的金属平板电极,但是它有一个附加部分——浸满导电膏的薄的多孔泡沫塑料圆盘。此泡沫塑料牢固地粘在金属圆盘电极上,因此在电极和皮肤之间形成了一个中间的导电膏层。因为此塑料固定在金属圆盘上,所以在圆盘附近的塑料里所含的导电膏在机械上是稳定的。因此即使放在皮肤上的泡沫塑料的另一面对于皮肤可能是移动的,但是这样仍能减小由于皮肤和导电膏的相对运动所产生的运动伪迹。

2.4.4 柔性电极

到现在为止,我们所叙述的各种电极都是坚硬的、平的或有固定曲度的。但是身体表面的形状是不规则的,而且它的局部曲度又随运动而改变。由于坚硬电极不能适应身体表面外形的这种变化,就会产生附加的运动伪迹。为了解决这个问题,柔性电极已经研制出来。

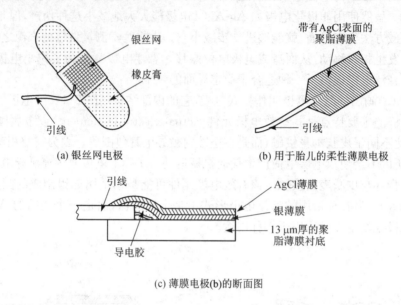

(a) 银丝网电极　　　　(b) 用于胎儿的柔性薄膜电极

(c) 薄膜电极(b)的断面图

图 2-13　两种柔性体表电极

柔性电极最常见的一种形式是在橡皮膏上放上一小段细银丝网,网上连上引线,如图 2-13(a)所示。导电膏涂在银丝网上。

柔性电极的另一种制作技术是用薄的长条或圆盘形状的填充碳的硅橡胶混合物作为电极的有效元件,上面接上一条引线。此种电极的使用方法和类似的金属平板电极的使用方法相同。

当被监护的病人是早产新生儿时,柔性电极特别重要。用阻抗方法测定心电图和呼吸的各种电极都是加在早产新生儿的胸部。早产新生儿的体重通常是少于 2 500 g,用各种普通电极是不合适的,因为它们都不能和胎儿胸部形状相一致,在测试处就会引起严重的皮肤溃疡。当对早产新生儿照射 X 射线时,这些电极也必须去掉,因为它们是不透明的,会妨碍对胸腔的重要部分的检查。牛曼研制出了一种用于新生儿的柔性薄膜电极,使这些问题大大减少了。这种电极是由 13 μm 厚的聚脂薄膜上沉积上一层 Ag-AgCl 薄膜所构成的,如图 2-13(b)所示。这种电极的实际结构见图 2-13(c)断面图。柔软的引线用导电胶固定在柔软的聚脂薄膜衬底上,再将约为 1 μm 厚的银膜沉积在引线、导电胶和聚脂薄膜上。然后用电解方法把 AgCl 层沉积在银膜表面上。

这种电极除了具有柔软性和能与新生儿胸壁形状相符合的优点外,它的银层也很薄,使 X 射线基本上能透射过去,因此当新生儿照射 X 射线时,就不需要把电极去掉。在 X 射线透视中所能看到的就只是引线。因此新生儿的皮肤也不会由于要使用橡皮膏固定电极位置而引起发炎。在使用了这种电极的育婴室中已经证明大大地减少了皮肤的发炎。

2.4.5　干电极

到现在为止,所叙述的所有体表电极为了在电极和皮肤之间建立和保持接触,都需要用导电膏。然而,由于固态电子技术的新发展已经使得电极可以直接加到皮肤上而不需要导电膏的中间层就可以记录体表生物电位。这类电极的显著特点是有一个自备的输入阻抗很高的放大器。金属电极放在皮肤上同皮肤接触,即使没有金属-电解液界面,仍然有一个等效电路。在这种情况下,除了有一个由接触角质层的金属平板所形成的电容成分外,阻抗主要是电阻。角质层有较高的电阻,而皮肤较深的几层则具有较高的电导。因此,由于电极和真皮起金属板的作用而角质层起介质的作用,就形成了一个电容器。

这个电容器的两块极板之间的距离远比电极—电解液界面的电荷双电层间的距离大,因此这个电容量远比湿电极的电容量(C_d)小。比电极—电解液情况下大得多的角质层电阻同这个电容器并联。R_s仍代表到身体的电阻,且具有近似相等的数值。此外,如果在皮肤表面上有任何水分如汗,就会产生半电池电位,虽然通常这是可以忽略的。因此,这个等效电路的总效应主要是电阻效应,因为这个电阻比湿电极时所测到的电阻要大几个数量级。在电极上放上一个阻抗变换放大器,即使信号源的阻抗很高,我们也可以失真很小或不失真地检测生物电位。为了得到好的效果,电极上放大器的输入阻抗必须是千兆欧的数量级。

图 2-14 所示是一种干电极装置。电极本身是一个 7 mm 直径的不锈钢圆盘。超小型

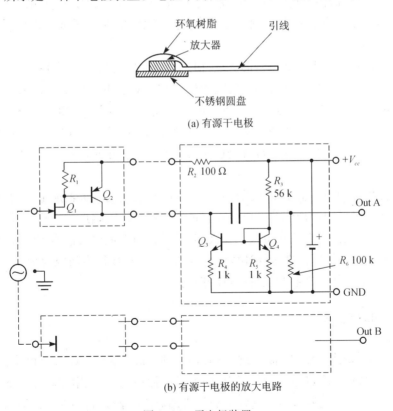

(a) 有源干电极

(b) 有源干电极的放大电路

图 2-14　干电极装置

集成电路的电子阻抗变换放大器装在圆盘的背面,其输入端连接在圆盘上。放大器通过两条引线连到远处的电源上,形成一个恒流源。电极探测到的生物电位信号,以变化电压的形式出现在放大器输出端。装有放大器的不锈钢电极的背面用环氧树脂封装,这个电极装置约有 3 mm 厚。一对绞合的细引线把信号连到电源去,在那里把信号分离出来并且用普通的生物电位放大器进行放大。

干电极也可以做成绝缘电极的形式,在这种情况下完全没有金属-电解液界面。这类电极基本上都是由已经形成表面氧化膜的金属电极所构成的电容。这类电极放在病人皮肤上,于是皮肤形成平行金属板电容器的一块极板,金属形成另一块极板,而氧化膜是介质。这类电极在金属和身体之间具有从 $1\sim5\ \mu F$ 的电容量,它们能够把生物电位信号耦合到放大器去。如果放大器的输入阻抗足够大,那么就可把电极和放大器输入阻抗切换成的 RC 电路的高通滤波器效应减到最小。这类电极要求放大器具有 $0.1\sim1\ G\Omega$ 的输入阻抗。正如在干电极的情况下一样,应当把放大器尽可能地靠近电极,以减小静电拾取噪声。

查理森电极是在一个铝或钽圆盘的一侧表面上用阳极氧化法形成一层合适的氧化膜,一个源输出阻抗变换放大器电路安装在这种电极的背面,整个装置再适当地封装起来。之后约恩用热的方法在单晶硅表面上形成一层高纯度的 SiO_2 膜而研制成一种类似的电极。在半导体工业中形成高度均匀稳定的 SiO_2 膜的生产技术是众所周知的。约恩把这种技术应用到电极上去,形成薄的绝缘膜而制成较小尺寸的电极,因此使电容能保持在 $1\ \mu F$ 的数量级。在小型集成电路扁平外壳里的混合式超小型源输出放大器再安装在电极的背面,而制成这种电极装置。

虽然干电极具有不需要导电膏的优点,但是也有一定的缺点。对于金属干电极来说,必须注意它可能存在的半电池电位不要使放大器饱和。对于电容器干电极来说,产生的另一个问题是,如果电极同皮肤接触不好或者在电极和皮肤之间有一层油,电极-皮肤电容就可能小于预期的数值。这会产生两个结果:由于电容的减小,可能使电极的低频响应变坏;或者,如果在电容上有任何电荷(通常就是这样),这个电容变化时,就引起电压的变化,从而产生伪迹。

干电极上伪迹的另一个重要来源是由于输入阻抗很高的放大器所形成的。因为从电极和放大器的邻近电场中所拾取的电压会在这种放大器的输入端形成干扰信号。正是由于这种原因,所以把放大器直接装在电极上是极其重要的,因为把放大器连到电极上去的引线对这种性质的拾取更加敏感。在干燥环境中产生的静电,尤其是当研究对象是处于合成纤维织物当中时,使用这种电极会产生更严重的伪迹。

2.4.6　胶原电极

胶原是动物真皮层中的纤维性硬蛋白质,对皮肤和水都有良好的亲和性和水合性。通过电泳法,把动物胶原附着在金属材料上,即形成胶原电极。使用时涂上凝胶糊剂,并用粘合带固定,使其与人体皮肤接触。这种电极的机理尚未搞清,需作进一步研究。图 2-15 所示为胶原电极构造图。

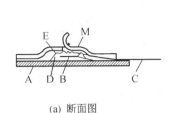
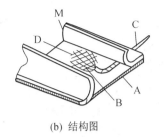

(a) 断面图　　　　　　　　　　　(b) 结构图

A—粘合带；B—导线；C—绝缘带；D—胶原带；E—网状屏蔽；M—保护盖

图 2-15　胶原电极构造图

2.5　体内电极

电极也可以用于在体内检测生物电位。它们所采用的形式可以是经皮电极即电极本身或引线穿过皮肤，或者全部是体内电极，它接到植入体内的电子电路如无线电遥测发射机上。这些电极不同于体表电极，它们不必顾及电解液-皮肤界面所存在的问题和有关缺点。体内电极的性能完全是由电极—电解液界面所确定，而且由于细胞外液的存在，所以也不需另用导电膏来保持这种界面。

体内电极有许多不同的形状。用体内电极研究特种生物电现象的研究人员常常为此目的而专门设计他（她）自己的电极。下面介绍这种电极的几种最常见形式，并且举出一些实例。

基本的针电极是由固体针构成的，通常是用不锈钢做成，有一个尖锐的针尖。针身是用一种涂料如绝缘漆绝缘的，只针尖不涂漆而外露着。引线连接在针的另一端，连接点装在塑料保护套管内。通常用于测定肌电图的这种电极如图 2-16(a) 所示。当把它插到特定的肌肉内时，它可以敏锐地得到肌电图，而且能够再拔出来。

这种电极的一种变形常常用于正在接受外科手术治疗的病人身上，以连续地监视心电图。这种电极是由插入四肢皮下的不锈钢皮下注射针所构成的。具有特殊接头的引线，在套管里接到针上，把电极连到心脏镜上。这类电极在病人接受外科手术治疗期间都保持在原来位置上，不需要导电膏。

屏蔽的经皮针电极能做成图 2-16(b) 的形状。它是用一个小号皮下注射针改装成的，即在针管中心穿过一根绝缘细金属丝，针管内其余部分充满绝缘材料如环氧树脂。装好环氧树脂后，再把针的顶部锉到它原来的斜面，露出中心金属丝斜的横截面作为有效电极。针本身通过同轴电缆的屏蔽连接到地，因此也就是把同轴电缆正好延长到针的顶端。

在一个针管里的多个电极可做成图 2-16(c) 的形式。图中是两条金属丝放在针管里而且可以分别连接，以使只在电极头部的附近对电的活动性是敏感的。

上面所述的几种针电极主要是用作短时间的测量，因为它们的硬度和尺寸使得它们不便于长期植入体内。当需要作长时间的记录时，用经皮金属丝电极更为合适。有许多不同形状的丝电极和穿过皮肤的方法，但是它的原理可利用图 2-16(d) 来说明。细金属丝（通常

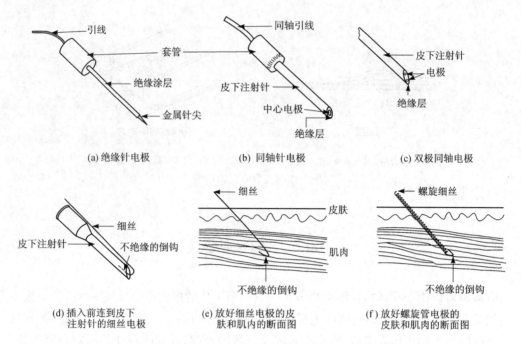

(a) 绝缘针电极   (b) 同轴针电极   (c) 双极同轴电极

(d) 插入前连到皮下   (e) 放好细丝电极的皮   (f) 放好螺旋管电极的
   注射针的细丝电极   肤和肌内的断面图   皮肤和肌肉的断面图

图 2-16　测量生物电位的经皮针电极和经皮丝电极

是用直径为 25～125 μm 的镍铬合金丝制成的)用绝缘漆绝缘到离顶部只有几毫米。这个不绝缘的顶部弯回成 J 形,此顶部放到针管内,如图 2-16(d)所示。这个针穿过皮肤插进所要求位置的肌肉内到一定深度,然后慢慢把针管抽出,使电极留在原来位置,如图 2-16(e)所示。弯回来的部分作为一个倒钩,把金属丝保持在肌肉里的原有位置上。要取出这条金属丝,就用轻微均匀的力量先把倒钩拉直,然后就可抽出了。

　　鉴于金属丝电极长时间植入活动的肌肉内,当肌肉活动时要经受许多弯曲(这可能使金属丝通过皮肤时偏移位置或者增加了在该处的疼痛和弯曲的危险性,甚至会使金属丝折断),考德威尔和雷斯威克研制出如图 2-16(f)所示的螺旋管电极。它也是用很细的绝缘金属丝绕制成的。把金属丝绕成直径约为 150 μm 的螺旋管,放在注射针管内。不绝缘的倒钩从针的顶端伸出,在插入前沿着针管弯回来。针管从肌肉内抽出后,倒钩把金属丝固定在原来位置上。当然,现在的电极在皮肤外的一端是穿过针管的,所以此电极在连到记录设备前,必须把针管去掉或至少是加上保护装置。

　　另一类经皮电极是用于监视胎儿的心脏搏动。在这种情况下,希望在分娩过程中,通过直接接到子宫口的先露部分(通常是头)的方法,取得胎儿的心电图。因为胎儿泡在含有离子而导电的羊水中,由于羊水的短路作用,所以表面电极一般不能得到满足要求的胎儿心电图。因此用于取得胎儿心电图的各种电极都必须穿入胎儿的皮内。

　　能穿入胎儿皮内的吸附电极的一个例子如图 2-17(a)所示。吸附帽中心的尖锐探针可以加到胎儿的先露部分上,如图 2-17(b)所示。当吸附帽已经放在胎儿皮肤上而吸力加到吸附帽上时,皮肤表面就被吸进帽内,中心电极刺入角质层,同表皮的较深几层相接触。在吸附电极的背面是一个参比电极,它同羊水相接触,因而在两个电极之间所观测到的信号就是角质层电阻两端的电压降。于是,虽然羊水使胎儿整个身体处于相同的电位,但是角质层下面的电位可以是不相同的,峰值幅度为 $50\sim700\,\mu\text{V}$ 的胎儿心电图电位就能被可靠地记录下来。

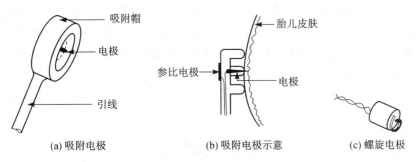

(a) 吸附电极　　　　　(b) 吸附电极示意　　　　　(c) 螺旋电极

图 2-17　在分娩过程用皮内针探测胎儿心电图的两种电极

在分娩过程中广泛用于探测胎儿心电图的一种皮内电极,它是由不锈钢针制成的,形状像一圈螺旋线,装在塑料壳上,壳的背面有一个辅助的不锈钢参比电极。当分娩已经进行了足够长的时间后,转动这种电极,可以使它连到胎儿的先露部分上,针就弯到皮肤表面下,就好像软木塞的螺丝起子很浅地刺入软木塞中一样。这种电极连接牢固而且由于螺旋针很短,所以它不会刺入皮肤过深以致产生严重损伤。它的工作原理同于吸附电极,见图 2-17(c)。

在使用遥测装置时,往往需要把电极植入体内而不用金属丝刺入皮内。在这种情况下,无线电发射机必须植入体内。正如本节中的其他几种情况一样,这种用途的电极也有很多种类,在这里我们只举几个例子。

这种用途的最简单的电极如图 2-18(a)所示。适于植入体内的绝缘多股不锈钢丝的一端拆开,把多股钢丝做成一个小环;或者一股一股地都拧在绝缘层结束的那一个点上;或者在这一个点上把每一股都点焊到钢丝上,小环就可以连接到体内规定的连接点上。

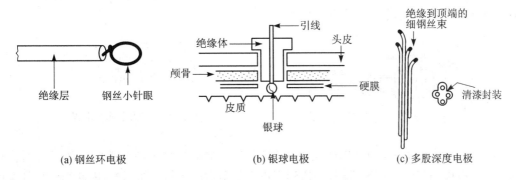

(a) 钢丝环电极　　　　　(b) 银球电极　　　　　(c) 多股深度电极

图 2-18　探测生物电位的几种植入电极

图 2-18(b)所示为获取脑皮质表面电位的植入电极的另一个例子。这种电极已经用于一种在硬膜下测量脑电图的无线电遥测设备中。这种电极是由放在圆筒形的聚四氟乙烯绝缘体顶端的一个 2 mm 直径的银球和通过绝缘体引出电极的引线所组成的。在头皮上切开一个切口,把颅骨暴露出来,在颅骨上钻一个圆孔,再在硬膜上切一个斜长切口,然后通过这个切口把该银球放入,银球就靠在脑皮质上。用牙科的丙烯酸材料就可以把这种电极粘在

颅骨上。

深皮质的电位可以采用德尔加多所叙述的方法从多个位置上记录下来,这种电极是用清漆封装、合在一起的绝缘细钢丝束。每一根钢丝横向切出一个不绝缘的横截面作为实际的电极表面。如图 2-18(c)所示,把这些钢丝的顶端交错分开,就可以制成放在一排已知不同深度的各个位置上的多个电极。这些电极的另外一些端点可以连接到相应的植入电子设备上去,或者连接到粘在头颅上的一个接线器上,再接到各个外部记录设备上。

2.6 微电极

微电极是用于测量组织深部如脑组织或单个细胞电位活动的电极。在微电极刺入细胞时,要求对细胞的损伤减到最小限度,因此微电极多由研究人员按研究细胞直径大小而专门制作。例如,测量脑细胞电位时,必须用尖端直径小于 $0.5\ \mu m$ 的电极才不会损害细胞;而用于测量细胞外活性区和非活性点电位时,则要求电极尖端直径稍大一点,通常要求电极的尖端直径为 $0.5\sim5\ \mu m$。微电极除要求尺寸细小外,还必须坚硬,这样才能刺穿细胞膜和维持机械性能的稳定。微电极按材料不同,可分为金属微电极和玻璃微电极两类。

2.6.1 金属微电极

金属微电极由不锈钢丝、铂铱合金或碳化钨丝等制成。把上述金属丝剪成适当的长度,其端部在酸性液中电解腐蚀成极细的尖端,除尖端外其余部分涂上一层绝缘漆,然后将它固定在塑料手柄上(图 2-19)。此电极具有较低的阻抗,但电极特性不够稳定,因为电极尖端表面与组织液接触会出现不同程度的极化现象,为此应设法在金属表面镀上一层铂黑,以增加有效电极面积,减小电流密度并降低噪声。

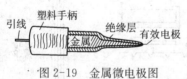

图 2-19 金属微电极图

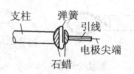

图 2-20 应力金属微电极

图 2-20 所示为一应力金属微电极,它是把金属微电极固定在支承杆的弹簧上而构成的。当此电极向组织深部推进时,如遇到不正常的阻力就会将弹簧压弯,因此须注意弹簧的状态,以防损坏电极。

图 2-21 所示为一利用半导体技术制成的多端金属电极。它的制法是:先在硅基片上生长一层绝缘层。然后用光刻法在基片上制作金电极,再在金电极上蒸镀 SiO_2 绝缘薄膜。最后用蚀刻法将基片顶端刻成尖形,并露出金片作为电极接触面。为了降低电极阻抗,也可在金层上镀一层铂黑。对于多端电极,为避免电极之间通过基片而产生耦合,必须将基片接地。这种电极也可以制成单端电极。

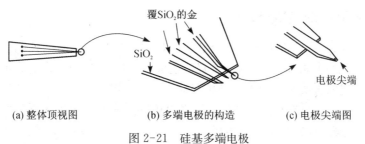

(a) 整体顶视图　　　(b) 多端电极的构造　　　(c) 电极尖端图

图 2-21　硅基多端电极

金属微电极的另一种形式是用金属填充玻璃微滴管的内腔。它们可以有下列三种组合方式:高熔点金属(如铂、银或不锈钢细丝)充填在低熔点的玻璃微滴管内;低熔点的金属(如铟合金)充填在高熔点的玻璃微滴管内;用铂铱合金丝涂覆一层玻璃,再用电抛光方法制取直径为 $1\ \mu m$ 的尖端。上述用玻璃包封的金属微电极具有很好的绝缘性,可以用于对单神经细胞电位的记录。

2.6.2　玻璃微电极

玻璃微电极又称为微吸管电极。它是把玻璃毛细管制成颈缩形后折断成为两根吸管,在管腔内充填电解液而成的(图 2-22)。

这种电极的尖端部与组织液之间形成液体接界,由于接界两侧离子迁移率和浓度不同,会建立起电位差。为了减小液接电位,多选用浓度为 $3\ mol/L$ 的 KCl 溶液作为玻璃微电极的充填物。内腔中的金属引线可以是直线状或螺旋状的。毛细管的玻璃材料可采用硼硅酸玻璃制成,这种玻璃具有良好的绝缘电阻和较高的机械强度。

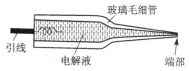

图 2-22　玻璃微电极

用来充填毛细管的电解液必须十分纯净,以免堵塞管腔。为了防止细菌在管腔内生长,应该对充填的电解液进行过滤和严格消毒,通常将微电极贮存在蒸馏水或酒精中,如果贮存在强电解质中或存放在空气中会导致电极尖端腐蚀而损坏。

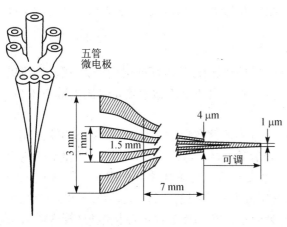

图 2-23　多管玻璃微电极

玻璃微电极除了单管结构外,还可以制成多管形式,如图 2-23 所示。它主要用于对中枢机能与物质传递的研究中,观察药物作用对细胞电活动的影响。其优点是药物只作用于待测部位的较小区域内,用药量及作用时间可精确测定。多管微电极由记录管、药物管和对照管等三部分组成。记录管的作用与单管微电极相同,用来观察细胞电位流动;药物管用来向待观察细胞邻近的小区域注入离子化药物(通过微电泳法);对照管的作用是用来与微电泳药物效应相对照。

2.6.3 微电极的等效电路

在使用微电极时,应考虑电极的频响必须满足被测量生物电对频率的要求。而电极的频响直接取决于它的电阻和电容,因此了解微电极的电特性对于正确引导生物电是很重要的。下面讨论上述两大类微电极的等效电路。

图 2-24(a)表示一个带有绝缘层的金属微电极穿过皮肤组织进入细胞内测量电位的情形,电极 A 为输出端,电极 B 为参考电极。

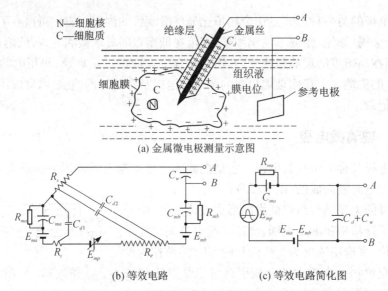

(a) 金属微电极测量示意图

(b) 等效电路　　　　(c) 等效电路简化图

图 2-24　金属微电极插入细胞后的状态及等效电路

图 2-24(b)表示这一对电极在测量过程中的等效电路,其中 R_s 为金属电极本身的欧姆电阻,C_{ma}、R_{ma} 为微电极尖端与细胞内电解质之间的阻抗,E_{ma} 为微电极与细胞内电解质之间的电极电位,R_i 为细胞内液电阻,R_e 为细胞外液电阻,E_{mp} 为细胞膜内外电位差,E_{mb} 为微电极与细胞外电解质之间的电极电位,C_{mb}、R_{mb} 为参考电极与活组织之间的阻抗,C_w 为引线分布电容,C_{d1} 为微电极头部附近部位与细胞内液之间的电容,C_{d2}、C_{d3} 为微电极绝缘层部分与组织液之间的电容。

图 2-24(c)为等效电路图 2-24(b)的进一步简化电路。

由于金属微电极的尖端部面积极小,因此它与细胞内液接触面的阻抗很大,可达 10 MΩ以上。又因为金属微电极的电极电位 E_p 不稳定,故金属微电不适于测量细胞的静息电位,而常被用来记录细胞的动作电位。

图 2-25(a)表示玻璃微电极穿过组织插入细胞内测量电位的情形,微电极的输出端为 A,另一参考电极的输出端为 B。图 2-25(b)表示微电极的等效电路,其中 C_w 为微吸管内电解质与细胞内、外液之间电容,C_{ma}、R_{ma} 为内电极与管内电解质之间的阻抗,E_{ma} 为内电极与管内电解质接界电位,C_{mb}、R_{mb} 为参考电极与组织液之间的阻抗,E_{mb} 为参考电极与组织液接界电位,R_i 为微吸管内电解质的电阻,E_j 为微电极端部接界面的液接电位(管内电解液与细胞内电解质之间),E_t 为电极端部附近的玻璃薄膜的膜电位(端部周围内外两种电解质的液接电位)。

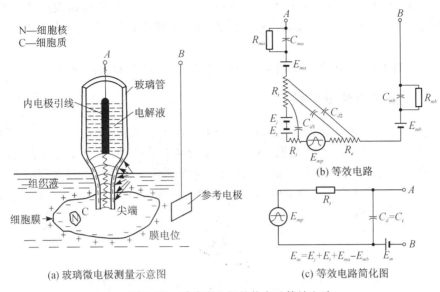

N—细胞核
C—细胞质

玻璃管
内电极引线
电解液

组织液
细胞膜
尖端
膜电位

参考电极

(a) 玻璃微电极测量示意图

(b) 等效电路

$E_m = E_j + E_t + E_{ma} - E_{mb}$

(c) 等效电路简化图

图 2-25　玻璃微电极的状态及等效电路

图 2-25(c) 为等效电路图 2-25(b) 的进一步简化电路。

在玻璃微电极等效电路中，R_t 是个很大的电阻值，它不仅集中在电极尖端部分，而且沿电极长度方向分布，在充填浓度为 3 mol/L 的 KCl 溶液的微电极中的 R_t 约为 10～200 MΩ。为了用玻璃微电极测量细胞的静息电位，常用实验方法来估计 E_t 大小。其方法是，取同样方法制作的两根电极，直径一大一小，先后测出相对于同一个无关电极的电压，两次测量值之差即为小直径微电极的尖端电位 E_t。

比较两种微电极的等效电路可见，金属微电极与放大器输入阻抗连接后，呈现出高通滤波器的特性，因此金属微电极的低频测量特性较差，一般只能用来检测频率高的电信号或作电刺激用。而玻璃微电极与放大器输入阻抗相连后，呈现出低通滤波器的特性，因此玻璃微电极的低频性能较好，用来记录细胞膜电位是合适的。到目前为止，尚未见到其频率特性从低到高均比较好的微电极制品。

2.7　医学检验用电极

生命的基本活动是生命物质与其周围环境不断进行的新陈代谢。为了解生命活动过程，有众多生化参数需要检测。例如，人体血液一些重要的生化指标有 pH 值、氧分压（pO_2）、二氧化碳分压（pCO_2）、血细胞比容（HCT）、血红蛋白总数（Hb）、血氧饱和度（SaO_2）；血液中的电解质如钠、钾、钙、氯等离子；此外还有各种代谢产物如葡萄糖、肌酐、尿素等。传统检验方法从血样采集到得出完整的化验报告，一般需要 30 分钟或更长的时间，所提供的只是患者血液生化指标的一个历史值，这显然不适于患者护理及手术监测的需要。目前国内外一些医院中患者的血样检验已开始转向非集中式的临床测试。例如，用于手术室实时监测病人的血气和血中电解质状况；用于透析中心，以跟踪监测血中尿酸及其他血液参数；一些小型的、经济的血液生化分析仪甚至可以放置在医生办公室或病人家中。这些检测手段的实现，主要依赖于医学检验用电极的进步。而医学检验用电极也因其迅速，可靠，方便以及可无创、连续、自动化检测，易于实现微型化等特点，更加广泛地应用于医学研究及临床之中。

根据检测对象，本章将介绍生物医学中应用较广泛的医学检验用电极。

2.7.1　活度与活度系数

在水溶液中，强电解质被认为全部离解，弱电解质部分离解，并建立起平衡。但实验表明，由于各种离子与溶剂分子间的相互作用，限制了彼此的活动，使真正能够表现出离子性质和行为的离子数目少于理论计算值。人们把溶液中能够表现出离子性质和行为并能发挥作用的那部分离子浓度称为有效浓度，通常用活度 a 表示，活度 a 与浓度 c 的比值为离子的活度系数，用 γ 表示，即：

$$\gamma = \frac{a}{c} \tag{2-6}$$

由于单个离子的活度系数并不是严格的热力学概念，不能直接测得，故一般以电解质两种离子(阴离子和阳离子)的平均活度 $a_\pm$ 和平均活度系数 $\gamma_\pm$ 来表示电解质或它的任一离子的活度及活度系数。

在稀溶液中，活度系数主要受离子浓度 c_i 和离子电荷数 Z_i 的影响，路易斯提出了离子强度的概念，并由下式定义：

$$I = \frac{1}{2} \sum (c_i Z_i^2) \tag{2-7}$$

式中　i——溶液中某种离子；

I——离子强度，其物理意义是表示溶液中离子所产生的电场强度的度量。

通过 I 可求得平均活度系数 $\gamma_\pm$。

当浓度小于 $0.05\ \mathrm{mol \cdot L^{-1}}$ 时，有如下经验公式(在 25℃时)：

$$\lg \gamma_\pm = -0.509 |Z_+ Z_-| \sqrt{I} \tag{2-8}$$

式中，Z_+、Z_- 分别为正、负离子所带电荷数。

当浓度在 $0.05 \sim 0.1\ \mathrm{mol \cdot L^{-1}}$ 范围内，可用以下修正公式(在 25℃时)：

$$\lg \gamma_\pm = -0.509 |Z_+ Z_-| \frac{\sqrt{I}}{1 + \sqrt{I}} + 0.15 |Z_+ Z_-| I \tag{2-9}$$

在离子选择性电极的使用中，加入离子强度调节剂的目的之一即是固定试液的离子强度，使活度系数保持为恒值。应注意的是，电化学反应中所测定的数据是活度，而临床检验上用的是浓度。

本节除叙述用作标准电极的氢电极和甘汞电极外，还将介绍几种测定体液中金属离子及气体含量的电极。

2.7.2　氢电极

将一块铂电极浸入含有 H^+ 离子的溶液中，并且不断地吹入氢气，使它与铂电极接触，这就构成了最简单的氢电极。图 2-26 为氢电极的结构示意图。为了增加电极板的有效面积和减低电流密度，在铂电极上涂上一层铂黑，使铂板表面成为复杂而多孔的层面。电极中的电解质是浓度为 $1.184\ \text{mol/L}$ 的 HCl 溶液。

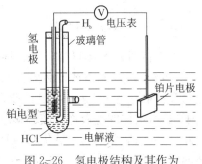

图 2-26　氢电极结构及其作为基准电极应用示意图

用氢电极作为标准电极，它的精度很高，一般可达到 $10\ \mu\text{V}$。但氢电极使用不方便，因为在测量时要不断地向电极板吹氢气，而且氢电极的使用条件十分严格（氢气分压为 1 个大气压，H^+ 离子活度为 1，温度为 25℃），因此就限制了它的应用范围。

2.7.3　参比电极

参比电极是二级标准电极，其电极电势不为零，但具有很好的可逆性、重现性及稳定性。常用的参比电极有甘汞电极和 Ag-AgCl 电极，而 Ag-AgCl 电极是除氢电极外，稳定性、重现性较好的电极，且制备容易、使用方便、性能可靠。它由 Ag 丝、AgCl 沉淀和 KCl 溶液（$0.1\ \text{mol}\cdot\text{L}^{-1}$、$1.0\ \text{mol}\cdot\text{L}^{-1}$ 或饱和 KCl）几部分构成，其典型结构如图 2-27 所示。Ag-AgCl 电极长期稳定性小于 $10\ \mu\text{V}$，可做成微电极用于细胞电位测量。某些毒物会影响电极的稳定性及寿命，例如，在生物组织中，某些反应可使氧化物层消耗，使电极失效。

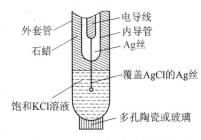

图 2-27　Ag-AgCl 电极结构示意图

甘汞电极也是一种标准电极，它虽然没有氢电极那样精确（常作为二级标准电极），但因其制作简单、使用方便、电位稳定性好，是一种用途很广泛的标准电极。

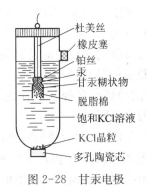

图 2-28　甘汞电极

图 2-28 为甘汞电极的结构图。整个电极由内外两个玻璃管组合在一起，内玻璃管中装有混和 KCl 饱和溶液的甘汞糊（Hg_2Cl_2）。甘汞很难溶于水，大部分甘汞仍保持固体状态。一层水银在甘汞糊层顶面，中间有一根铂丝作电极引线。外玻璃管中装入饱和 KCl 溶液，底部有多孔玻璃塞，可使电极与被测电极构成回路。内外玻璃管之间通过内玻璃管底部的多孔玻璃塞构成通路。

当温度为 25℃ 时，饱和 KCl 浓度的甘汞电极电位为 $0.245\ 8\ \text{V}$；如 KCl 的浓度为 $1\ \text{mol/L}$，则电极电位为 $0.281\ 9\ \text{V}$。

用甘汞电极作参比电极测量另外电极的电极电位时，应将所测得的电动势值再加上该甘汞电极本身的电极电位的值。

指示电极用于测定过程中主体浓度不发生变化的情况，而工作电极用于测定过程中主体浓度会发生变化的情况。指示电极的电位值是通过测量与参比电极组成的原电池的电动势来求得的。指示电极用于指示电极表面被测离子活度，故在测量过程中，不应有电流流过电极，否则电极表面离子活度将发生变化。

2.7.4 玻璃膜电极

如果将两种含有 H^+ 离子的不同溶液隔开,由于浓度扩散,会产生液接电位。电位的大小,依溶液的 H^+ 离子浓度而异。如果第一种溶液的 H^+ 离子浓度保持不变,则液接电位将随第二种溶液的 H^+ 离子浓度而改变。根据这种原理制成的电极可用来测量溶液的 H^+ 膜离子浓度,这样的电极称为玻璃膜电极(图 2-29)。此种电极需用柯宁玻璃薄膜(72%二氧化硅、22%一氧化钠、6%氧化铝)制作。如果改变玻璃膜的成分,可以制成多种的离子选择玻璃电极,像测定 Na^+、K^+、Li^+、Ag^+ 等的电极。使用此类电极时,由于玻璃膜两侧的电位差是通过玻璃膜的离子扩散作用引起的,故其电极电阻高达 $100\sim1\,000\,M\Omega$,因此需要使用高输入阻抗的电位计才能测得准确的结果。图 2-30 为用玻璃膜电极测量 pH 值的示意图。

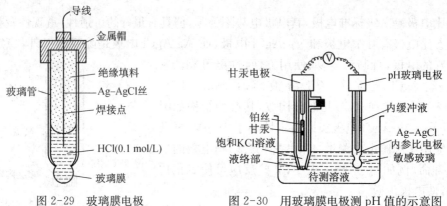

图 2-29　玻璃膜电极　　　　图 2-30　用玻璃膜电极测 pH 值的示意图

在生理状态下,血液中的酸碱度只能在很小范围内变化,这样才能保持生命活动的正常进行。液体的酸碱度都用氢离子浓度的负对数——pH 值表示 $(pH=-\log_{10}[H^+])$。动脉血液的 pH 值正常为 $7.36\sim7.44$,当其低于 7.36 时,可引起明显的酸中毒症状;高于 7.44 时,可引起明显的碱中毒症状;当血液 pH 值维持在 $7.36\sim7.44$ 范围内时,称为酸碱平衡。机体在新陈代谢过程中会不断产生各种酸性代谢物,如碳酸、磷酸、硫酸、乳酸、盐酸及其他有机酸。维持血液酸碱平衡是依赖体内一系列调节机制。这调节机制与肺排出 CO_2 和吸入 O_2 的功能,肾脏排出固体酸及有机酸的功能,血液中缓冲系统的代偿功能等多种因素有关。所以,通过血液 pH 值与其他临床资料的全面分析,可对多种疾病做出诊断。

用电位法测量 pH 值,最初应用的是氢电极的电位随所在溶液的 H^+ 活度而变的特性,但由于它是一种气体电极,使用不便。在本世纪初,观察到某些玻璃膜两边放有 pH 值不同的溶液时能产生电位,当其中一个溶液的 pH 值恒定不变时,玻璃膜的电位就随另一溶液的 pH 值而变,利用这种特性做成了玻璃电极,其结构原理如图 2-30 所示。玻璃膜是用 SiO_2 基质中加入 Na_2O(或 Li_2O)和少量 CaO 烧结而成的材料,沾着在厚壁硬质玻璃管的一端而吹制成的,厚度约为 $0.05\,mm$ 的球形膜。球内充满 pH 值一定的缓冲液,通常浓度是 $0.1\,mol/L$,其中浸入一个电位恒定的电极,由于它是浸在缓冲液中的,故不必采用甘汞电极之类复杂的电极,通常采用 Ag-AgCl 电极。pH 电极的玻璃膜是只允许 H^+ 通过的膜。当膜两侧的溶液的 pH 值不等时,H^+ 离子就由 H^+ 离子浓度低的一侧移向高的一侧,膜的两侧就产生电位。因此膜的内侧是缓冲液,其 pH 值恒定,故膜的电位就是膜外侧的被测液的 pH 值的量度。

整个电极的电位与被测液的 pH 值之间的关系,可由能斯特公式导得:

$$E = E' - \frac{2.303RT}{F}pH \tag{2-10}$$

式中 E' 中包括膜两侧溶液相同时出现的膜电位,称为不对称电位,还包括 Ag-AgCl 电极的电位,这是随温度而变的电位,当温度和内参比溶液的组成一定时,E' 是一个常数;

R——气体常数,其值为 8.314 J/mol·K。

2.7.5 氯离子选择电极

此电极用来测量或监视体液中离子浓度,它的结构如图2-31所示。把 AgCl 和 Ag_2S 的混合粉末压制成薄片,然后粘合在玻璃管下端,管内充填 KCl 溶液,在溶液中浸入一个参比电极,即构成一个氯离子选择电极。

使用时,将此电极插入被测液中,由于 AgCl-Ag_2S 薄膜两边溶液中 Cl^- 离子浓度不同,故引起浓度电位。因为电极内的 Cl^- 离子浓度不变,故浓度电位大小反映了外侧溶液 Cl^- 离子浓度。若事先做出电位与 Cl^- 离子浓度之间响应曲线,则测量时可根据测量得的电位,从已知曲线查得 Cl^- 离子浓度。

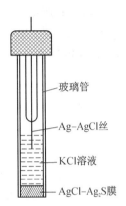

图 2-31　氯离子选择电极

2.7.6 氧分压电极

溶液中的氧含量或氧浓度,可用所含氧的体积(在 0℃、101.325 kPa 下)表示,也可用一定容量溶液中所含氧的当量数来表示。若一种溶液与一种含氧的气体混合物平衡,则此溶液中的氧含量一般决定于氧的分压。由于平衡分压的氧测定较为简单,故常用氧分压 pO_2 表征。对于血液,氧处于两种不同状态。正常情况下,98% 的氧与红细胞中的血红蛋白相结合,称为结合氧;另外 2% 则溶于血浆中,称为溶解氧。氧含量与氧分压之间为非线性关系,当氧分压较高时,氧含量达到饱和。因此,可用血氧饱和度来反映血氧含量。血氧饱和度(SaO_2)定义为含氧血红蛋白浓度($[HbO_2]$)与总血红蛋白浓度($[HbO_2+Hb]$)之比,即:

$$SaO_2(\%) = \frac{[HbO_2]}{[HbO_2 + Hb]} \times 100\% \tag{2-11}$$

动脉血中的 pO_2 和 SaO_2 具有不同的生理意义。pO_2 决定了肺泡换气效率;SaO_2 表示每一单位体积血液中氧含量。

pO_2 常用氧电极测量。氧电极属极谱式电流型电极,其基本结构如图 2-32 所示。工作电极(Pt 丝)为阴极,参考电极为阳极,将它们插入试液中,并在两电极间加上 0.6～0.8 V 左右的电压时,则将发生如下反应。

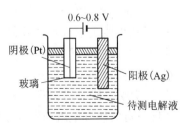

图 2-32　氧电极基本结构

在阴极发生还原反应：

$$O_2 + 4H^+ + 4e^- \longrightarrow 2H_2O \qquad (2-12)$$

$$O_2 + 2H_2O + 4e^- \longrightarrow 4OH^- \qquad (2-13)$$

$4OH^-$ 与电解液 KCl 的化学反应为：

$$4OH^- + 4KCl \longrightarrow 4KOH + 4Cl^- \qquad (2-14)$$

在阳极发生氧化反应：

$$4Ag + 4Cl^- \longrightarrow 4AgCl + 4e^- \qquad (2-15)$$

上述过程产生了反应所需的 4 个电子，氧的存在及上述反应的继续，使电路中有电流流通。图 2-33(a) 示出了一个典型氧电极在不同氧浓度下的极谱图（电流—电压曲线）。可见，当外加电压在 $0.6 \sim 0.8$ V 时，其电流值大小与 pO_2 成线性关系。

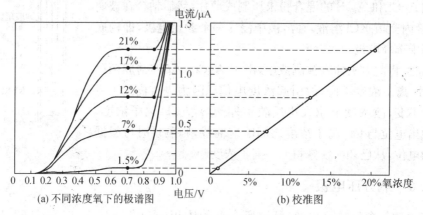

(a) 不同浓度氧下的极谱图　　(b) 校准图

图 2-33　氧电极的极谱图

对图 2-32 所示的开放式装置，被测液成为了电解液，在实际测量中将产生较多问题（如阴极上蛋白质淀积最终引起阴极有效面积减小，电流下降，产生漂移，也即引起电极中毒）。为此，克拉克提出了一种稳定性较好的、使用便利的临床用封闭式氧电极（图 2-34），即克拉克电极。它为一种疏水膜复合型氧电极，它将阳极、阴极以及电解液通过一层疏水性透氧薄膜与被测液（如血液）隔开，并只让氧分子通过透氧膜及电解液薄层扩散到阴极。金属阴极(Pt 丝)直径约 $25~\mu m$，有很小的表面积，可减小残余电流及耗氧量，被密封于玻璃芯内，其一头抛光使尖端暴露，用一层 $10 \sim 30~\mu m$ 厚的疏

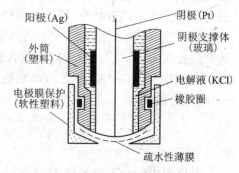

图 2-34　克拉克电极

水性透氧膜（如聚丙烯、聚四氟乙烯、聚乙烯，且以聚丙烯为最好）将电解质薄层包在膜与玻璃-铂尖端之间。透氧膜对氧电极性能有较大影响，要求透氧膜具有疏水性、致密均匀的微孔性及对气体和电解质溶液呈惰性。膜对被测气体的渗透系数与膜层厚度之比主要决定了电极的灵敏度，气体通过膜层的时间与膜厚的平方成正比，与膜的扩散系数成反比。阳极通

常用 Ag-AgCl 镀在玻璃芯根部表面上,有较大的表面积,以提高复合 O_2 的能力。这种电极在 37℃ 时的特性为:99% 响应时间为 25 s;0~100%SaO_2 范围内线性度为 1%;残余电流相当于 0.5% 的 O_2;温度系数为 3%·℃$^{-1}$;灵敏度约为 2×10^{-11} A·kPa^{-1};漂移小于 1%;对 CO_2 基本无响应。实际测量中的恒温措施很重要,因为不饱和全血有 7%·℃$^{-1}$pO_2 温度系数,且电极温度系数为 3%·℃$^{-1}$。为获得 ±1% 的精度要求,温控精度为 ±0.1℃。

氧电极定标采用两点法。例如,可用两种已知氧浓度的标准气体进行校正,其中一种气体不含氧(通常为 CO_2-N_2 混合气体),另一种为已知氧含量的气体(通常为 O_2-CO-N_2 混合气体)。

氧分压电极形状大小视使用情况而定,医学测量上最小的氧电极有装于注射针内的,可直接放置在血管中测量血液的氧分压。

2.7.7 二氧化碳电极

测量体内二氧化碳含量,可采用赛夫豪斯(Seveinghaus)电极。这种电极的结构与前述测 pH 值电极相似,只要在玻璃膜外包围一层聚四氟乙烯薄膜,在玻璃膜和聚四氟乙烯薄膜之间充填 $NaHCO_3$ 溶液,当电极浸入血液时,血液中的二氧化碳离子通过气体透膜与 $NaHCO_3$ 溶液起化学作用而变成碳酸,从而改变了溶液的 pH 值。图 2-35 为二氧化碳电极测量装置示意图。溶液中 pH 值与二氧化碳分压成对数关系,因此测出了溶液中的 pH 值,即可算出二氧化碳分压值。

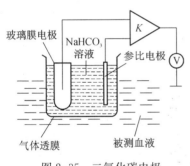

图 2-35　二氧化碳电极

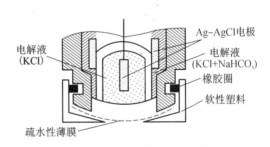

图 2-36　疏水膜复合型 pCO_2

pCO_2 的对数值在 1.333 2~11.998 8 kPa 范围内与 pH 值成线性关系。由此可由 pH 电极间接测得 pCO_2。图 2-36 示出了 pCO_2 电极原理示意图,该电极在结构上和克拉克氧电极极为相似,所不同之处是工作电极为 pH 电极,且膜内电解液中含 HCO_3^-。电极插入溶液中将发生如下反应:

$$CO_2 + H_2O \Leftrightarrow H_2CO_3 \Leftrightarrow H^+ + HCO_3^-$$

因而: $K_a = \dfrac{[H_2CO_3]}{[CO_2]}$, $K_b = \dfrac{[H^+][HCO_3^-]}{[H_2CO_3]}$

$$K = K_a K_b = \frac{[H^+][HCO_3^-]}{[CO_2]} \tag{2-16}$$

式中,K 为常数,当溶液中 $[HCO_3^-]$ 恒定时,则溶液中 pH 值将由 $[CO_2]$ 决定(通常 HCO_3^- 浓度很高,在反应中其活度可看成常数)。

对式(2-16)两边取对数并整理得:

$$pH = pK' + \ln\frac{[H_2CO_3]}{[CO_2]} \qquad (2-17)$$

式中,pK' 为电离常数 K 的倒数取对数。又由于 pCO_2 和溶于血中的 CO_2 浓度有如下关系:

$$[CO_2] = \alpha \cdot pCO_2$$

式中,α 为常数,$\alpha = 2.6 \times 10^{-7}$ mmol $\cdot$ L^{-1} $\cdot$ kPa^{-1}。故有:

$$pH = pK' + \ln\frac{[H_2CO_3]}{\alpha pO_2} = 常数 - \lg pCO_2 \qquad (2-18)$$

CO_2 电极定标也采用两点法,即用两种已知 pCO_2 的气体来校准,通过在两种标准下测得的 pH 值,可得到一个 pH 值与 pCO_2 的标准关系曲线。如用 $5\%CO_2$-5.066 16 kPa 和 $10\%CO_2$-10.132 32 kPa 进行标定。

第3章

医用传感器

3.1 概述

3.1.1 医用传感器的定义

传感器(Sensor)曾被称为换能器或变送器(Transducer),近年国际上多用"Sensor"一词。按我国国家标准 GB 7665"传感器通用术语"中的定义:"传感器是能感受规定的被测量并按一定规律将其转换为有用信号的器件或装置。"又指出:"传感器通常由敏感器件、转换器件和电子线路组成。"在有些传感器中敏感器件和转换器件是合为一体的。在信息社会里,各行各业和人们日常生活中所遇到的信号绝大部分是非电量的,对于这些非电量信号,即使能检测出来也难以放大、处理和传输。因此传感器通常是用于检测这些非电量信号并将其转变成便于计算机或电子仪器所接收和处理的电信号。

从传感器的作用来看,实质上就是代替人的五种感觉(视、听、触、嗅、味)器官的装置(图 3-1)。人们把外界信息通过五官收集起来,传递给大脑,在大脑中处理信息,得出一个"结果",发出指令。在电子设备中完成这一过程时,电子计算机相当于大脑,传感器作为电脑的五官,就像人的眼、耳、鼻、舌、皮肤那样可以收集各种信息,这些信息送入电脑后,由电脑进行判断处理,并发出各种控制信号去控制执行机构,从而满足各种社会需要。传感器技术已成为微型计算机应用中的关键技术。近年

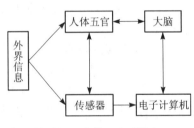

图 3-1 人体五官功能和
传感器功能比较

来,随着科学技术的迅速发展,特别是微电子加工技术、计算机芯片及外围扩展电路技术、新型材料技术的发展,使得传感器技术的开发和应用进入了一个崭新的阶段。

医用传感器(Medical Sensors)是把人体生理活动的信息转换成与之有确定函数关系的电信息的变换装置。它是获取人体生理和病理信息的工具,是生物医学工程学中的重要分支,对于化验、诊断、监护、控制、治疗和保健等都有重要作用。医用传感器与人体或人体材料样品直接耦合,提取人体生理信息,供给传输、处理和显示系统。所以医用传感器在医学仪器和医学研究中占有相当重要的地位。医用传感器的主要用途包括医学检查与诊断、病人监护和医学生理研究等。医用传感器在设计中必须考虑的要求包括:

1. 只响应于被测对象中存在的能量形式,而对其他的能量形式无响应。
2. 形状和结构适应待测部位的解剖结构,使用时不应损伤组织,操作方便。

3. 适应生物体的化学作用,应经得起药用化学物质的腐蚀,无毒性。植入式传感器不应引起赘生物。

4. 具有特殊的安全和可靠性。对人体有足够的电绝缘,即使在传感器损坏的情况下,人体受到的电压亦低于安全阈值。

5. 应尽可能不侵入体内,并尽量减少从被测对象取出的能量。

6. 结构牢固,体积小、重量轻,便于消毒。

3.1.2 医用传感器的组成和分类

1. 医用传感器的组成

在图3-2中,传感器包括初级敏感元件和变换元件(或称传感元件)两个组成部分,这是一般而言的。如图所示,医用传感器的被测对象的信息可分为两类,一类是间接变换信号,另一类是直接变换信号。只含有变换元件,直接变换被测能量与信息,使之成为所需电信号的传感器称为物性型传感器;需要初级敏感元件把被测信号转换成机械量或其他中间变换量后,再经过变换元件进行第二次转换,得到所需电信号的传感器,称为结构型传感器。变换元件和测量电路往往是紧密地联系在一起,甚至集成在一个硅片上,因此,医用传感器亦可包括测量电路和辅助电路。

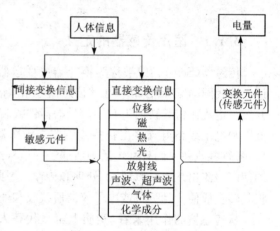

图 3-2 医用传感器的组成

2. 医用传感器的分类

医用传感器基本上是按转换参数和转换原理来分类的。

1) 按转换参数分类:即按用途分类,便于使用者选用。例如,测量压力(如血压、心内压、颅内压等)的传感器称为压力传感器,测量化学成分的则称为化学传感器,其余类推。

2) 按转换原理分类:便于掌握原理与设计,对工程技术人员较方便。可分为物理型、化学型和生物型三大类。如压电式、电阻式、电感式、电容式、光电式、热电式、电动式和超声的、电化学的与生物传感器等。

有时把原理和用途结合起来称呼,如电容位移传感器,超声多普勒血流量传感器等。

此外还有按材料、使用领域、实用科目和信号输出形式等的分类法。本章将以转换原理为线索介绍各种传感器。

3.1.3 医用传感器的发展

医用传感器的发展包括两个发展方向:传感器本身的研究和开发,与计算机技术相结合的传感系统的研究和开发。其中传感器本身的研究和开发主要体现在两个方面:一是通过采用差动技术、平均技术、补偿与修正技术、屏蔽隔离与干扰抑制技术和稳定性处理技术等来提高与改善传感器的性能;二是寻找新原理、新材料、新工艺及新功能开发新型传感器,其中基础研究集中在半导体、陶瓷等新材料,超微细加工技术和生物功能性物质等方面,新产品开发中重点解决光技术的应用、封装技术和一次性芯片等问题。现代传感器技术的发展方向概括起来主要有智能化、微型化、多参数、可遥控和无创检测等五个方面。

1. 智能传感器

智能传感器最早出现在 20 世纪 80 年代,是计算机技术、微电子技术与传感器的结合。智能化传感器一般具有以下功能:

1) 能够根据检测到的信号进行判断和决策;

2) 可以根据软件控制执行相应的操作;

3) 具有输入、输出接口,能够与外部进行信息交流;

4) 具有自我检测、自我校正和自我保护功能。

智能化传感器技术的应用提高了医学仪器设备的性能,主要体现在自动数据处理,自我检测、诊断、报警,接口功能等方面。

2. 微型化传感器

现代传感器正在从传统的结构设计和生产工艺向微型化转变,微型化传感器是由微机械加工技术制作而成的,包括光刻、腐蚀等微加工工艺,敏感元件的体积可以小到微米级。

微型化传感器可以进入常规传感器不能达到的部位,深入脏器、病灶的内部,获取常规传感器不能获取的信息。另外,由于微型化传感器的体积很小,极大地减小了对正常生理活动的妨碍和影响,使检测值更加真实、可靠。

3. 多参数传感器

在临床医学领域,往往需要同时检测多种生理参数,需要同时使用多种传感器。多参数传感器是一种体积小而多种功能兼备的探测系统,用单独一个传感器系统同时测量多种参数,实现多种传感器的功能。多参数传感器将若干种不同的敏感元件集成在一块芯片上,工作条件完全相同,易对系统误差进行补偿和校正,与采用多个传感器相比,检测精度高,稳定性好,体积小,重量轻,成本低。目前正在研制的仿生传感器"电子鼻"就是一种能够识别多种气体成分的多参数传感器。

4. 遥控传感器

在临床医学领域,很多情况下需要在患者体内植入或让患者吞服一些检测体内某些参数的传感器或定时释放药物的装置,对于这种传感器或装置需要在体外进行遥控。遥控传感器就是将遥控技术与传感器技术相结合形成的一种新型传感器。例如,吞服"电子药丸"微型遥控传感器检测胃液的 pH 值、胃内压力、消化液成分等参数,并将检测结果通过微型无线发射装置传送到体外的接收器。

5. 无创检测传感器

随着人们生活水平的提高,人们的健康意识也在不断增强,已经不仅仅满足于治疗疾病,对于预防疾病和摆脱亚健康状态提出了更多的要求。另外,随着社会的老龄化,社区医疗、自我保健将越来越重要。这些变化都要求能够经常地、方便地检测生理参数,并且要检测操作简便,易于接受,在社区甚至家庭就可以完成。于是,无创检测就成为传感器研究的一个重要方向。无创检测就是在检测的全过程没有任何创伤或者几乎没有创伤。无创检测不仅使受试者能够乐于接受,而且对机体状态影响小,检测可靠,此外还具有操作简单、消毒容易、不易发生感染等优点。

　　无创检测传感器由于多数属于间接测量,应具有更高的灵敏度和精确性,具有更高的抗干扰性能和信噪比。例如,采用指夹式光电容积血流脉搏波传感器固定在人体指尖进行检测,可以定量检测出人体每搏心输出量、外周阻力、血管弹性、血液黏度等血流参数,但精确度尚有待提高。

　　医用传感器的发展已经基本改变了传统的模式,形成了智能化、微型化、多参数、可遥控和无创检测等全新的发展方向,并取得了一系列的技术突破。其他新型传感器如 DNA 传感器、光纤传感器、生物组织传感器等也正方兴未艾,层出不穷。医用传感器技术的革新必将推动现代医学的更快发展。

3.2　变电阻传感器

　　变电阻传感器是以被测量作用于敏感元件导致其电阻值的改变并通过测量电阻值变化为基础,获得被测量的传感器。变电阻传感器包括电阻应变式传感器、热电阻传感器和热敏电阻传感器。本书介绍电阻应变式传感器,在本书第 6 章中介绍热电阻传感器和热敏电阻传感器。

3.2.1　电阻应变式传感器

　　传感元件受到输入位移或应变的作用引起电阻值变化的传感器称为电阻应变式传感器。它具有分辨力高(可达 1 μm 或更小)、误差小(优于 $\pm 1\%$)、尺寸小、重量轻、量程大、适用于作动态和静态测量、价格低廉等优点。从作用机理观点出发,可分为张丝式和压阻式两种。

1. 电阻应变效应

一个截面为 A、电阻率为 ρ 和长度为 L 的导线,其电阻:

$$R = \rho \frac{L}{A} \tag{3-1}$$

两边求微分后,再除以原式,得:

$$\frac{\Delta R}{R} = \frac{\Delta \rho}{\rho} + \frac{\Delta L}{L} - \frac{\Delta A}{A} \tag{3-2}$$

上式表示电阻丝的电阻值的相对变化是其长度的相对变化、截面积的相对变化和电阻率的相对变化的代数和。电阻丝受张力时,其电阻率是增加的,故 $\frac{\Delta \rho}{\rho}$ 为正值。由于截面积 A 的变化与线径 D 的变化关系是 $\frac{\Delta A}{A} = \frac{2\Delta D}{D}$,再考虑泊松比 μ 的关系即 $\frac{\Delta D}{D} = -\mu \frac{\Delta L}{L}$,则式(3-2)可表示为:

$$\frac{\Delta R}{R} = (1 + 2\mu) \frac{\Delta L}{L} + \frac{\Delta \rho}{\rho} \tag{3-3}$$

上式第一项表示电阻丝的几何尺度效应,第二项表示应变引起的电阻率变化效应——压阻效应。现定义应变灵敏度或应变系数:

$$m_1 = G = \frac{\Delta R/R}{\Delta L/L} = 1 + 2\mu + \frac{\Delta\rho/\rho}{\Delta L/L} \tag{3-4}$$

G 的物理意义是单位应变所引起的电阻相对变化,所以 G 又称灵敏度系数。灵敏度系数主要受两个因素影响,一个是 $(1+2\mu)$,它是材料的几何尺寸变化引起的,另一个是 $\frac{\Delta\rho/\rho}{\Delta L/L}$,是材料的电阻率 ρ 随应变引起的。对于金属材料而言,其灵敏度系数以前者为主,$G \approx 1+2\mu$,对半导体而言,G 主要由电阻率相对变化所引起。对密封在软管中的不可压缩液体而言,$\mu = -0.5$;对大多数固体材料而言,$\mu = 0.3$。所以固体电阻材料的应变系数近似为:

$$m_1 = G = 1.6 + \frac{\Delta\rho}{\rho} / \frac{\Delta L}{L} \tag{3-5}$$

表 3-1 列出常用的应变电阻材料的特性。其中有金属、合金、导电液体和半导体材料。半导体材料的电阻温度系数远大于金属和合金;因此使用半导体应变片或压阻元件必须进行温度补偿。康铜是应用最广的应变电阻材料。半导体材料有特别高的压阻效应,灵敏度约为康铜的 70~90 倍,其电阻温度系数是康铜的 35 倍,而且非线性也较大。

表 3-1 常用的应变电阻材料的特性

材料名称	应变系数 m_1 或 G	电阻温度系数 $\alpha_R(10^{-6}/℃)$	电阻率 $\rho(10^{-3}\ \Omega \cdot mm)$	膨胀温度系数 $\alpha_E(10^{-6}/℃)$	特点
铂	4~6 (6)①	3 800~3 900 (3 800)	0.09~0.11	9	高温应变片
康铜 $Ni_{45}Cu_{55}$	1.9~2.1 (2.1)	−200~200 (−200~200)	0.45~0.54	±20	最常用
镍铬合金 $Ni_{80}Gr_{20}$	2.1~2.3 (2.5)	110~130 (400)	1.0~1.1	13.2	多用于动态
镍铬铝合金 $Ni_{74}Gr_{20}Fe_3Al_3$	2.4~2.6	±20	1.24~1.42	—	中高温应变片
软管里的水银 Hg	2 (2)	900 (900)	0.941	30	水银-橡胶管应变仪
Si(P 型) (N 型)	100~170 −100~140	700~7 000 700~7 000		2.3 2.3	半导体应变片 压阻元件
Ge(P 型) (N 型)	120 −150	—		5.8 5.8	半导体应变片 压阻元件

注:① 表示括号内的数据为 200℃时的数据。

2. 电阻应变片

电阻应变片是一种粘贴在构件上能把构件的应变转换成电阻变化的片状电阻性元件。由敏感栅、基底、粘合剂、引线、盖片等组成。敏感栅是由细电阻丝或箔构成首尾有引线的栅状导电通路,用粘合剂固定在基底和盖片之间,见图 3-3。这种元件是用电阻丝在一定的应力作用下均匀地按栅状排列在底基和覆盖层之间,应变丝的首尾用铜丝或银线引出。应变片的底基作为栅丝的依托层,同时又具有电绝缘作用,其材料一般可以采用酚醛树脂、环氧树脂、聚乙烯醇缩甲乙醛、聚酰亚胺等。特别应该指出的是聚酰亚胺具有良好的绝缘电阻和温度变化特性，并且还有蠕变小、线性、迟滞误差小、长时间使用零点稳定性最好、灵敏度高等特点。应变片有丝绕式、短接式、箔式和半导体等多种，以箔式应用最广，应变片的基本类型如图 3-4 所示。

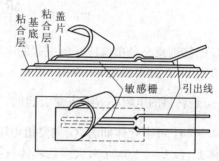

图 3-3 电阻应变片构造图

图 3-4(a)是 U 型丝式应变片。

图 3-4(b)为短接式应变片。图示在两根电阻丝之间用较粗的线条画出了低电阻率材料的导线。采用这种工艺的目的是为了使非敏感方向的测量误差减小。例如，我们需要应变片在其纵向的应变作为有用信号，因此就希望它的横向应变输出为最小。为此把栅状电阻丝的转弯处的一小段短路以后就可以大大地消除此项误差的来源。

图 3-4(c)是一种箔式应变片。这种应变片将金属电阻材料通过特殊的碾压而得到厚度为 0.003～0.005 mm 的极薄的膜，加上绝缘底基以后，再通过光刻工艺将电阻箔

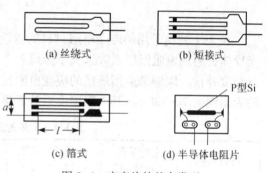

图 3-4 应变片的基本类型

刻成所需的栅状电阻丝，然后再将这个箔栅加上覆盖层和引出线就构成了箔式应变片。因为这种应变片中的电阻材料被制成了箔，所以它与被粘贴的零件表面的接触面积比丝式应变片大得多，这样的应变片就能更好地"跟随"应变零件的变化；并且它的散热条件也比丝式应变片好得多，可以通过较大的电流。由于这些原因使得箔式应变片具有较好的灵敏度。另外，因为这种应变片可以采用光刻工艺制作，因此有利于大批量生产。目前采用这种元件制成的传感器比较多。

此外，还有用硅长条做成的半导体应变片，如图 3-4(d)所示。

3. 测量电路

1）惠斯登电桥

在生物医学传感器的测量电路中，惠斯登电桥占有很重要的地位。许多传感器如变电阻、变电感和变电容式传感器，都用该电桥把生理量引起的电阻、电感和电容变化造成的电桥失平衡转换成电压变化，然后放大、处理，再显示出来。

表 3-2　惠斯登电桥的三种工作状态的等效电路参数[①]

	单受感臂工作	双受感臂工作（半桥）	四受感臂工作（全桥）
受感臂	$R_1 = R\left(1 + \dfrac{\Delta R}{R}\right)$	$R_1 = R\left(1 + \dfrac{\Delta R}{R}\right)$ $R_2 = R\left(1 - \dfrac{\Delta R}{R}\right)$	$R_1 = R_4 = R\left(1 + \dfrac{\Delta R}{R}\right)$ $R_2 = R_3 = R\left(1 - \dfrac{\Delta R}{R}\right)$
固定臂	$R_2 = R_3 = R_4 = R$	$R_3 = R_4 = R$	—

续表

	单受感臂工作	双受感臂工作（半桥）	四受感臂工作（全桥）
R_{eq}	$R\left(4+3\dfrac{\Delta R}{R}\right)\Big/$ $\left[2\left(2+\dfrac{\Delta R}{R}\right)\right]\approx R$	$R\left[1-\left(\dfrac{\Delta R}{R}\right)^2\Big/2\right]\approx R$	$R\left[1-\left(\dfrac{\Delta R}{R}\right)^2\right]\approx R$
V_{eq}	$V\left(\dfrac{\Delta R}{R}\right)\Big/$ $\left[2\left(2+\dfrac{\Delta R}{R}\right)\right]\approx\dfrac{1}{4}V\left(\dfrac{\Delta R}{R}\right)$	$\dfrac{1}{2}V\left(\dfrac{\Delta R}{R}\right)$	$V\left(\dfrac{\Delta R}{R}\right)$

注：① 表中近似条件：$\Delta R/R\ll 1$，$R_L\gg R$。

图 3-5 示出惠斯登电桥的电路图和等效电路。在无输入量时，桥路四臂具有相同的阻抗，电桥的负载通常是高输入阻抗的放大器的输入阻抗，满足 $Z_L\gg Z$。在分析时把 Z_L 看作无限大是合理而方便的。应用戴维宁定理可得等效电路参数：

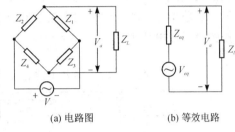

(a) 电路图　　(b) 等效电路

图 3-5 惠斯登电桥

$$Z_{eq}=\frac{Z_1 Z_2}{Z_1+Z_2}+\frac{Z_3 Z_4}{Z_3+Z_4} \tag{3-6}$$

$$V_{eq}=V\left(\frac{Z_1}{Z_1+Z_2}-\frac{Z_3}{Z_3+Z_4}\right) \tag{3-7}$$

显然，在无输入量的初始状态时，$Z_1/Z_2=Z_3/Z_4$，电桥平衡，$V_{eq}=0$。

表 3-2 列出由电阻组成的电桥在三种受感臂工作状态下的计算结果。

利用表中结果，可求出流经任何负载电阻 R_L 上的电流，并计算出输出电压：

$$V_0=\frac{V_{eq}R_L}{R_{eq}+R_L} \tag{3-8}$$

通常 $\Delta R/R\ll 1$、$R_L\gg R$ 条件均能满足，上式表示输出电压正比于电阻的相对变化。实际的电桥中，初始电阻值难以做到完全相等。为了达到初始平衡常使用图 3-6 所示的电桥平衡电路。

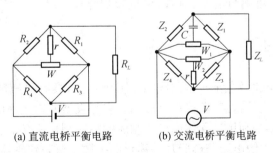

(a) 直流电桥平衡电路　　(b) 交流电桥平衡电路

图 3-6 电桥平衡电路

2）电桥平衡电路和温度补偿

在电桥平衡电路中，跨接的电位器 W、W_1 和 W_2 的电阻均应大于 $10R$（或 Z），r 约为 $25R$（或 Z）。调节电位器，可达到电桥的电阻平衡和电容平衡。

全桥和半桥工作的测量电路,具有温度补偿作用,在恒流源工作时补偿作用更完全。同时能相当好地减小非线性误差。单受感臂工作的电桥输出的温度补偿,对非粘贴型应变传感器,可在受感臂串联或并联适当的热敏电阻来满足;对粘贴型应变片则应考虑结构材料和应变片敏感栅的线膨胀温度系数及电阻温度系数,使之与应变系数相适配。

4. 应用举例

在医学应用中,变电阻传感器应用广泛,可以用来测量血压、脉搏、脉象和呼吸流量等。图 3-7 表示一种受张力的电阻丝传感元件和波纹膜片组成的血管外血压传感器。用外科手术或插管把血液的压力经过导管液柱传送到传感器的圆帽,压动膜片产生位移,并由连杆带动活动板的移动,于是在电阻丝 R_1 和 R_4 上产生应变,在 R_2 和 R_3 上产生符号相反的应变。$R_1 - R_4$ 是连接活动元件和固定架之间具有一定张力的四根电阻应变丝,它们被接入全桥工作的惠斯登电桥中。

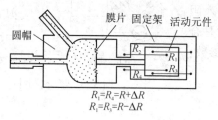

$$R_1 = R_4 = R + \Delta R$$
$$R_1 = R_3 = R - \Delta R$$

图 3-7　张丝式压力传感器

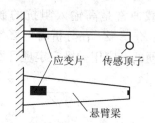

图 3-8　脉象传感器的结构原理图

图 3-8 为脉象传感器的结构原理图。脉波经传感顶子作用于等强度悬臂梁的自由端,使之弯曲变形。粘贴在梁上、下两面的应变片接成全桥或半桥,输出电压波形反映脉管波动变化波形。其频率上限受悬臂梁的谐振频率的限制。

图 3-9 示出水银(或导电液)-橡胶管应变仪(弹性电阻张线式传感器),通常在一个可伸缩的橡胶管中充满导电液体而制成。导电液体积不变,则有 $\dfrac{\Delta R}{R} = 2\dfrac{\Delta L}{L} + \left(\dfrac{\Delta L}{L}\right)^2$。在应变很小时,电阻变化与应变成线性关系。其频率上限为 10 Hz。可测量心脏、血管、手足和胸腔尺寸的变化。

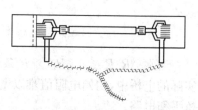

图 3-9　水银(或导电液)-橡胶管应变仪

3.2.2　压阻传感器

利用硅的压阻效应和微电子技术制成的压阻传感器,具有灵敏度高、动态响应好、精度高、易于微型化和集成化等特点,获得广泛应用。它是发展非常迅速的一种新的物性型传感器。早期的压阻传感器是利用半导体应变片制成的粘贴型压阻传感器。20 世纪 70 年代以后,研制出周边固定的力敏电阻与硅膜片一体化的扩散型压阻传感器。它易于批量生产,能够方便地实现微型化、集成化和智能化,因而它成为受到人们普遍重视并重点开发的具有代表性的新型传感器。

1. 压阻效应

单晶硅材料在受到应力作用后,其电阻率发生明显变化,这种现象被称为压阻效应。

对于一条形半导体材料,其电阻相对变化量由式(3-2)不难得出:

$$\frac{\mathrm{d}R}{R} = \frac{\mathrm{d}\rho}{\rho} + (1+2\mu)\varepsilon \tag{3-9}$$

对半导体材料,若以 $\mathrm{d}\rho/\rho = \pi\sigma = \pi E\varepsilon$ 代入式(3-9),则有:

$$\frac{\mathrm{d}R}{R} = \pi\sigma + (1+2\mu)\varepsilon = (\pi E + 1 + 2\mu)\varepsilon \tag{3-10}$$

由于 πE 一般都比 $(1+2\mu)$ 大几十倍甚至上百倍,因此引起半导体材料电阻相对变化的主要因素是压阻效应,所以式(3-10)也可以近似写成:

$$\frac{\mathrm{d}R}{R} = \pi E\varepsilon \tag{3-11}$$

式中　π——压阻系数;

　　　E——弹性模量;

　　　σ——应力;

　　　ε——应变。

上式表明压阻传感器的工作原理是基于压阻效应。

2. 晶向、晶面的表示方法

扩散硅压阻式传感器的基片是半导体单晶硅。单晶硅是各向异性材料,取向不同其特性不一样。而取向是用晶向表示的,所谓晶向就是晶面的法线方向。

结晶体是具有多面体形态的固体,由分子、原子或离子有规则排列而成。这种多面体的表面由称为晶面的许多平面围合而成。晶面与晶面相交的直线称为晶棱,晶棱的交点称为晶体的顶点。为了说明晶格点阵的配置和确定晶面的位置,通常引进一组对称轴线,称为晶轴,用 X、Y、Z 表示。硅为立方晶体结构,就取立方晶体的三个相邻边为 X、Y、Z。在晶轴 X、Y、Z 上取与所有晶轴相交的某一晶面为单位晶面,如图 3-10 所示。此晶面与坐标轴上的截距为 OA、OB、OC。已知某晶面在 X、Y、Z 轴上的截距为 OA_x、OB_y、OC_z,它们与单位晶面在坐标轴截距的比可写成:

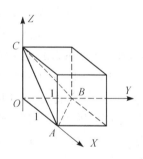

图 3-10　晶体晶面的
截距表示

$$\frac{OA_x}{OA} : \frac{OB_y}{OB} : \frac{OC_z}{OC} = p : q : r \tag{3-12}$$

式中,p、q、r 为没有公约数(1 除外)的简单整数,为了方便取其倒数得:

$$\frac{OA}{OA_x} : \frac{OB}{OB_y} : \frac{OC}{OC_z} = \frac{1}{p} : \frac{1}{q} : \frac{1}{r} = h : k : l \tag{3-13}$$

式中,h、k、l 也为没有公约数(1 除外)的简单整数。依据上述关系式,可以看出截距 OA_x、OB_y、OC_z 的晶面,能用三个简单整数 h、k、l 来表示。h、k、l 称为密勒指数。而晶向是晶面的法线方向,根据有关的规定,晶面符号为 (hkl),晶面全集符号为 $\{hkl\}$,晶向符号为 $[hkl]$,晶向全集符号为 $\langle hkl \rangle$。晶面所截的线段对于 X 轴,O 点之前为正,O 点之后为负;对于 Y 轴,O 点右边为正,O 点左边为负;对于 Z 轴,O 点之上为正,O 点之下为负。

依据上述规定的晶体符号的表示方法,可用来分析立方晶体中的晶面、晶向。在立方晶体中,所有的原子可以看成是分布在与上下晶面相平行的一簇晶面上,也可以看作是分布在与两侧晶面相平行的一簇晶面上,要区分这不同的晶面,需采用密勒指数来对晶面进行标记。晶面若在 X、Y、Z 轴上截取单位截距时,密勒指数就是1、1、1。故晶面、晶向、晶面全集及晶向全集分别表示为(111)、[111]、{111}、⟨111⟩。若晶面与任一晶轴平行,则晶面符号中相对于此轴的指数等于零,因此与 X 轴相交而平行于其余两轴的晶面用(100)表示,其晶向为[100];与 Y 轴相交而平行于其余两轴的晶面为(010),其晶向为[010];与 Z 轴相交而平行于 X、Y 轴的晶面为(001),晶向为[001]。同理,与 X、Y 轴相交而平行于 Z 轴的晶面为(110),其晶向为[110];其余类推。硅立方晶体内几种不同晶向及符号表示如图 3-11 所示。

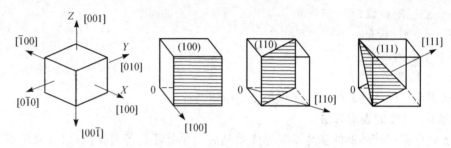

图 3-11　单晶硅内几种不同晶向及晶面

对于同一单晶,不同晶面上原子的分布不同。例如,硅单晶中,(111)晶面上的原子密度最大,(100)晶面上原子密度最小。各晶面上的原子密度不同,所表现出的性质也不同,如(111)晶面的化学腐蚀速率为各向同性,而(100)晶面上的化学腐蚀速率为各向异性。单晶硅是各向异性的材料,取向不同,则压阻效应也不同。硅压阻传感器的芯片,就是选择压阻效应最大的晶向来布置电阻条的。同时利用硅晶体各向异性、腐蚀速率不同的特性,采用腐蚀工艺来制造硅杯形的压阻芯片。在压阻传感器的设计中,有时要判断两晶向是否垂直,可将两晶向作为两向量来表示。$\boldsymbol{A}[h, k, l]$ 与 $\boldsymbol{B}[h_1, k_1, l_1]$ 两向量点乘时,若 $\boldsymbol{A} \perp \boldsymbol{B}$,必有:

$$h \cdot h_1 + k \cdot k_1 + l \cdot l_1 = 0 \tag{3-14}$$

可根据上式判断两晶向垂直与否。有时需要求出与两晶向都垂直的第三晶向,这可根据两向量的叉乘求出,即满足 $\boldsymbol{A} \times \boldsymbol{B} = \boldsymbol{C}$ 式的向量 $\boldsymbol{C}$ 必然与向量 $\boldsymbol{A}$ 及向量 $\boldsymbol{B}$ 都垂直。

3. 压阻系数

1) 压阻系数的定义

由前述可知,半导体电阻的相对变化近似等于电阻率的相对变化,而电阻率的相对变化与应力成正比,二者的比例系数就是压阻系数。即:

$$\pi = \frac{\mathrm{d}\rho/\rho}{\sigma} = \frac{\mathrm{d}\rho/\rho}{E\varepsilon} \tag{3-15}$$

单晶硅的压阻系数矩阵为:

$$\begin{bmatrix} \pi_{11} & \pi_{12} & \pi_{12} & 0 & 0 & 0 \\ \pi_{12} & \pi_{11} & \pi_{12} & 0 & 0 & 0 \\ \pi_{12} & \pi_{12} & \pi_{11} & 0 & 0 & 0 \\ 0 & 0 & 0 & \pi_{44} & 0 & 0 \\ 0 & 0 & 0 & 0 & \pi_{44} & 0 \\ 0 & 0 & 0 & 0 & 0 & \pi_{44} \end{bmatrix}.$$

多向应力作用在单晶硅上,由于压阻效应,硅晶体的电阻率变化,引起电阻的变化,其相对变化 $\mathrm{d}R/R$ 与应力的关系如下式所示。在正交坐标系中,坐标轴与晶轴一致时,有

$$\frac{\mathrm{d}R}{R} = \pi_l \sigma_l + \pi_t \sigma_t + \pi_s \sigma_s \tag{3-16}$$

式中　σ_l ——纵向应力;

σ_t ——横向应力;

σ_s ——与 σ_l、σ_t 垂直方向上的应力;

π_l、π_t、π_s ——分别为 σ_l、σ_t、σ_s 相对应的压阻系数;π_l 表示应力作用方向与通过压阻元件电流方向一致时的压阻系数;π_t 表示应力作用方向与通过压阻元件电流方向垂直时的压阻系数。

当坐标轴与晶轴方向有偏离时,再考虑到 $\pi_s \sigma_s$,一般扩散深度为数微米,垂直应力较小可以忽略。因此电阻的相对变化量可由下式计算:

$$\frac{\mathrm{d}R}{R} = \pi_l \sigma_l + \pi_t \sigma_t \tag{3-17}$$

式中 π_l、π_t 值可由纵向压阻系数 π_{11}、横向压阻系数 π_{12}、剪切压阻系数 π_{44} 的代数式计算,即:

$$\pi_l = \pi_{11} - 2(\pi_{11} - \pi_{12} - \pi_{44})(l_1^2 m_1^2 + l_1^2 n_1^2 + m_1^2 n_1^2) \tag{3-18}$$

$$\pi_t = \pi_{12} + (\pi_{11} - \pi_{12} - \pi_{44})(l_1^2 l_2^2 + m_1^2 m_2^2 + n_1^2 n_2^2) \tag{3-19}$$

式中　l_1、m_1、n_1 ——压阻元件纵向应力相对于立方晶轴的方向余弦;

l_2、m_2、n_2 ——压阻元件横向应力相对于立方晶轴的方向余弦;

π_{11}、π_{12}、π_{44} ——单晶硅独立的三个压阻系数,它们由实测获得数据,在室温下,其数值见表 3-3。

表 3-3　π_{11}、π_{12}、π_{44} 的数值($\times 10^{-11}$ m^2/N)

晶体	导电类型	电阻率($\Omega \cdot$ m)	π_{11}	π_{12}	π_{44}
Si	P	7.8	6.6	−1.1	138.1
Si	N	11.7	−102.2	53.4	−13.6

从上表可以看出,对于 P 型硅,π_{44} 远大于 π_{11} 和 π_{12},因而计算时只取 π_{44};对于 N 型硅,π_{44} 较小,π_{11} 最大,$\pi_{12} \approx -\frac{1}{2}\pi_{11}$,因而计算时只取 π_{11} 和 π_{12}。

2）影响压阻系数的因素

影响压阻系数的因素主要是扩散电阻的表面杂质浓度和温度。扩散杂质浓度 N_S 增加时,压阻系数就会减小。压阻系数与扩散电阻表面杂质浓度 N_S 的关系如图 3-12 所示。表面杂质浓度低时,温度增加,压阻系数下降得快;表面杂质浓度高时,温度增加,压阻系数下降得慢,如图 3-13 所示。为了降低温度影响,扩散电阻表面杂质浓度高些较好,但扩散表面杂质浓度高时,压阻系数要降低。N 型硅的电阻率不能太低,否则,扩散 P 型硅与衬底 N 型硅之间,P-N 结的击穿电压就要降低,而使绝缘电阻降低。因此,采用多大的表面杂质浓度进行扩散为宜,需全面考虑。

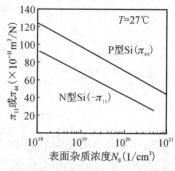

图 3-12　压阻系数与表面杂质浓度 N_S 的关系

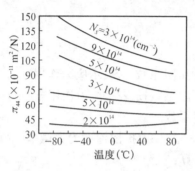 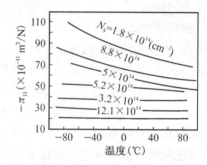

图 3-13　压阻系数与温度的关系

4. 半导体应变元件

20 世纪 60 年代发展的高应变系数半导体应变元件是应变式传感技术的重大进展,但其具有较大的温漂和非线性。半导体元件能制成粘贴型、非粘贴型和集成的应变式元件。这些集成器件可用 P 型或 N 型的硅或锗基片作为结构部件,反型材料扩散到基片里。N 型和 P 型基片应变片具有相反符号的应变系数。图 3-14 示出几种典型的半导体应变式元件。

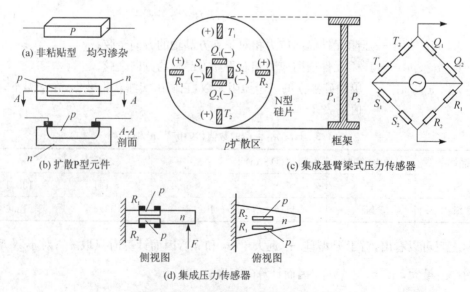

图 3-14　几种典型的半导体应变式元件

集成传感器的优点在于用硅基片作结构部件的膜片,而应变片是直接扩散在膜片上。膜片受压时,在其边缘上产生的应力分量的符号与靠近中心的切向应力符号相反。图 3-14 (c)所示 8 个扩散硅压力应变电阻的布置,具有高灵敏度和良好的温度补偿作用,并用全桥接法有效地消除平方项的非线性。

5. 应用实例

图 3-15 为导管式压阻传感器的结构图。在心导管端部装有扩散型压阻传感元件,扩散膜片装在金属支座上,导线由导管引出。导管侧面小孔上涂有硅橡胶膜,既可传递心内压力又起密封作用。压力传给硅膜片就产生压阻效应。导管外径小于 2 mm,通过静脉导入心脏内进行测量。经过改进,还可把灵敏度补偿电路和放大器都集成在硅芯片上,使性能更加优越。

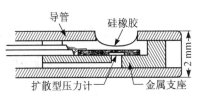

图 3-15 导管式压阻传感器

3.3 电容式传感器

电容式传感器是将被测参数变换成电容量的测量装置。它与电阻式、电感式传感器相比具有以下优点。

1. 测量范围大:金属应变丝由于应变极限的限制,$\Delta R/R$ 一般低于 1%,而半导体应变片可达 20%,电容传感器相对变化量可大于 100%。

2. 灵敏度高:如用比率变压器电桥可测出电容值,其相对变化量可达 10^{-7}。

3. 动态响应时间短:由于电容式传感器可动部分质量很小,因此其固有频率很高,适用于动态信号的测量。

4. 机械损失小:电容传感器电极间相互吸引力十分微小,又无摩擦存在,其自然热效应甚微,从而保证传感器具有较高的精度。

5. 结构简单,适应性强:电容传感器一般用金属作电极,以无机材料(如玻璃、石英、陶瓷等)作绝缘支撑,因此电容传感器能承受很大的温度变化和各种形式的强辐射作用,适合于恶劣环境中工作。

然而,电容传感器也有如下不足之处。

1. 寄生电容影响较大:寄生电容主要指连接电容极板的导线电容和传感器本身的泄漏电容。寄生电容的存在不但降低了测量灵敏度,而且引起非线性输出,甚至使传感器处于不稳定的工作状态。

2. 当电容传感器用于进行变间隙原理测量时,具有非线性输出特性。

近年来,由于材料、工艺,特别是在测量电路及半导体集成技术等方面已达到了相当高的水平,因此寄生电容的影响得到较好地解决,使电容传感器的优点得以充分发挥。

3.3.1 电容式传感器的工作原理

用两块金属平板作电极可构成最简单的电容器。当忽略边缘效应时,其电容量为:

$$C = \frac{\varepsilon S}{d} = \frac{\varepsilon_0 \varepsilon_r S}{d} \qquad (3\text{-}20)$$

式中 C——电容量；

　　　S——极板间相互覆盖面积；

　　　d——两极板间距离；

　　　ε——两极板间介质的介电常数；

　　　ε_0——真空的介电常数，$\varepsilon_0 = \dfrac{1}{4\pi \times 9 \times 10^{11}}(\text{F/cm}) = \dfrac{1}{3.6\pi}(\text{pF/cm})$；

　　　ε_r——介质的相对介电常数，$\varepsilon_r = \dfrac{\varepsilon}{\varepsilon_0}$，对于空气介质，$\varepsilon_r \approx 1$。

在式(3-20)中，若 S 的单位为 cm^2，d 的单位为 cm，C 的单位为 pF，则：

$$C = \frac{\varepsilon_r S}{3.6\pi d}(\text{pF})$$

由式(3-20)可见，在 ε、S、d 三个参数中，保持其中两个不变，改变另一个参数就可以使电容量 C 改变，这就是电容式传感器的基本原理。因此，一般电容式传感器可以分成以下三种类型。

1. 变面积(S)型

输入量的变化改变了传感器中电容极板的有效面积，从而使电容量发生相应的变化。这种原理的传感器频率响应较低，灵敏度也不高。图 3-16 画出了这种传感器的电容极板移动的几种组合方式。

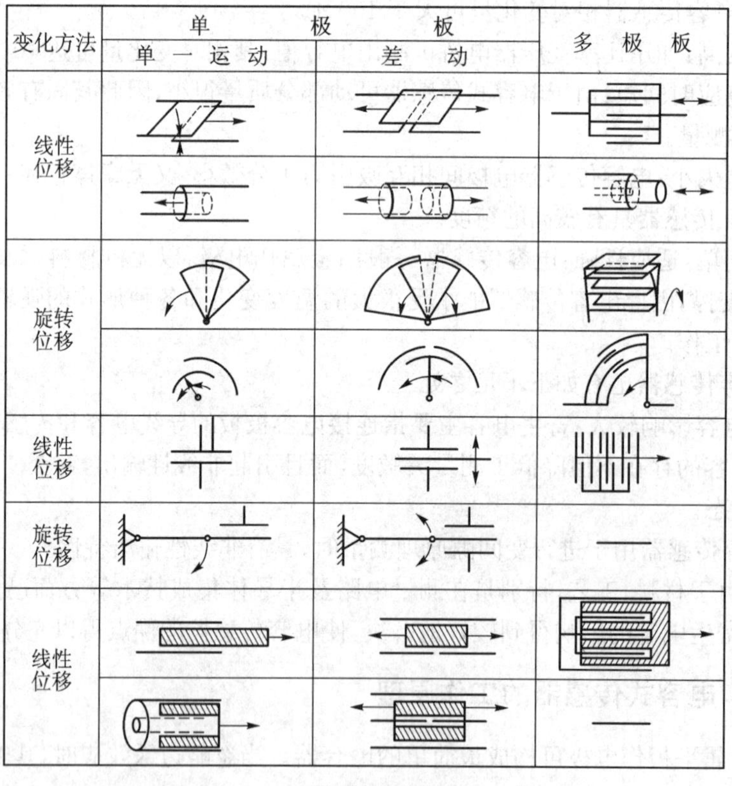

图 3-16　电容式传感器的原理图

这种传感器的原理如图 3-17 所示。

图 3-17(a)是角位移式电容传感器原理图。当动片有一角位移 θ 时,两极板间覆盖面积 S 就改变,因而改变了两极板间的电容量。

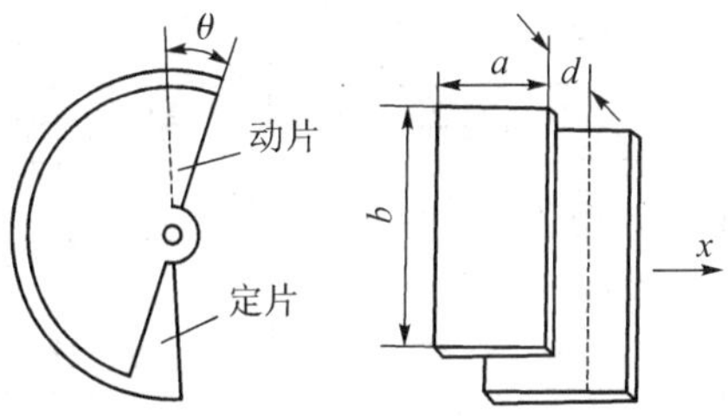

当 $\theta = 0$ 时,

$$C_0 = \frac{\varepsilon_r S}{3.6\pi d}(\mathrm{pF})$$

(a) 角位移式 (b) 直线位移式

图 3-17 变 S 型电容传感器

当 $\theta \neq 0$ 时,

$$C_\theta = \frac{\varepsilon_r S(1-\theta/\pi)}{3.6\pi d} = C_0(1-\theta/\pi)(\mathrm{pF}) \tag{3-21}$$

由式(3-21)可见,电容 C_0 与角位移 θ 呈线性关系。

图 3-17(b)是直线位移式电容传感器示意图。设两矩形极板间覆盖面积为 S,当其中一极板移动距离 x 时,则面积 S 发生变化,电容量也改变。

$$C_x = \frac{\varepsilon_r b(a-x)}{3.6\pi d} = C_0\left(1-\frac{x}{a}\right)(\mathrm{pF}) \tag{3-22}$$

此传感器灵敏度即可由下式求得:

$$K = \frac{\mathrm{d}C_x}{\mathrm{d}x} = -\frac{C_0}{a} \tag{3-23}$$

由式(3-23)可知,增大初始电容 C_0 可以提高传感器的灵敏度。但 x 变化不能太大,否则边缘效应会使传感器特性产生非线性变化。

变面积型电容式传感器还可以做成其他多种形式。这种电容传感器大多用来检测位移等参数。

2. 变介质介电常数(ε)型

因为各种介质的介电常数不同(参看表 3-4),若在两电极间充以空气以外的其他介质,使介电常数相应变化时,电容量也随之改变。这种传感器常用作检测容器中液面高度、片状材料的厚度等。

表 3-4　相对介电常数

物质名称	相对介电常数 ε_r	物质名称	相对介电常数 ε_r
水	80	玻璃	3.7
丙三醇	47	硫磺	3.4
甲醇	37	沥青	2.7
乙二醇	35~40	苯	2.3
乙醇	20~25	松节油	3.2
白云石	8	聚四氟乙烯塑料	1.8~2.2
盐	6	液氮	2

续表

物质名称	相对介电常数 ε_r	物质名称	相对介电常数 ε_r
醋酸纤维素	3.7~7.5	纸	2
瓷器	5~7	液态二氧化碳	1.59
米及谷类	3~5	液态空气	1.5
纤维素	3.9	空气及其他气体	1~1.2
砂	3~5	真空	1
砂糖	3	云母	6~8

图 3-18 所示是一种电容液面计的原理图。在被测介质中放入两个同心圆柱状极板 1 和 2。若容器内介质的介电常数为 ε_1，容器介质上面的气体的介电常数为 ε_2，当容器内液面变化时，两极板间电容量 C 就会发生变化。

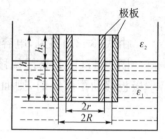

图 3-18 电容液面计的原理图

设容器中介质是不导电液体(如果是导电液体,则电极需要绝缘),容器中液体介质浸没电极 1 和 2 的高度为 h_1,这时总的电容 C 等于气体介质间的电容量和液体介质间的电容量之和。

气体介质间的电容量 C_1 为:

$$C_1 = \frac{2\pi h_2 \varepsilon_2}{\ln(R/r)} = \frac{2\pi (h - h_1) \varepsilon_2}{\ln(R/r)}$$

液体介质间的电容量 C_2 为:

$$C_2 = \frac{2\pi h_1 \varepsilon_1}{\ln(R/r)}$$

式中 h——电极总长度,$h = h_1 + h_2$;

   R、r——两个同心圆电极半径。

因此,总电容量为:

$$C = C_1 + C_2 = \frac{2\pi (h - h_1) \varepsilon_2}{\ln(R/r)} + \frac{2\pi h_1 \varepsilon_1}{\ln(R/r)} \tag{3-24}$$

$$= \frac{2\pi h \varepsilon_2}{\ln(R/r)} + \frac{2\pi h_1 (\varepsilon_1 - \varepsilon_2)}{\ln(R/r)}$$

令

$$A = \frac{2\pi h \varepsilon_2}{\ln(R/r)}, \quad K = \frac{2\pi (\varepsilon_1 - \varepsilon_2)}{\ln(R/r)}$$

则式(3-24)可以写成:

$$C = A + K h_1 \tag{3-25}$$

式(3-25)表明传感器电容量 C 与液位高度 h_1 成线性关系。由此实现了电容式液面计对液面高度的测量。

图 3-19 是另一种变介电常数(ε)的电容传感器。极板间两种介质厚度分别是 d_0 和 d_1,则此传感器的电容量等于两个电容 C_0 和

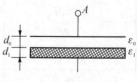

图 3-19 变 ε 电容传感器

C_1 相串联。

$$C = \frac{C_0 C_1}{C_0 + C_1} = \frac{\dfrac{\varepsilon_0 S}{3.6\pi d_0} \cdot \dfrac{\varepsilon_1 S}{3.6\pi d_1}}{\dfrac{\varepsilon_0 S}{3.6\pi d_0} + \dfrac{\varepsilon_1 S}{3.6\pi d_1}} \tag{3-26}$$

$$= \frac{S}{3.6\pi\left(\dfrac{d_1}{\varepsilon_1} + \dfrac{d_0}{\varepsilon_0}\right)}$$

由式(3-26)可知,当介电常数 ε_0 或 ε_1 发生变化,则电容 C 随之而变。如果 ε_0 为空气介电常数,ε_1 为待测体的介电常数,当待测体厚度 d_1 不变时,此电容传感器可作为介电常数测量仪;若待测体介电常数 ε_1 不变时,可作为测厚仪使用。

3. 变极板间距(d)型

变极板间距型传感器灵敏度高,可以测量极小的位移量。

此类型电容传感器如图 3-20 所示。图中极板 1 固定不动,极板 2 为可动电极(即动片),当动片随被测量变化而移动时,使两极板间距 d_0 变化,从而使电容量产生变化。C 随 d 变化的函数关系为一双曲线,如图 3-21 所示。

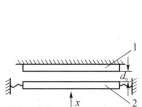
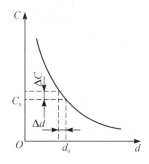

图 3-20　变极板间距(d)型电容传感器　　　图 3-21　C-d 特性曲线

设动片 2 未动时,极板间距为 d_0,初始电容量为 C_0。则:

$$C_0 = \frac{\varepsilon_r S}{3.6\pi d_0}(\text{pF})$$

当间距 d_0 减小 Δd 时,则电容量为:

$$C_0 + \Delta C = \frac{\varepsilon_r S}{3.6\pi(d_0 - \Delta d)} = \frac{\varepsilon_r S}{3.6\pi d_0\left(1 - \dfrac{\Delta d}{d_0}\right)}$$

$$= C_0 \frac{1}{1 - \dfrac{\Delta d}{d_0}}$$

于是得:

$$\frac{\Delta C}{C_0} = \frac{\dfrac{\Delta d}{d_0}}{1 - \dfrac{\Delta d}{d_0}} \tag{3-27}$$

当 $\Delta d \ll d_0$ 时,式(3-27)可以展开为级数形式,即:

$$\frac{\Delta C}{C_0} = \frac{\Delta d}{d_0}\left[1 + \frac{\Delta d}{d_0} + \left(\frac{\Delta d}{d_0}\right)^2 + \left(\frac{\Delta d}{d_0}\right)^3 + \cdots\right] \tag{3-28}$$

若忽略式(3-28)中高次项,得:

$$\frac{\Delta C}{C_0} \approx \frac{\Delta d}{d_0} \tag{3-29}$$

上式表明,在 $\frac{\Delta d}{d_0} \ll 1$ 条件下,电容的变化量 ΔC 与极板间距变化量 Δd 近似呈线性关系。一般取 $\Delta d/d_0 = (0.02 \sim 0.1)$,显然,若只考虑二次非线性项,忽略其他高次项,非线性误差与 $\Delta d/d_0$ 的大小有关,其表达式为:

$$\delta = \frac{\left|\left(\frac{\Delta d}{d_0}\right)^2\right|}{\left|\left(\frac{\Delta d}{d_0}\right)\right|} = \left(\frac{\Delta d}{d_0}\right) \times 100\% \tag{3-30}$$

例如,若位移相对变化量为 0.1,则 $\delta = 10\%$,可见这种结构的电容传感器非线性误差较大,仅适用于微小位移的测量。

这种传感器的灵敏度:

$$K = \frac{\Delta C}{\Delta d} = -\frac{\varepsilon_0 \varepsilon_r S}{d^2} \tag{3-31}$$

此式表明灵敏度 K 是极板间隙 d 的函数,d 越小,灵敏度越高。但 d 的减小,会增大电容的非线性,还会受到电容器击穿电压的影响。

两片平行极板电容量 C 和极板间的距离 d 之间的关系是呈非线性状态的,在实际使用时为了使输出量与输入量呈现较好的线性关系,可采用如下的方法:取 $\Delta d/d < (15\% \sim 20\%)$,在这样的局部区域内可以得到近似的线性关系;采用差动变化的电容传感器,两组电容器输出量的非线性度可以得到较好的补偿;在平行极板中加入适当厚度的介电常数大的材料,也可以补偿非线性度,这是因为此时电容量的计算公式为:

$$C = \frac{S}{\left(\frac{d_c}{\varepsilon_c} + \frac{d_0}{\varepsilon_0}\right)} \tag{3-32}$$

式中　ε_c——电容器中所加介质的介电常数;

　　　ε_0——空气的介电常数;

　　　d_0——气隙的长度;

　　　d_c——加入介质的厚度。

式中 d_0/ε_0 为恒定分量,分母中加入此值后有可能改善其非线性度。

这种传感器的相对灵敏度为:

$$K = \frac{\Delta C}{\frac{\Delta d}{d}} \approx \frac{d_c}{d_d} \cdot d \tag{3-33}$$

式中, d 为极板间的距离。

如果加入了高介电常数的材料,则灵敏度为:

$$K_1 = \frac{Sd_0\varepsilon_0}{\left(\frac{\varepsilon_0}{\varepsilon_c}d_c + d_0\right)^2}$$ (3-34)

由式(3-31)可知,减小 d 会使非线性误差增大,为此常采用差动式结构,如图 3-22 所示。

以图 3-22(a)为例,设动片上移 Δd_1,则 C_1 增大,C_2 减小,如果 C_1 和 C_2 初始电容用 C_0 表示,则有:

$$C_1 = C_0\left[1 + \frac{\Delta d}{d_0} + \left(\frac{\Delta d}{d_0}\right)^2 + \left(\frac{\Delta d}{d_0}\right)^3 + \cdots\right] \cdot \frac{\Delta d}{d_0}$$

$$C_2 = C_0\left[1 - \frac{\Delta d}{d_0} + \left(\frac{\Delta d}{d_0}\right)^2 - \left(\frac{\Delta d}{d_0}\right)^3 + \cdots\right] \cdot \frac{\Delta d}{d_0}$$

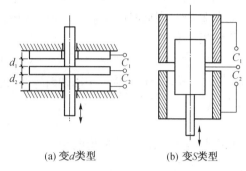

(a) 变 d 类型　　(b) 变 S 类型

图 3-22　差动电容传感器原理图

所以差动式电容传感器输出为:

$$\Delta C = C_1 - C_2 = C_0\left[2\left(\frac{\Delta d}{d_0}\right) + 2\left(\frac{\Delta d}{d_0}\right)^3 + \cdots\right] \cdot \frac{\Delta d}{d_0}$$ (3-35)

忽略高次项,式(3-35)经整理得:

$$\frac{\Delta C}{C_0} \approx 2\frac{\Delta d}{d_0}$$ (3-36)

其非线性误差为:

$$\delta = \frac{\left|\left(\frac{\Delta d}{d_0}\right)^3\right|}{\left|\left(\frac{\Delta d}{d_0}\right)\right|} = \left(\frac{\Delta d}{d_0}\right)^2 \times 100\%$$ (3-37)

由此可见,差动式电容传感器不仅使灵敏度提高一倍,而且非线性误差可以减小一个数量级。

电容式传感器的测量误差主要来自如下几个方面:电容器极板间电介质的介电常数随着温度而变化,从而引起了电容量的变化;温度变化影响了传感器零件的几何尺寸,特别是变距离式的传感器,极板间的距离本来就很小,因此这一因素的影响较大;电容式传感器属于高内阻的传感器,因此很容易接受外界的干扰信号,为此传感器必须做良好的屏蔽,引出线应该用屏蔽电缆;一般说来,电容式传感器本身的电容量为几十微微法或几百微微法,而传感器到放大器的电线屏蔽层与芯线间的电容量也接近于此范围,因此电缆移动时就会出现假信号,同时电缆电容也会接入测量线路使传感器的电容量受到一定程度的"淹没",从而使传感器的灵敏度下降。

克服以上缺点的办法是:① 采用双层屏蔽的同轴电缆,这种电线本身的电容量稳定;② 放大器的输入级(或振荡器)设计在传感器壳体内,这样可以使传感器少受干扰和分布电容的影响。

3.3.2　电容式传感器测量电路

测量电路不同,其特性也不相同,因此需要分别叙述。

1. 静电式测量线路

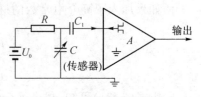

图 3-23　静电式测量线路

所谓静电式测量线路是在传感器电容的两个极板之间施加了直流电压,并使此电容与高阻值的电阻 R 相接,如图 3-23。因此时间常数 $\tau = RC$ 就很大,如果电容 C 按正弦规律变化:

$$C = C_0 + \Delta C \sin \omega t$$

C_0 为传感器电容在一个周期内的平均值,则可以证明当 $\Delta C \ll C_0$ 时,电容器 C 上的电压为:

$$U_c = U_0 \left(1 - \frac{\Delta C}{C_0} \sin \omega t\right)$$

其中 U_0 为传感器上的平均电压。

$$U_1 = U_0 \frac{\Delta C}{C_0} \sin \omega t \tag{3-38}$$

U_1 为传感器上的交变电压,此电压经 C_1 耦合到高输入阻抗的放大器中去放大。这种线路的传感器部分的阻抗很高,因此放大器输入阻抗如果不够高,则将会导致灵敏度的下降。

很显然如果传感器测量静态信号,即 $\omega = 0$,则 $U_1 = 0$,放大器无输入信号。因此这种放大器线路只能用于无需测量直流分量的生理信号,如心音、声音等。

2. 测量动态位移变化的电容传感器

这是最简单的测量电路,只要把直流电源、传感器和大负载电阻(高输入阻抗放大器的输入端)串联起来,如图 3-24(a)所示。可以证明,输出电压 V_o 与位移 x 有如下关系:

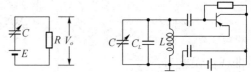

(a) 电容传感器测量电路　(b) 电容传感器与哈脱莱振荡器连接

图 3-24　变电容传感器

$$\frac{V_o(j\omega)}{x(j\omega)} = \frac{(E/x_0)j\omega\tau}{1 + j\omega\tau} \tag{3-39}$$

式中　x_o——无输入位移时电容器的板距;

　　　τ——时间常数,$\tau = RC = R\varepsilon_0\varepsilon_r A/x_0$,一般 $R \geqslant 1\ \mathrm{M\Omega}$。

显见,输出特性是高通滤波器型,其低截止频率 $f_c = (2\pi RC)^{-1}$。为了降低 f_c,应增加 R 和 C,但增加电容如并联电容会产生非线性,这就要求 $\frac{\Delta x}{x}$ 很小。

3. 变频电路

如图 3-24(b)所示,把电容传感器接入哈脱莱振荡器的回路中,这样振荡信号频率由下式给出:

$$f = \frac{1}{2\pi}\left[L(C + C_L)\right]^{-\frac{1}{2}} \tag{3-40}$$

因此输出就是频率信号,其位移的输入可达到直流,缺点是仍存在非线性。

4. 频率调制式测量线路

如图 3-25 所示,这种线路中传感器电容 C 电容式传感器的测量是作为 LC 振荡器中的一个元件,电容量的变化控制了振荡器的频率变化,振荡器输出的交流电压经放大后可以送入天线发射供遥测使用,也可以经一鉴频器线路将频率变化信号再转变为电压变化信号送到记录器中。

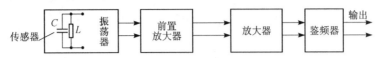

图 3-25 频率调制式测量线路

这种线路可以测量直流信号,灵敏度高,可测至 $0.01~\mu m$ 位移量。其缺点是振荡频率受电缆电容及其他分布电容的影响很大,同时受温度影响也较大,其线性度较差。

5. 运算放大器测量电路

图 3-26 示出的电路可把电容传感器的频响扩展到直流,并且使位移与电压输出成线性关系;图中倒相运算放大器的增益等于反馈阻抗与输入端阻抗之比,所以:

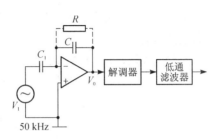

图 3-26 输出正比于电容位移的电路

$$\frac{V_0(j\omega)}{V_1(j\omega)} = \frac{-Z_f(j\omega)}{Z_1}$$

$$= -\frac{1/j\omega C}{1/j\omega C_1} = -\frac{C_1}{C}$$

故有

$$V_0(j\omega) = -\frac{C_1 x V_1(j\omega)}{\varepsilon_0 \varepsilon_r A} = Kx \tag{3-41}$$

输出信号是以位移 x 调制的调幅信号,需用解调器和低通滤波器得到正比于位移的电压信号。

6. 电桥

测量精确的位移往往需要用到差动电容器。图 3-27(a)示出一个差动三端电容器,图

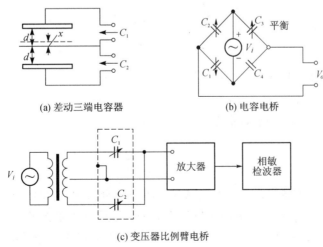

(a) 差动三端电容器   (b) 电容电桥

(c) 变压器比例臂电桥

图 3-27 差动电容和差动电桥

中 d 是平衡位置,x 是正向位移,则 $C_1 = \varepsilon_0\varepsilon_r A/(d-x)$,$C_2 = \varepsilon_0\varepsilon_r A/(d+x)$。很容易得到:

$$\frac{x}{d} = \frac{C_1 - C_2}{C_1 + C_2}$$

使用图 3-27(b)所示的电容电桥,其输出电压可表示为:

$$V_o = \frac{V_i}{2d}x \tag{3-42}$$

若使用图 3-27(c)所示的变压器比例臂电桥,放大器电流正比于 $(C_1 - C_2) = \dfrac{2A\varepsilon_0\varepsilon_r}{d^2 - x^2}$。

通常 $x \ll d$,因此输出与位移成线性关系。该电路具有高灵敏度和高精度,还能测量不同距离上的电容。

7. 运算放大器测量线路

图 3-28 曾被用于测量位移、血液容积、心音和血管运动等生理指标。

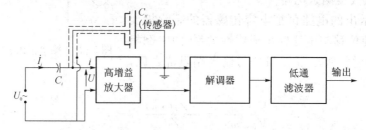

图 3-28　运算放大器测量线路

这种传感器及其测量线路可以测量直流信号,它的输出量和电容极片间的距离成线性关系。传感器采用一对平行极板结构,另有一同心的保护环用来消除固定极板边缘处的电场扩散现象。由于传感器的电容被当作一个高增益的运算放大器的反馈元件,如果放大器的增益和输入阻抗足够高,则流经传感器 C_x 和输入电容 C_i 的电流为:

$$\dot{I}_x = j\omega C_x V_0 e^{j\omega t}$$
$$\dot{I}_i = j\omega C_i V_0 e^{j\omega t}$$

由于 $\dot{I}_x + \dot{I}_i = 0$

则对于正弦变化的插入信号来说,输出电压 $V_o = -\dfrac{C_i}{C_x}V_i \sin\omega t$

因为 $C_x = \dfrac{\varepsilon S}{d}$　（S 为极板面积）

所以

$$V_o = -\frac{C_i d V_0 \sin\omega t}{\varepsilon S} \tag{3-43}$$

电容式传感器的测量式(3-43)中的负号说明输出量与输入量的相位差为 $180°$,并且还可以看到输出量与电容极板间距离成反比,而与放大器的增益无关。这种传感器采用了 $50\ \text{kHz}$ 的激励源,可以用来测量 $0.002\ 5\sim2.5\ \text{cm}$ 的位移,最小可分辨位移达 $0.2\ \mu\text{m}$,响应频率范围可以为 $0\sim500\ \text{Hz}$。

8. 脉冲宽度调制式测量线路

图 3-29 为脉冲宽度调制式电容传感器测量线路,这种线路可以接入差动变化的电容式传感器,如果要接入单端式电容传感器,则可以用一个固定电容器同时接入。J-K 触发器通过输出端 A、B 经由 R_1、R_2 分别向传感器电容 C_1、C_2 充电,同时 C_1、C_2 上的充电电压又由 C、D 两点分别反馈到 J-K 触发器的输入端,这样 J-K 触发器就可以不断地翻转其输出端的电位,当 C 点达到高电位后,通过二极管 D_1、D_2 可以迅速放电。因此在 A、B 两端就输出了电容式传感器的测量波脉冲电压,其脉冲的幅度不变,但脉冲宽

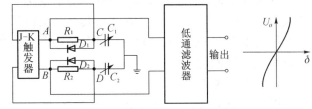

图 3-29　脉冲宽度调制式测量线路

度受到 C_1、C_2 的控制,如 $C_1 = C_2$,则 A、B 两点输出脉冲宽度相等,A、B 两点输出的平均电压为零。如 $C_1 > C_2$,则 A 点脉冲宽度大于 B 点的脉冲宽度,A、B 两点的输出平均电压不再等于零,因为这个方波脉冲频率很高,所以只要用一个滤波器就可以得到随着传感器电容变化的电压信号。其输出电压和可动极板的位移间的关系曲线如图 3-29 所示(对应于差动电容)。这种方法也可以测量直流信号,易于制作,灵敏度高。

3.4　变电感式传感器

3.4.1　工作原理

变电感式传感器利用输入的位移使线圈的自感量或线圈间的互感量发生变化,从而实现机械量到电量的转换。改变自感量的称为电感传感器,改变互感量的称为变压器式传感器。

表 3-5　电感传感器的主要类型和性质

类　型	气　隙　型		螺线管型(柱塞型)
	(a)	(b)	(c)
结构原理图			
L	$\dfrac{\mu_0 A N^2}{2x}$	$\dfrac{x\mu_0 N^2 (r_a^2 - r_b^2) r_c^2}{(r_a^2 - r_b^2 + r_c^2) x}$	$\dfrac{\pi \mu_0 N^2}{l^2}\left[r_0^2 x (\mu_r - 1) + r_0^2 (1-x) + r_a^2 x \right]$
L-x 关系	非线性的反比关系	非线性的反比关系	线性关系
线性化的近似条件	$0.1 \leqslant \dfrac{\Delta x}{x} \leqslant 0.2$	$0.1 \leqslant \dfrac{\Delta x}{x} \leqslant 0.2$	小位移检测,铁芯可工作在螺线管端部;大位移检测,铁芯通常工作在螺线管中部

1. 电感传感器

常用的电感传感器主要有气隙型和螺线管型两种。表3-5列出了它们的基本结构和电感表达式及性质。气隙型电感传感器的输入位移与电感量成非线性的反比关系,因此位移变量不能太大;螺线管型电感传感器的电感量与输入位移成线性关系,故输入位移比前者大得多。

利用位移变化而造成自感量变化的方法取决于电感传感器的结构,具体地说就是取决于其磁路结构。表3-5是常用的电感传感器结构原理图,表中(a)、(b)是利用改变磁路气隙长度和截面积的方法来改变自感量的气隙型电感传感器,(c)是利用铁芯位移来改变自感量的螺线管型电感传感器。

1) 气隙型电感传感器

以表3-5(a)所示 π 型电感传感器为例,讨论气隙型电感传感器位移与自感量的关系。

根据电感的定义,一个 N 匝线圈的自感量为:

$$L = N \frac{\Phi}{I} \tag{3-44}$$

式中　L——线圈的自感量(H);

　　　N——线圈的匝数;

　　　Φ——通过每匝线圈的磁通量(Wb);

　　　I——线圈中的电流(A)。

表3-5(a)所示的电感传感器,在电流 I 的激励下产生的磁通量 Φ 为:

$$\Phi = \frac{NI}{R} = \frac{NI}{R_0 + R_F} \tag{3-45}$$

式中　R——磁路的总磁阻(H^{-1});

　　　R_0——空气隙磁阻;

　　　R_F——铁芯磁阻。

式(3-45)中的总磁阻 R 为闭合磁路中铁芯磁组与空气隙磁阻之和。由于空气隙的磁阻远远大于铁芯的磁阻,故上式可简化为:

$$\Phi = \frac{NI}{R_0} \tag{3-46}$$

而

$$R_0 = \frac{2\delta}{\mu_0 S} \tag{3-47}$$

式中　δ——空气隙长度(m);

　　　S——空气隙截面积(m^2);

　　　μ_0——空气的磁导率,$\mu_0 = 4\pi \times 10^{-7}$(H/m)。

于是,气隙型电感传感器的自感量 L 为:

$$L = \frac{N^2}{R_g} = \frac{N^2 \mu_0 S}{2\delta} \tag{3-48}$$

由式(3-48)可知,气隙型电感传感器的自感量 L 是气隙长度 δ、气隙截面积 S 的函数。只要传感器的输入信号能引起 δ 或 S 的变化,就能导致自感量的变化。应当指出,式(3-48)

在推导中是做了若干近似的。当气隙长度过大时，气隙边缘的漏磁通便不可忽略，式(3-48)所给出的关系将受到破坏。图 3-30 是气隙型电感传感器自感量与气隙长度 δ 的关系 $L = f(\delta)$、自感量与气隙截面积的关系 $L = f(S)$ 的图像。

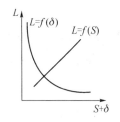

图 3-30　气隙型电感传感器自感量

气隙型电感传感器的自感量 L 与气隙长度 δ 的关系 $L = f(\delta)$ 是非线性的。为了获得近似的线性特性，必须限制气隙长度 δ 的改变量 $\Delta\delta$，亦即限制衔铁的工作范围。通常，$\Delta\delta = (0.1 \sim 0.2)$ 时，$L = f(\delta)$ 可近似看成是线性的。所以，气隙型电感传感器用于测量微小位移量是比较准确的。

2）螺线管型电感传感器

螺线管型电感传感器的结构原理如图 3-31 所示，它是由一空心螺线管和位于螺线管内的圆柱形铁芯组成的。当铁芯伸入螺线管内的长度 x 发生变化时，就能引起螺线管自感量 L 的变化。

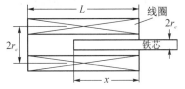

图 3-31　螺线管型电感传感器原理图

由于螺线管的长度实际上是有限的，而且螺线管内的磁介质又是不均匀的，所以要精确计算其自感量比较困难，因而一般的工程计算大都是近似的。

在螺线管的长径比相当大的前提下，螺线管型电感传感器的自感量 L 可以看作是螺线管空心部分的自感量 L_1 与螺线管含有铁芯部分的自感量 L_2 之和，即：

$$L = L_1 + L_2 \tag{3-49}$$

式中　L——螺线管型电感传感器的自感量(H)；

　　　L_1——螺线管空心部分的自感量(H)；

　　　L_2——螺线管含有铁芯部分的自感量(H)。

若螺线管的长径比相当大，且忽略其端部效应，则螺线管内部的磁场强度可近似认为是均匀的，其数值为：

$$H = \frac{NI}{l} \tag{3-50}$$

式中　H——螺线管内的磁场强度(A/m)；

　　　N——螺线管线圈的总匝数；

　　　I——螺线管的电流(A)；

　　　l——螺线管的长度(m)。

根据式(3-44)，L_1 为：

$$L_1 = \frac{N_1 \Phi_1}{I} \tag{3-51}$$

式中　N_1——螺线管空心部分的线圈匝数；

　　　Φ_1——通过螺线管空心部分的磁通(Wb)。

通过螺线管空心部分的磁通 Φ_1 为：

$$\Phi_1 = \mu_0 H \pi r_0^2 \tag{3-52}$$

式中，r_0 为螺线管线圈的平均半径（m）。

螺线管空心部分的线圈匝数 N_1 为：

$$N_1 = \frac{l-x}{l} N \tag{3-53}$$

式中，x 为铁芯伸入螺线管内的长度（m）。

由式（3-50）、式（3-51）、式（3-52）、式（3-53）得：

$$L_1 = \pi \mu_0 N^2 r_0^2 \frac{(l-x)}{l^2} \tag{3-54}$$

L_2 计算的关键是求出通过含铁芯部分螺线管的磁通 Φ_2。Φ_2 应为通过铁芯的磁通 Φ_2' 与通过铁芯与线圈间的空气隙的磁通 Φ_2'' 之和，即：

$$\Phi_2 = \Phi_2' + \Phi_2'' \tag{3-55}$$

这里，

$$\Phi_2' = \mu_0 \mu_r H S' \tag{3-56}$$

式中 μ_r——铁芯的相对磁导率（H/m）；

S'——铁芯的截面积（m²），$S' = \pi r_0^2$。

而

$$\Phi_2'' = \mu_0 H S'' \tag{3-57}$$

式中，S'' 为铁芯与线圈间空气隙的截面积（m²），$S'' = \pi(r_a^2 - r_0^2)$。

于是

$$\Phi_2 = \mu_0 H(\mu_r S' + S'') = \pi \mu_0 H[(\mu_r - 1)r_0^2 + r_a^2]$$

将式（3-50）代入上式，得：

$$\Phi_2 = \pi \mu_0 \frac{NI}{l}[(\mu_r - 1)r_0^2 + r_a^2] \tag{3-58}$$

根据式（3-44），L_2 为：

$$L_2 = \frac{N_2 \Phi_2}{I} \tag{3-59}$$

式中 N_2——螺线管含有铁芯部分的匝数；

Φ_2——通过螺线管含有铁芯部分的磁通（Wb）。

由于

$$N_2 = \frac{x}{l} N \tag{3-60}$$

将式(3-58)、式(3-60)代入式(3-59),得:

$$L_2 = \pi\mu_0 \frac{N^2}{l^2} x\left[(\mu_r - 1)r_0^2 + r_a^2\right] \tag{3-61}$$

由式(3-49)、式(3-54)及式(3-61)得:

$$L = \pi\mu_0 \frac{N^2}{l^2}\left[r_a^2 l + (\mu_r - 1)r_0^2 x\right] \tag{3-62}$$

式(3-62)给出的螺线管型电感传感器自感量 L 与铁芯伸入螺线管内长度 x 间的线性关系是作了若干近似后得出的。用于小位移检测时,铁芯可以工作在螺线管的端部,也可以工作在中间部分。在大位移检测时,铁芯通常工作在螺线管的中间部分。增加线圈的匝数,或增大铁芯的直径,可以提高螺线管型电感传感器的灵敏度。螺线管型电感传感器的线性工作范围通常要比气隙型电感传感器的线性工作范围大。

2. 差动电感传感器

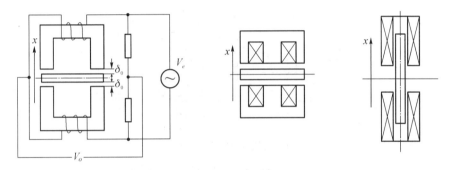

图 3-32 几种差动电感传感器的组成

把表 3-5 的简单传感器进行差动组合,便可组成差动电感传感器,并将其接成电桥电路,以减小位移与自感量间非线性关系引起的误差。差动电感传感器的输出电压中,除含有与激励电压同相位的分量以外,还含有与之正交的分量,但在高 Q 值电感条件下,这种正交分量可以略去不计。使用相敏解调器可去除这个分量,此时得到的输出电压:

$$V_o = \frac{V_e}{2\delta_0}x \quad \left(\frac{x}{\delta_0} \ll 1\right) \tag{3-63}$$

3. 差动变压器

差动变压器由一个交流激励的初级线圈和两个反向串联的次级线圈组成,并采用可动的衔铁或铁芯来改变位移,形成初级对次级线圈的互感的相反变化,从而使传感器的输出电压近似地与插入位移成线性关系;差动变压器的原理和基本类型结构图如图 3-33 所示。经过若干合理的近似,可以算出经过相敏解调后气隙型差动变压器的输出电压:

$$V_o = \frac{N_s V_e}{N_p \delta_0}x \tag{3-64}$$

螺线管型差动变压器的输出电压:

$$V_o = \frac{3N_s}{l_s N_p}V_e\left[\frac{x(l_e^2 - l_p^2) - 4x^3}{l_e(3l_e - 2l_p) - 12x^2}\right] \tag{3-65}$$

具有在宽范围内线性度好、铁芯过中心位置时输出信号相位改变180°、在铁芯两端时输出信号饱和的特点。其灵敏度远高于张线式传感器。初级每伏电压0.01 mm位移的灵敏度约0.5～2 mV,满量程0.1～250 mm,线性度约为±0.25%。其缺点是需要较复杂的信号处理电路。典型的测量电路框图如图3-34所示。

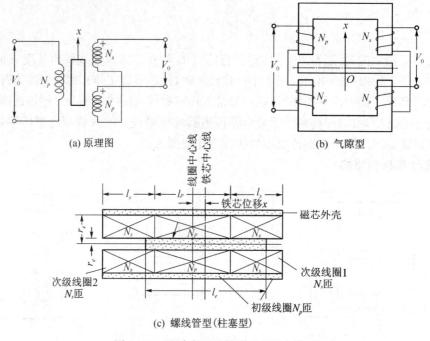

(a) 原理图　　　　　(b) 气隙型

(c) 螺线管型(柱塞型)

图3-33　差动变压器的原理和基本类型

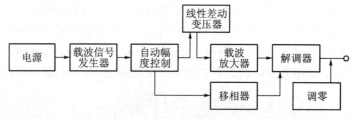

图3-34　线性差动变压器测量系统框图

3.4.2　测量电路

测量电路用来实现传感器感应的量到电量的转换,自感传感器的测量电路有交流电桥式、交流变压器式和谐振式等几种,详见本书第4章。

3.5　电动式传感器

电动式传感器的物理基础是法拉第电磁感应定律和安培定律。它可用于电磁血流计、胸腔微音器等医学仪器中。其工作具有可逆性,故也可制成骨导振动器、心脏助推泵等。

3.5.1 工作原理

电动式传感器的示意图如图 3-35 所示,由绕有 N 匝线圈的线圈架等机械系统和永久磁铁环与磁极环等磁路系统组成。外界输入的作用力 F 驱动机械系统运动,线圈架上的线圈跟着运动,称为动圈,切割穿过它的磁力线。线圈中产生的感应电动势

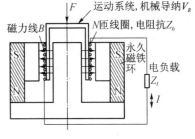

图 3-35　电动式传感器

$$e = Blv \tag{3-66}$$

式中　$l = \pi dN$;

　　　d ——线圈的平均直径。

应用拉氏变换(考虑初始条件为零)可得:

$$Blu(s) = -[Z_l(s) + Z_h]I(s) \tag{3-67}$$

由于大多数电动式传感器可近似看成典型的二阶机械系统,所以可应用导纳型机电类比进行动态分析。考虑到初始条件为零,应用拉氏变换,力学系统的平衡方程为:

$$F(s) = -BlI(s) + Y_m(s)u(s) \tag{3-68}$$

式中,$Y_m(s)$ 为力导纳。

合并式(3-67)和式(3-68),分别消去 $I(s)$ 和 $u(s)$,可得:

$$F(s) = \left[\frac{B^2 l^2}{Z_l(s) + Z_h(s)} + Y_m\right]v(s) \tag{3-69}$$

$$I(s) = \frac{V(s) - BlF(s)/Y_m(s)}{Z_h(s) + B^2 l^2/Y_m(s)}$$

式中,$V(s) = I(s)Z_l$。

如果在稳态正弦激励下工作,则上式中 s 可换成 ω。根据式(3-69)可画出电动式换能器的等效电路图,见图 3-36。图中力学回路与电学回路之间用一个匝比为机电转换系数 B_1 的理想变压器连接起来。力导纳可折算到电学回路中来,电导纳也可折算到力学回路中去。应用电路理论,很容易求解出它的动态特性。

电动式换能器的力学导纳 $Y_m = ms + k_d + k_a/s$,其中 m 为运动系统的等效质量,k_d 为阻尼系数,k_a 为线性弹簧的弹性系数。

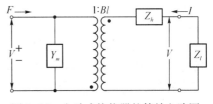

图 3-36　电动式换能器的等效电路图

电动式传感器在生理参数检测中,主要用于心音测量,可作测振传感器,也可作声压传感器使用。逆向使用时输入激励电流,输出推力,成为压力发生器,如用于电动心脏助推装置。

3.5.2 电磁血流量计

使用电磁血流量计是测定完整血管中的动脉血流的标准方法,所测量的容积速度的灵敏度与流速形态无关。目前精度达 $\pm 5\%$,适合于测量 1 mm 以上的任何动脉血管。图 3-37

是它的工作原理图。图中,通过磁场运动的"导线"是血管内的血流本身。血液是碱性导电体,服从欧姆定律和麦克斯韦方程。在血管外直径方向安装两个电极 E 和 E'。血液以匀速 v 运动,在恒定磁场 B 中切割磁力线感应出的电动势,由法拉第电磁感应定律给出:

$$V_{\text{out}} = \int_{-a}^{a} vB\,dl = 2aBv = DBv \tag{3-70}$$

式中　a——血管内半径;

　　　D——血管内径。

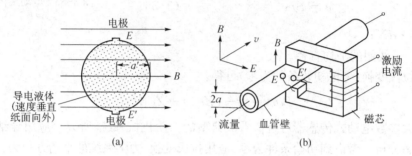

图 3-37　电磁血流量计的工作原理

理论证明,对于血流速度在血管横截面内分布不均匀但以管轴为对称轴对称分布的情况,产生感应电动势的表达式为:

$$V_{\text{out}} = DBv_a = \frac{4BQ}{\pi D} \tag{3-71}$$

式中　v_a——平均血流速度, $v_a = \dfrac{2}{a^2}\int_0^a rv\,dr$;

　　　Q——体积流速即血流量, $Q = \pi a^2 v_a$。

电磁血流量计的测量电路与使用方法将在本书第 8 章中介绍。

3.6　压电传感器

压电传感器是一种利用材料的压电效应,将力、加速度等参数转换成电荷或电压变化的传感器装置。压电传感器由于价廉、简单及输出电压较大,因而是转换许多生理信息的一种特别有效的工具。它可用来检测心音、心内心音和科氏音,也可测量胎儿心音和宫收缩、震颤以及小动物的动作等,用途广泛。

3.6.1　压电效应

某些电介质(包括晶体、陶瓷和高分子聚合物)在其适当的方向施加作用力时,内部会产生电极化状态的变化;同时在电介质的两端表面内出现符号相反的与外力成正比的束缚电荷。如在其相对的两个面上蒸发金属电极,即可在电极上检测到由电极化的变化引起的电荷产生的电位差。这种现象称为压电效应。压电效应是可逆的,即在极板之间加电动势也会产生应变。具有压电效应的材料称为压电材料。

由于压电材料结构中电荷分布是不对称的,在受应力发生形变的点阵内部电荷发生相对位移,导致极化强度变化,从而使物质表面电荷出现变化。压电材料分天然材料(如石英)和人工合成材料(如压电陶瓷、压电高分子聚合物、复合材料等)两大类。合成材料制造过程中须经人工极化处理后才能呈现压电性质。压电陶瓷可通过改变化学成分取得各种需要的特性,且有压电常数大、能做成任意形状并且机械性能十分稳定等优点,目前应用最广,最常用的有锆钛酸铅陶瓷系列。压电高聚物如聚偏氟乙烯(PVDF 或 PVF$_2$)具有较强的压电性、柔韧性、声特性阻抗与人体接近等特点,适合制造生物医学传感器,尤其适合制成大面积的多元阵。复合压电材料是将压电陶瓷粉末与高分子化合物混合后制成,有柔韧性,且有高压电常数,很容易加工。

3.6.2　压电材料的形变模式

图 3-38 示出常用压电材料的几种基本形变模式。但并不是所有的这些形变模式都能产生表面电荷,如石英就没有体积膨胀模式压电效应,但有厚度和长度效应。极化压电陶瓷具有厚度、长度、体积和切变压电效应。其中给出了石英和陶瓷的坐标系,其中规定陶瓷的极化方向为 z 轴方向。按压电学规定 x、y、z 轴用数字 1、2、3 表示。

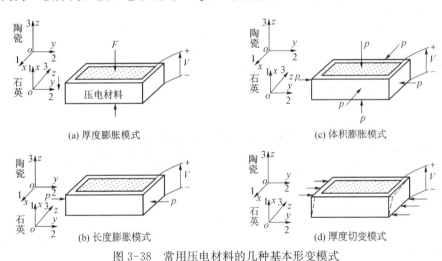

图 3-38　常用压电材料的几种基本形变模式

3.6.3　工作原理

常用压电传感器主要利用厚度膨胀和长度膨胀两种模式,前者电场方向平行于应变方向,称为纵向效应。后者电场垂直于应变方向,称为横向效应。

1. 纵向效应压电传感器

x 切割的石英薄片和 z 方向极化的压电陶瓷片的纵向压电效应是最常用的工作方式。一块 x 切割石英片在 x 方向受均匀分布的力 F_1 时,在其端面正 x 向的电极上出现正电荷,则下电极上出现负电荷,其电量 Q_1 与外力 F_1 成正比:

$$Q_1 = d_{11}F_1 \tag{3-72}$$

式中,d_{11} 为压电常数,其足标第一个数字表示电场方向,第二个数字表示应变方向,单位是 C/N。

z 方向极化的压电陶瓷,在 z 方向受均匀拉力 F_3 时,则其端面电极上出现上正下负的同值异号电荷,其电荷量 Q_3 与外力 F_3 成正比:

$$Q_3 = d_{33} F_3 \tag{3-73}$$

式中,d_{33} 为压电常数,其足标第一个数字表示电场方向,第二个数字表示应变方向,单位是 C/N。

2. 横向效应压电传感器

当一块 x 切割的石英在 y 方向受均匀分布的外力 F_2 时,则在 x 轴方向电极上会出现与 F_2 成正比的同值异号电荷 Q_2:

$$Q_2 = d_{12} F_2 A_1 / A_2 = -d_{11} F_2 A_1 / A_2 \tag{3-74}$$

式中 d_{12}——压电常数,足标规则与 d_{11}、d_{33} 相同;

      A_1——电极面积;

      A_2——y 方向晶片受力面积。

z 方向极化的压电陶瓷,在 x(或 y)方向受均匀压力 F_1(或 F_2),则在其端面电极上出现的电荷 Q_3 与 F_1(或 F_2)成正比:

$$Q_3 = d_{31} F_1 A_3 / A_1 \quad (\text{或 } Q_3 = d_{31} F_2 A_3 / A_2) \tag{3-75}$$

式中 d_{31}——压电常数,足标规则与前述相同;

      A_1、A_2——受力面积;

      A_3——电极面积。

表 3-6   几种压电材料的性质

材料	d 常数[①] 10^{-12} (C/N)	ε_r	杨氏模量 10^9 (Pa)	最大安全应力 10^6 (Pa)	电阻率 10^9 ($\Omega \cdot$ m)
石英	2.3	4.5	80	98	>1 000
钛酸钡陶瓷[②]	140	1 200	110	80	>100
锆钛酸铅陶瓷[②]	105	1 600	55	—	>30
铌酸铅[②]	200	1 500	88	20	>100

注:① 数值是指厚度膨胀模式的系数;

    ② 性质按组分和工艺不同而差别很大。

上述公式中的压电常数可以看成材料的电荷灵敏度。表 3-6 给出厚度膨胀模式的电荷灵敏度和其他几个重要参数。若把压电传感器看成是一个平板电容器,其电容量:

$$C_t = \frac{\varepsilon_0 \varepsilon_r A}{d} \tag{3-76}$$

式中 A——电极面积;

      d——极板距离;

      ε_r——相对介电常数。

由于 $\Delta V = \Delta Q / C$,故板极间电压为:

$$\Delta V = \frac{\Delta Q}{C_t} = \frac{d_{mi}\Delta F_i r_{mi}}{\varepsilon_0 \varepsilon A_m/t} = K\Delta F_i \ (m = 1, 3; i = 1, 2, 3) \tag{3-77}$$

式中　r_{mi}——式(3-74)或式(3-75)中的面积比；

　　　d_{mi} 与 ΔF_i 的足标因不同的压电材料和形变模式而异；

　　　K——电压灵敏度。

虽然压电材料有很高的电阻率，但仍存在漏电流，外力变化产生的电荷会漏掉以致电压降低到零。压电传感器的直流响应因此很差，只能对变化的力才有电压输出。

3.6.4　等效电路和测量电路

压电传感器在低频、中频时，其等效电路是一个 C_t、R_t 并联电路和一个电荷源 Q，该 Q 正比于外力。C_t 为传感器电容，R_t 为传感器漏电阻。当传感器与电压放大器相接时，放大器的输入电阻 R_{in} 和输入电容 C_{in} 使换能器性能变坏。如图 3-39 所示，C_{in} 的影响是使应变产生的电荷分布在一个较大的电容 $C_{in}+C_t$ 上，使灵敏度下降。而 R_{in} 增加了漏电流，使低频响应变差。可以证明，在中、低频的传递函数如下：

$$\frac{V_o}{F} = \frac{Kj\omega\tau}{1+j\omega\tau} \tag{3-78}$$

$$\tau = RC = \frac{R_t R_{in}(C_t + C_{in})}{R_t + R_{in}} \tag{3-79}$$

式中　K——传感器的电压灵敏度，等于 $\dfrac{\mathrm{d}F_r}{C_t+C_{in}}$；

　　　τ——时间常数。

显然这是一个高通滤波器特性，其截止频率：

$$f_{c(-3\,\mathrm{dB})} = \frac{1}{2\pi RC} \tag{3-80}$$

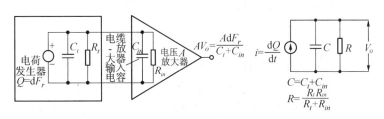

图 3-39　等效电路和测量电路

因 $R_{in} \gg R_t$，故低频响应由 R_{in} 决定。例如，$C = 1\,000$ pF、$R_{in} = 10$ MΩ、$f_c = 17$ Hz，若 R_{in} 提高到 $1\,000$ MΩ（目前放大器很容易达到），低频响应即扩展到 0.17 Hz。

使用电荷放大器把换能器的电荷转换为电压，就能克服压电传感器低频响应差的缺点。电荷放大器是

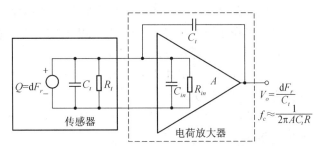

图 3-40　接有电荷放大器的压电传感器的电原理图

一种有电容负反馈的高增益运算放大器电路,它能把高内阻的电荷源转换为低内阻的电压源,既起放大作用又起阻抗变换作用,输入阻抗达 $10^{10}\sim10^{12}\ \Omega$,输出阻抗低于 $100\ \Omega$,并使传感器灵敏度与电缆长度无关。当运算放大器增益很大时,其电荷放大系数 $V_0/Q = -1/C_t$,仅与反馈电容有关。其电原理图如图 3-40 所示。其截止频率 f_c 也扩展到 $1/2\pi AC_tR$,低频响应大为改善。其频响上限由压电片的机械谐振决定。

3.6.5　压电元件的组合——压电双叠片

为了提高压电传感器的灵敏度,往往要采用两片或更多的压电元件的叠合,叠合形式有两种:并联和串联。

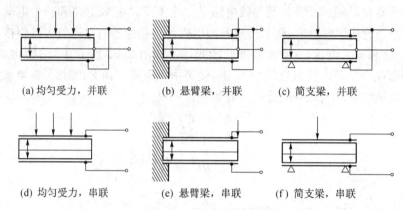

(a) 均匀受力,并联　　(b) 悬臂梁,并联　　(c) 简支梁,并联

(d) 均匀受力,串联　　(e) 悬臂梁,串联　　(f) 简支梁,串联

图 3-41　压电双叠片的各种组合

1. 并联

纵向效应压电双叠片要求同极性的两个电极面互相胶合形成公共电极,外侧的同极性两个电极相并联,如图 3-41(a)所示。

横向效应压电双叠片要求反极性的两个电极面相胶合组成公共电极,并使压电长条片一端固定,一端自由,构成悬臂梁,外侧的两个反极性电极相并联,如图 3-41(b)所示。也可类似地构成简支梁结构,如图 3-41(c)所示。

2. 串联

纵向效应压电双叠片要求反极性的两个电极面互相胶合形成公共电极,在公共电极上正负电荷相消,在外侧的两边的反极性电极上引出信号电压,如图 3-41(d)所示。

横向效应双叠片要求同极性的两个电极面相胶合组成公共电极,并使压电长条片一端固定,一端自由,构成悬臂梁,如图 3-41(e)所示。或两端简支构成简支梁,如图 3-41(f)所示。

构成悬臂梁和简支梁的压电双叠片,在受外力作用时,都弯曲变形。此时上、下两压电片是以长度膨胀变形模式工作的,但两片的应变符号总是相反的。

并联接法的双叠片,输出电容 C_t' 为单片电容 C_t 的两倍,输出电压 V' 等于单片电压 V,极板上电荷量 Q' 为单片电荷量 Q 的两倍;即 $C_t' = 2C_t$,$V' = V$,$Q' = 2Q$。它适用于以电荷 Q' 作为输出量的情况。

串联接法的双叠片的 $C_t' = C_t/2$,$V' = 2V$,$Q' = Q$。它适合以电压作为输出量,且要求测量电路输入阻抗高的情况。

3.6.6 医学应用实例

图 3-42 为一个压电式大心内导管微音器,可测量心内血压的动态波形。它由一组安装在心导管内的悬臂梁压电双叠片元件、一个导管侧壁的柔软膜片和一个连接两者的顶尖触点组成,其灵敏度为 $17.8\ \mu V/Pa$(串联)。频响在传感器的前置放大器输入阻抗大于 $100\ M\Omega$ 时,平坦响应远低于 20 Hz,谐振频率为 6 kHz。

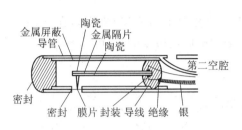
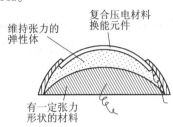

图 3-42　压电式大心内导管微音器　　　图 3-43　复合压电材料血压传感器

图 3-43 示出一个使用复合材料的压电血压传感器的结构图。传感器包括复合压电材料传感元件,金属或镀金属的塑料外壳,低噪声引出线。它具有结构简单、组装容易、体积小、可靠性高、耐冲击、灵敏度响应好和再现性好等优点。膜的韧性好,易于贴紧皮肤,力阻抗匹配于人体,可消除外界的干扰压力,能稳定地检测脉压、脉数和脉波波形。

利用压电材料制成的压电超声换能器是医学超声仪器的关键部件。其中尤以压电陶瓷使用最多。它是可逆装置,在医学诊断中利用逆向压电效应发射超声波又以压电效应接收超声。在超声治疗中只利用逆向压电效应发射超声波。超声医疗仪器对人体无害、价格低、用途广,故发展迅速。它的种类很多,如超声组织成像仪、超声多普勒血流计和血流成像仪、超声手术刀、超声洁牙机、超声雾化机、超声碎石机、超声显微镜等。目前使用频率在 $10^4 \sim 10^{10}$ Hz 范围内。关于超声换能器的原理、设计和应用,请参考本书第 8 章。

3.7　热敏传感器

3.7.1　金属热电偶传感器

两种不同的金属组成回路时,若每个接触点温度不同,则回路中就有电流通过,称为温差电现象或塞贝克效应。热电偶传感器就是利用这个效应制成的热敏传感器。它具有测温范围宽、性能稳定、准确可靠等优点,应用很广。

1. 温差电现象

在塞贝克效应中,若保持两接触点的温度差,回路中就存在恒定的电动势,见图 3-44(a),称为温差电动势或塞贝克热电势。这个回路作为电源,称为温差电偶或温差电池。塞贝克热电势可用下式表示:

$$V = \alpha(T_1 - T_2) + \beta(T_1^2 - T_2^2) + \cdots \tag{3-81}$$

式中　α、β——热电偶常数;

T_1——第一接触点上的被测温度；

T_2——第二接触点上的参比温度（通常为 0℃）。

常用材料的 β 较小，故在温差不大时，近似于线性关系。热电灵敏度 S（亦称热电势率或塞贝克系数）用下式计算：

$$S = \frac{dV}{dT_1} = \alpha + 2\beta T_1 \qquad (3-82)$$

最常用的热电偶是铜与康铜热电偶，其灵敏度为 $45~\mu V/℃（20℃）$，在 $-150℃\sim350℃$ 范围内精度约 $\pm0.5\%$。铬镍合金与镍铝合金热电偶灵敏度最高，可达 $80~\mu V/℃$，有效量程为 $0\sim500℃$。

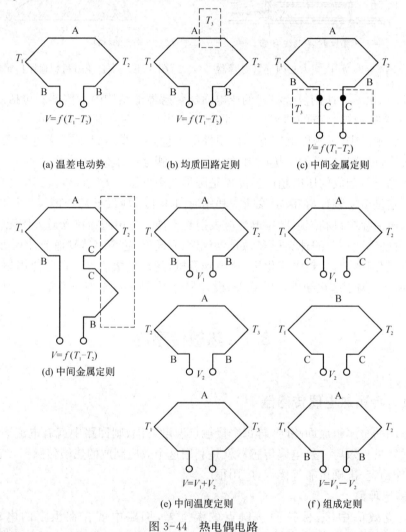

图 3-44　热电偶电路

2. 热电偶的基本定则

为了准确地使用热电偶，必须掌握它的四个基本定则。

1）均质回路定则

由相同成分材料组成回路，若只受到温度的作用，则不论其导体的直径和长度如何，均不产生热电势。在图 3-44(b)中,不管哪条均质导线上的哪一点上是否有温度 T_3,只要接触点温度 T_1 和 T_2 不变,回路的净电动势就与图 3-44(a)相同,保持不变,即沿一均匀导线的温度梯度不影响热电势。

2) 中间金属定则

在热电偶回路中接入第三种金属材料,只要第三种金属材料两端温度相同,则热电偶所产生的热电势保持不变,即不受第三种金属材料接入的影响。由此推论,连接热电偶的许多引线,只要新形成的各个连接点均处在同一温度下,就不会影响被测热电势的精度,如图 3-44(c)所示。如果第三金属 C 引入于金属 A 和 B 之间而接触点 AC 和 BC 处于同一温度,则净电势亦不变,如图 3-44(d)所示。根据这个定律,可以将第三导线换成测试仪表或连接导线,只要保持两节点温度相同,就可以对热电势进行测量而不影响原热电动势的数值。

3) 中间温度定则

如图 3-44(e)所示,图中 V_1 是两种不同金属 A 和 B 的两个接触点分别处于 T_1 和 T_2 时所产生的电势,V_2 是两个接触点分别处于 T_2 和 T_3 时所产生的电势,则当两个接触点温度是 T_1 和 T_3 时,产生的电动势是 $V_1 + V_2$。根据这一定律,可用一个已知的参比接触点温度所得到的校准曲线去确定另一个参比接触点温度的校准曲线。

4) 组成定则

由三种不同材料的热电极 A、B、C 各自互相组成三对热电偶回路,如图 3-44(f)所示。如果热电极 A 和 B 分别与热电极 C 组成的热电偶回路所产生的热电势为 V_1 和 V_2,则由热电极 A 和 B 组成的热电偶回路的热电势为 $V_1 - V_2$。根据这个定则,通常用纯度很高、物理化学性能极稳定的材料(如铂)做成电极 C,称为标准热电极,作为确定各种材料的热电特性的比对基准。

3. 热电偶温度计

热电偶温度计是通过测量温差电动势来确定其两个接触点的温度差,并使参比端温度固定于已知温度,则另一测量端的温度就可算出。生物医学应用中使用的热电偶的测量端热容量小,受热面积很小,所以可测定空间任一点的温度(最小的热电偶直径小于 $12\ \mu m$);响应时间短,小于 1 ms;容易制造、稳定性好,可将热电偶做在导管内或注射针内。有人在石英纤维上真空沉积两种金属,可制成更小的热电偶,热时间常数可达 μs 级,可测量细胞内瞬时温度。

热电偶温度计的缺点是输出电压小、灵敏度低,且需要一个准确的参比温度。

为了提高灵敏度,增加输出电压,可把许多热电偶串联起来,使奇数的接触点都测量同一温度,而使偶数的接触点保持同一参比温度。这种多接触点的热电偶称为热电堆。许多热电偶的并联可以用来测平均温度。

3.7.2 P-N 结二极管和集成电路温度计

1. P-N 结二极管温度传感器

当恒定电流正向通过 P-N 结二极管时,二极管端电压随温度的改变作线性变化,其线性度极好。因此只需校准两个固定温度点即可完成校准程序。图 3-45 示出二极管端电压在恒流导通条件下的温度特性。

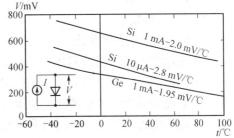

图 3-45　二极管在正向恒流条件下端电压的温度特性

现以硅二极管为例，说明其工作原理。硅二极管的电流电压公式为：

$$I = I_0 \exp\left(\frac{QV}{2kT}\right) \tag{3-83}$$

式中　k——玻尔兹曼常数，$k = 1.38 \times 10^{-23}\,\text{J/K}$；

　　　T——绝对温度（K）；

　　　V——二极管端电压（V）；

　　　Q——电子电荷量，$Q = 1.602 \times 10^{-19}\,\text{C}$；

　　　I_0——饱和电流，本身是温度的函数。

可以证明，在高注入的工作条件下，饱和工作电流可表示为：

$$I_0 = f(T)\, T^{3/2} \exp\left(\frac{-E_g}{2kT}\right) \tag{3-84}$$

式中，E_g 为硅在绝对零度时的禁带宽度。

对于给定的二极管，函数 $f(T)$ 的作用恰好基本上可抵消 $T^{3/2}$ 的作用，使 $f(T)T^{3/2}$ 接近于常数 K。在此条件下，可得：

$$V = \frac{E_g}{Q} - \frac{2kT}{Q}(\ln K - \ln I) \tag{3-85}$$

由此可知，在恒流条件下，二极管电压与温度成线性关系。此时灵敏度：

$$S = \frac{\mathrm{d}V}{\mathrm{d}T} = -\frac{2k}{Q}(\ln K - \ln I) \tag{3-86}$$

2. 集成电路温度传感器

集成电路技术的进步，促进了温度传感器的发展，各种新型集成温度传感器不断出现。它们具有灵敏度高、线性好、精度高、响应快、体积小等优点，特别适用于生物医学领域，代表了热敏传感器的发展方向。现以 AN6701 集成电路温度传感器为例作简单介绍。

1）基本工作原理

晶体管集电极电流 I_c 和基极—发射极电压 V_{be} 的特性曲线对温度 T 存在如下依从关系：

$$I_c = I_s \exp(QV_{be}/kT) \tag{3-87}$$

式中　I_s——饱和电流，$I_s = C_s T^\eta \exp(-QV_g/kT)$；

　　　V_g——带隙电压；

　　　C_s——常数；

　　　η——常数；

　　　k——玻尔兹曼常数。

集成电路温度传感器利用在不同的发射极电流密度下工作的晶体管对应的 V_{be} 的差，从而获得正比于绝对温度的输出。典型的温度检测电路如图 3-46 所示。电路中晶体管 T_1 和 T_2 的发射极面积之比为 β，并假设其他晶体管特性相同，$h_{FE} = \infty$，则输出电压：

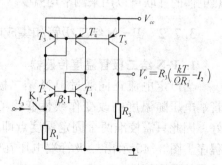

图 3-46　温度检测的基本电路

$$V_o = \frac{R_3 kT}{R_1 Q}\ln\beta \tag{3-88}$$

其温度灵敏度：

$$S = \frac{\mathrm{d}V}{\mathrm{d}T} = \frac{R_3 k}{R_1 Q}\ln\beta \tag{3-89}$$

合理地选择 R_1、R_3 及 β 值,可选定一适当的灵敏度,使传感器输出特性为过原点的一条直线。在电源电压为 5 V 时,灵敏度为 10 mV/℃。图 3-47 中示出其输出特性。

经过改进,设计了温度补偿功能电路,使传感器输出为零的温度由绝对零度移到校准温度 T_c 处,输出特性的斜率增大,灵敏度提高。对图 3-46 的 R_1 外加电流 I_3（闭合开关 K_1）,并令 I_3 与 T 成线性关系: $I_3 = B_3 + A_3 T$（B_3、A_3 为常数）,此时输出电压:

$$V_o = R_3\left(\frac{kT}{QR_1}\ln\beta - I_3\right) = R_3\left(\frac{k\ln\beta}{QR_1} - A_3\right)(T - T_c) \tag{3-90}$$

式中,T_c 为输出为零的温度, $T_c = QR_1 B_3/(k\ln\beta - QR_1 A_3)$。

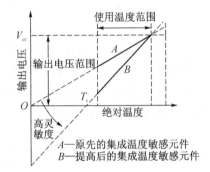

图 3-47　集成电路温度传感器灵敏度

A—原先的集成温度敏感元件
B—提高后的集成温度敏感元件

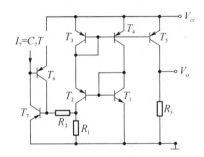

图 3-48　具有温度补偿功能的温度检测电路

为实现上述温度补偿功能,需要稳流电源,如图 3-48 所示,利用与温度成正比的电流 $I_7 = C_7 T$ 注入晶体管 T_7 时的电压 V_{be7} 作为基准电压（其温度系数极稳定,为 -2 mV/℃）,经电阻 R_2 来实现对 I_3 的要求,则有 $I_3 = (V_{be7} - V_{R_1})/R_2$,代入式(3-88)和式(3-90)可得:

$$V_o = \frac{R_3}{R_2}\left\{\frac{kT}{Q}\left[\frac{R_1 + R_2}{R_1}\ln\beta + (\eta - 1)\ln T - \ln\frac{C_7}{C_s}\right] - V_g\right\} \tag{3-91}$$

令 $V_o = 0$ 时,求解得 T_c。假设 V_g 为常数,输出电压:

$$V_o = \frac{R_3}{R_2}\left\{\frac{V_g}{T_c}(T - T_c) + \frac{kT}{Q}(\eta - 1)\ln\frac{T}{T_c}\right\} \tag{3-92}$$

在 $T = T_c$ 附近,上式第二项可略去。输出电压与 $(T - T_c)$ 成正比,此时温度灵敏度 $S = \dfrac{R_3}{R_2}\dfrac{V_g}{T_c}$,补偿温度为 T_c。

　2）实际电路和性能

　　图 3-49 示出的实际电路中,由 T_s 至 T_{11} 和 R_c 组成与 T 成正比的 I_7 发生电路,经 T_{12}、T_{13} 注入 T_7,并利用改变外接电阻器 R_c 进行校准。设 T_8 与 T_9 的发射极面积之比为 α,则注

入 T_7 的电流:

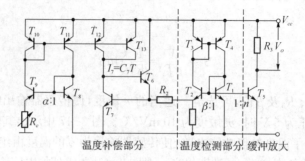

图 3-49 实际的基本电路

$$I_7 = \left(\frac{2kT}{QR_c}\right)\ln\alpha = C_7 T \qquad (3-93)$$

再令 T_1 和 T_5 的发射极面积之比为 n,于是输出电压:

$$V_o = \frac{nR_3}{R_2}\left\{\frac{kT}{Q}\left[\frac{R_1+R_2}{R_1}\ln\beta + (\eta-1)\ln T - \ln\frac{C_7}{C_s}\right] - V_g\right\} \qquad (3-94)$$

典型的电路参数为 $\alpha = 4$,$\beta = 6$,$n = 7$ 及 $R_1 = 1.2\ \text{k}\Omega$,$R_2 = 20\ \text{k}\Omega$,$R_3 = 60\ \text{k}\Omega$。在 R_c 为 $1\sim100\ \text{k}\Omega$ 时,T_c 为 $-20℃\sim5℃$。热时间常数在通风条件下为 $11\ \text{s}$,在静止空气中为 $24\ \text{s}$。灵敏度可达 $100\ \text{mV/℃}$,线性度为 0.5%,精度 $\pm1\%$,工作温度为 $0\sim80℃$,电源电压在 $5\ \text{V}$ 以上,输出电压可校准到 $3.2\ \text{V}$ 且输出阻抗很低。这种集成电路采用微型封装,体积小,分辨率达 $0.1℃$,用作体温计是很合适的。

3.7.3　热释电传感器

1. 热释电传感器的原理

某些晶体在温度变化时会发生电极化。均匀加热晶体,则在晶体的某些方向上会产生等量异号的电荷。冷却晶体时,电荷的变化与加热时相反,这种现象称为热释电效应。由于晶体结构在某些方向上正负电荷重心不相重合,产生了自发极化。自发极化矢量的方向由负电重心指向正电重心。温度变化时,引起晶体结构内正负电荷重心相对位移,使自发极化改变。通常,自发极化产生的表面束缚电荷被来自空气中、附集在晶体外表面的自由电荷和晶体内部的自由电荷所屏蔽,不显出电矩;只有在温度变化引起的电矩改变不能被补偿时,晶体两端的电荷才表现出来。

晶体的整体温度的微小变化 ΔT 产生自发极化强度 P_s 的变化可表示为:

$$\Delta P_s = P\Delta T \qquad (3-95)$$

式中,P 为热释电系数矢量,一般有三个分量 $p_i(i = 1,\ 2,\ 3)$,$p_i = \dfrac{\mathrm{d}p_{si}}{\mathrm{d}T}(\text{C/m}^2 \cdot \text{K})$。

在与热释电晶体的自发极化强度 P_s 轴垂直的表面内出现的束缚电荷面密度等于 P_s。晶体内部自由电荷中和束缚电荷的平均时间 $\tau = \varepsilon/\gamma$。这里,$\varepsilon$ 为晶体的介电常数,γ 为晶体的电导率。多数热释电晶体 τ 值在 $1\sim1\ 000\ \text{s}$ 之间。

2. 热释电探测器

图 3-50 示出热释电探测器的工作原理。图中由被测物体（或人体）所辐射的红外线经过遮光盘的调制，产生调制频率为 f 的红外光照射热释电晶体。当 $f > 1/\tau$ 时，晶体内自由电荷就来不及中和面束缚电荷的变化。结果就使在垂直于 P_s 的两端面间出现交流电压。在端面上敷以电极，并接上负载电阻，就有电流流过。在负载 R 两端就有交流电压输出。设温度变化为 $\mathrm{d}T/\mathrm{d}t$，P_s 对时间的变化率为 $\mathrm{d}P_s/\mathrm{d}t$，电极面积为 A，则 $A\mathrm{d}P_s/\mathrm{d}t$ 就相当于电路上的电流，于是电压输出：

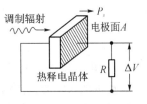

图 3-50　热释电探测器的工作原理

$$\Delta V = AR \frac{\mathrm{d}P_s}{\mathrm{d}t} = AR \left(\frac{\mathrm{d}P_s}{\mathrm{d}T}\right)\left(\frac{\mathrm{d}T}{\mathrm{d}t}\right) = ARP \frac{\mathrm{d}T}{\mathrm{d}t} \tag{3-96}$$

上式表示输出电压 ΔV 正比于温度变化速率，而不取决于晶体与辐射是否达到热平衡。

热释电传感器目前主要用于探测红外辐射，并广泛应用于各类辐射计、光谱仪及红外和热成像方面。医疗仪器中可应用于非接触测温和热成像。现已制成热光导摄像管。热像图法试用于诊断乳腺癌、皮肤癌、甲状腺癌及末梢血管闭塞或狭窄。

热释电传感器具有灵敏度高，光谱范围宽，高频响应好、响应快等优点，均优于其他光敏、热敏探测器。主要缺点是容易受振动影响，不能对直流信号工作。

3.7.4　石英谐振器温度传感器

使用石英晶体的数字测温系统，是利用某种特殊切割的石英谐振器的谐振频率与温度的线性关系，把温度转换成频率，以获得数字输出的装置。

根据石英谐振器的频率方程、晶片尺寸（如长、宽、厚）和弹性常数随温度变化的规律，可以得到石英晶体在 $-50℃ \sim 250℃$ 范围内谐振频率的温度特性方程，即：

$$f = f_0[1 + a_0(T - T_0) + b_0(T - T_0)^2 + c_0(T - T_0)^3] \tag{3-97}$$

式中　T——石英晶体的温度；

　　　T_0——参考温度，通常 $T_0 = 0℃$；

　　　f_0——T_0 时的石英晶体谐振频率；

　　　a_0、b_0、c_0——在 T_0 时的一级、二级、三级频率温度系数。

$x\text{-}18°30'$ 切型石英晶体片的谐振频率的温度特性曲线近似为直线。此时 $a_0 < 0$，$b_0 = c_0 = 0$，其频率温度特性方程为：

$$f = f_0[1 + a_0(T - T_0)] \tag{3-98}$$

或

$$\frac{\Delta f}{f_0} = a_0(T - T_0) \tag{3-99}$$

利用这种石英晶体片作温度传感器的石英探头作为一个检测振荡器的谐振元件，振荡器的振荡频率与探头的温度成线性关系。用一个温度受控的基准振荡器与检测振荡器相混频，差频信号由滤波器滤出，在一定的时间间隔内计数，可得到一个与温度成正比的数字输出。

3.8　光敏传感器

光敏传感器是把光信号转换成电信号的一种传感器。它可以直接检测来自人体的辐射信息，也可把人体的其他信息转换成光信号，再用光敏检测元件加以检测；光敏传感器的种类很多，其检测范围包括从紫外到红外的所有光信号。由于它具有结构简单、非接触、高可靠性、高精度和反应迅速等优点，所以在生物医学领域中有广泛的应用。临床化验、辐射测温、光电脉搏传感器、核医学检测器(如γ照相机)、热成像和光导纤维血压传感器等是它的应用实例。

光敏传感器的基础是光电效应。光电效应分为外光电效应和内光电效应。

3.8.1　光电倍增管

在光线作用下，物体内的电子逸出物体表面，向外发射的现象称为外光电效应。基于外光电效应的有光电管、光电倍增管等。光电倍增管的原理示于图3-51。图中K为光电阴极，D_1、D_2…D_n是由二次发射体制成的倍增极，亦称打拿极；A是收集电子的阳极或收集极。工作时这些电极由分压器N供电，从阴极到阳极电位逐级升高，相邻电极电位差约100 V。微弱光线射入的光子打到光电阴极上，当光子能量大于阴极材料的逸出动能时，光电阴极就释放出电子。这些电子经聚焦电极的聚焦与加速，飞向比阴极电位高100 V左右的第一倍增极上，其动能在倍增极上引起的二次电子发射，释放更多的电子。这些倍增后的电子再加速飞向更高电位的下一个倍增极。电子倍增过程就这样重复下去。最后到达阳极被收集，在负载R_L上流过约1 μA的电流。响应时间小于10 ns。它是最灵敏的光检测器；在处于冷却状态无热生电子时，甚至能检测单个光子。所以说，光电倍增管是把微弱的光输入转换成电子流并使电子流获得放大的电真空器件。

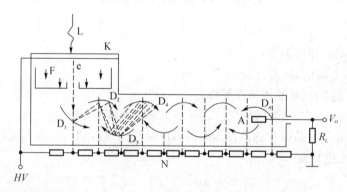

A—阳极；R_L—负载电阻；N—分压器；L—入射光子；K—光电阴极；
F—聚焦电极；e—电子束；D_1、D_2、…、D_n—倍增极

图3-51　光电倍增管的工作原理

3.8.2　光电导元件(光敏电阻器)

光敏电阻是利用一些材料的内光电效应制成的，当光敏电阻受到其敏感光谱范围内的光照以后，由于光照的变化，引起某些材料(如半导体)电导率改变的现象，称为光电导效应。

具有光电导效应的物体称为光电导体,用它制成的元件称为光敏电阻器或光导管。这些材料有半导体硒、锗、硅以及某些金属的卤化物和硫化物等。光敏材料在受光照以后,其内部可能使得与单个原子紧密结合的电子吸收了能量从而转变成了传导电子。对于掺杂型半导体,在杂质原子还没有全部电离的温度范围内(也就是杂质原子还没有全部给出电子和空穴),光照使这些杂质原子激发出电子和空穴,从而增加了半导体的导电率。

光敏电阻是无极性的纯电阻器件,如果我们用一个恒压电源及一个电流表串联于光敏电阻回路中,则可以看到光照以后电表中有电流的变化。通常在室温下,完全无光照的条件下,上述的电流表中仍然有一微小的电流,此电流称为暗电流,光照时的电流称为光电流或亮电流。很多光敏电阻的阻值与光强度之间呈现一定的非线性,但在某一局部的光强范围内可以得到近似的线性关系。光敏电阻的阻值变化是可逆的。

光敏电阻的阻值往往是兆欧级的,而光照时的电阻往往只有几百欧。其光照响应时间在几十毫秒至 0.1 秒之间。光敏电阻的频率特性曲线与图 3-52(c)中的两条曲线相似,不同的材料相对灵敏度由于入射光的频率变化,其曲线差别也比较大。但使用时光电流不能太大,以免烧坏电阻。

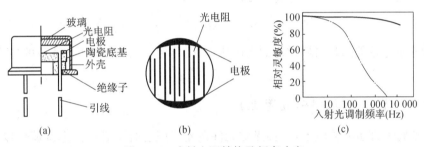

图 3-52　光敏电阻结构及频率响应

大多数光敏电阻对红外光都敏感,对紫外光和 X 射线敏感的较少。硫化镉是可见光和近红外光的敏感材料,而硫化铅对红外光敏感。

光敏电阻的外形像某些中功率或大功率晶体管,如图 3-52(a)所示,其顶端有透明玻璃片作为光线的入射窗口,玻璃片下面是梳状光敏电阻材料制成的电阻条,如图 3-52(b)所示,两侧黑色粗线条为引线电极。电极之间是光电导材料,这既增大了工作区域又提高了增益。这些电阻条附着在陶瓷底基片上,另外还有引线脚(图中未画)可以焊接引出线,整个电阻用金属外壳密封。

光敏电阻的光电灵敏度为单位入射光通量下光电流的增值,设光电流灵敏度为 γ,则:

$$\gamma = \frac{\mathrm{d}i}{\mathrm{d}\varphi}$$

因为 $i = i_0 + a\sqrt{\varphi}$,则　　　　　　　　$\gamma = \frac{a}{2\sqrt{\varphi}}$　　　　　　　　　　(3-100)

式中　i——亮电流;

　　　i_0——暗电流;

　　　a——与电源电压有关的系数;

　　　φ——光通量。

可见光电灵敏度与电源电压有关。

光敏电阻往往对某一波长附近的光呈现最高灵敏度,这一现象对于制作传感器还是有利的,因为可以利用此特性提高传感器的灵敏度和抗干扰能力。

光电导效应可简单地用半导体的载流子密度来说明。当光子能量 $h\nu$ 大于材料的禁带宽度 E_g 时,会引起本征吸收,使价带中的电子跃迁到导带,这种光生载流子和热运动产生的载流子具有相同的迁移率。设无光照射时的自由电子和空穴数分别为 n_0 和 p_0,在光照射下自由电子和空穴数的增量分别为 Δn 和 Δp,它们的迁移率(载流子的迁移率表示在单位电场强度作用下载流子所得到的漂移速度)分别为 μ_n 和 μ_p,则材料的电导率可表示为:

$$\nu = \nu_0 + \Delta\nu = q(n_0\mu_n + p_0\mu_p) + q(\Delta n\mu_n + \Delta p\mu_p) \tag{3-101}$$

式中　q——电子电量;

　　　ν_0——无光照射时的电导率,称为暗电导;

　　　$\Delta\nu$——有光照射时电导率的增量,称为光电导。

有时把 $\Delta\nu/\nu_0$ 称为光电导灵敏度,即:

$$\Delta\nu/\nu_0 = (\Delta n\mu_n + \Delta p\mu_p)/(n_0\mu_n + p_0\mu_p) \tag{3-102}$$

制造光敏电阻器的材料最常用的有硫化镉、硒化镉、硫化锌和红外波段的硫化铅、硒化铅等。

3.8.3　光生伏特元件(光电池)

光生伏特元件也称光电池,这种光敏元件在光线照射时不必外接电源就可以在电路中观测到光电流。具有重量轻、可靠性好、寿命长、可承受各种环境变化、能直接把光能转换成电能等优点,是良好的空间能源的换能元件。它具有很高的光照灵敏度、宽广的光谱响应和良好的线性,有时不加放大器便可以推动检流计或某些低阻抗的电路。广泛地应用于光电检测传感器中。

1. 光电池的基本属性

最普通的一种光电池是用硒的薄层蒸涂在铜底基上,然后在硒的上表面溅射一种适当厚度的金属膜,这层金属膜既可以透过一些光线,又可以充当引线电极。硒和金属底基之间形成了一个阻挡层,此阻挡层被光线照射以后吸收光量子,同时释放出电子,于是在阻挡层上就出现了电位,靠近硒层的一侧电位为正,金属底基一侧为负。如果把底基和金属膜之间用导线连接起来,就可以看到有电流通过。

当光电池输出端的负载电阻值太小时,其输出电压的大小与入射光强之间是非线性的,接入合适的负载后可以得到近似线性的输出,因此光电池的输出端应该选用具有一定电阻的检流计或测量电路。

光电池的典型开路输出电压为 $200\sim600$ mV。

光电池由于其阻挡层本身具有较大的电容,因此其响应速度比较慢,响应时间可达 5 ms,个别的可达到 0.1 ms。

光电池使用中一个需要注意的问题是灵敏度随温度变化较大,当选择不同的负载电阻时,灵敏度的漂移是不同的,因此可以通过试验得到一个最佳负载,从而使得灵敏度温漂为最小，这一措施对于那些不需要精确地测量信号幅度的使用情况是不必要的。

在光电池中还有一种叫半导体结电池，这种电池有一个半导体 P-N 结，当光线照射到 P-N 结上以后，光子被吸收，从而产生了空穴-电子对，此时在结的两侧就出现了一个电位。如果用导线外接一个负载电阻，就可以输出一定的电流；因为这种元件可以将光能转变为电能，因此也可以制成太阳能电池。

在 N 型硅片的表面扩散硼所制成的光敏二极管可以得到 0.5 V 的光照输出电压，这种元件通常称之为光敏电池。硅制成的结光电池 P-N 结的面积很大，此元件在 8 000 Å 的光谱附近最灵敏，这对于生理测量是有用的。

另外还可以用锗、砷化铟、锑化铟等材料制作成结光电池。

结光电池的响应速度极快，它可以达到微秒或毫微秒级的响应时间，因此还可以用于快速光调制和检测仪器之中。这种元件由于它的体积小、灵敏度高、响应时间短而获得了越来越广的应用，其短路电流与光照度成线性关系。

结光电池用于精确测量时应补偿其灵敏度温漂，或者保持其恒温工作条件。使用过程中应避免强光或高温的侵袭，以防元件性能变坏或寿命缩短。

2. 光电池的工作原理

光伏元件的工作原理：光照使原本均匀的半导体或金属与金属组合的不同部位之间产生电位差的现象，称为光生伏特效应。光生伏特效应有殿巴（Dember）效应、光电磁效应和 P-N 结光生伏特效应等三种。

1）殿巴效应：半导体在强光照射下，表面的部分吸收能量形成高浓度的电子和空穴，与其内部的电子和空穴形成浓度差而出现电势的现象，称为殿巴效应。殿巴效应中载流子由表面向内部扩散，由于电子的迁移率大于空穴的迁移率，电子先到达半导体内部，故而半导体的受光表面带正电，而另一侧带负电。

2）光电磁效应（PEM）：当半导体表面受强光照射并在其垂直方向加以外磁场时，会在垂直于光和磁场方向上产生电势，这种现象称为光电磁效应。这是由于半导体表面向其内部扩散的光生载流子在磁场中受磁场力的作用而发生运动方向的偏移所致。其结果使电子和空穴移动方向相反，形成电势差。

3）P-N 结光生伏特效应：用光照射距表面很近的 P-N 结，当光子能量 $h\nu$ 大于禁带宽度 E_g 时，结区及其附近由于本征激发会产生自由电子和自由空穴。这些载流子在 P-N 结内强大的内电场（由 N 区指向 P 区）作用下，电子向 N 区加速，而空穴向 P 区加速，载流子的流动形成了光电流。光生载流子经 P-N 结后在边界附近积累，使半导体 P 侧带正电，N 侧带负电，形成新的电位差，这种现象称为 P-N 结光生伏特效应。其原理示意如图 3-53 所示。

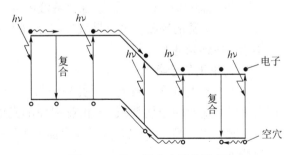

图 3-53　P-N 结光生伏特效应

光生电流与入射光照度及电子空穴的收集率有关，用下式表示：

$$I_p = Q\beta R_T \tag{3-103}$$

式中 I_p——光生电流；

Q——电子电荷，单位为 C；

β——电子、空穴的收集率；

R_T——P-N 结吸收的有效光量子数，其值与入射光照度成正比。

光生电势在 P-N 结处的极性是相同的。流过二极管的正向电流为 i_j，由下式表示：

$$I_j = I_0\left[\exp\left(\frac{QU_j}{nkT}\right) - 1\right] \tag{3-104}$$

式中 I_j——二极管反向饱和电流，单位为 A；

U_j——二极管 P-N 结两端的外电压，单位为 V；

k——玻尔兹曼常数，$k = 1.388 \times 10^{-23}$ J·K^{-1}；

T——温度，单位为 K；

n——与半导体材料有关的常数，试验参量。工程上考虑到杂质与晶格缺陷，常取 n = 1 或 2；

Q——电子电荷，$Q = 1.602 \times 10^{-19}$C；

kT/Q——热电压，常用 V_T 表示，$V_T \approx 0.026$ V（室温）。

典型的 P-N 结硅光电池的等效电路可用一个恒流源 I_P（光生电流）和一个理想二极管表示，如图 3-54 所示。图中 i_J 为正向电流，R_{Sh} 为结泄漏电阻，I_{Sh} 为结泄漏电流，R_S 为光电池的串联电阻，C 为结电容，R_L 为负载电阻。

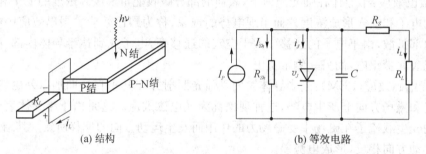

(a) 结构　　　　　　　　　　　(b) 等效电路

图 3-54　硅光电池的等效电路

4）贝克勒（Becquerel）效应：在电解液中浸入两个相同的电极，二者之一受光照后在两电极间产生电势的现象称贝克勒效应，它是液体中的光生伏特现象。由贝克勒效应发展出了实用化的感光电池。

3. 光电池的分类

常用的光电池分为两类。一类是金属-半导体型（图 3-55），其结构是在半导体材料上蒸发一层半透明的金属薄层，氧化亚铜和硒光电池就属此类。另一类为 P-N 结型（图 3-56），一般是在 P 型（或 N 型）半导体表面上扩散一层 N 型（或 P 型）杂质，形成 P-N 结，硅光电池便属此类。

光电池材料有硒、氧化亚铜、硫化铊、硫化镉、锗、硅、砷化镓等。由于硅光电池具有性能稳定、光谱范围宽、频率特性好、效率高、耐高温、耐辐射等优点，故应用甚广，最受重视。其适用波长为 $0.45 \sim 1.1$ μm。

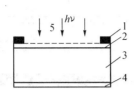

1—光电半导体；2—电极；3—透明电极；
4—金属电极；5—入射光

图 3-55　金属-半导体型光电池

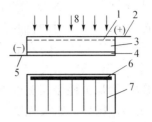

1—P-S层；2—正电极引线；3—NS$_i$层；
4—背电极；5—电极引线；6—正电极；
7—栅线；8—入射光

图 3-56　P-N 结型硅光电池

硒光电池的光谱特性在 $0.4\sim0.7\ \mu m$ 波长范围,最大灵敏波长在 $0.55\ \mu m$ 附近。恰好与人的视觉灵敏度最大点对应,这是它在实用中最重要的一个特性,特别适用于许多分析测量仪器。

当光电池被短路时,被结分开的少数载流子全部流过外回路,在结区不发生积累。这时发生最大光生电流($I_{\max}$)就是短路电流。

在正常情况下,光电池是外接负载工作的。此时一部分被结分开的少数载流子在阳结处积累,补偿原有的结势垒,使垫垒降低。另一部分少数载流子经外电路负载 R_L 流动,在 R_L 上输出电压 V_L。图 3-57 示出光电池的工作方式,以及它的伏安特性曲线。在伏安特性曲线中画出了负载线,其斜率为 $\arctan(-1/R_L)$,负号表示输出电流 I_L 与 P-N 结正向导通电流 I 方向相反。

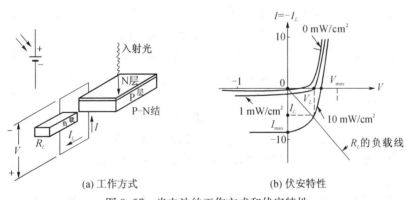

(a) 工作方式　　　　　　(b) 伏安特性

图 3-57　光电池的工作方式和伏安特性

3.8.4　光敏管

光敏二极管、光敏三极管、光敏场效应管及光敏可控硅等具有光敏性质的晶体管,统称光敏管。它们比光导管的高频特性优良,灵敏度更高,可靠性好,且体积小、轻便,因而应用甚广。常用以检测交变光,可在医用光电、光纤传感器和热成像仪器中作为传感元件。

1. 光敏二极管

光敏二极管的结构与常用的 P-N 结二极管相似,其特点是结面积较大,安装在管子顶部以接收光的照射,结的深度较浅,受光面上的电极较小(图 3-58)。

光敏二极管工作时处于负偏压状态。在无光照时,反向电阻很大,反向电流很小。当光照射二极管时,光子打在 P-N 结附近,使 P-N 结空间电荷区产生光生电子—空穴对,它们与 P 区和 N 区的少数载流子一起在 P-N 结处的内电场作用下作定向运动,形成光电流。光照度越大,光电流也越大;对 P-N 结施加负偏压,增加了耗尽层宽度 W 和结电场,使光电流增加,灵敏度提高。如果光敏二极管在零偏压工作,则它也是以光生伏特效应工作的。在负偏压下工作时,实际上同时存在光导和光伏效应。

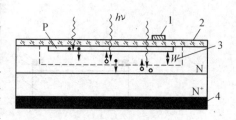

1—上电极;2—氧化层;
3—空间电荷区;4—下电极

图 3-58 光敏二极管电光转换示意图

制造光敏二极管的材料有硅、锗和其他化合物。按结的性质可分为:P-N 结、PIN 结、异质结、金属-半导体型和点接触型等。PIN 结光敏二极管是在 P-N 结中间再设置一层较厚的高电阻率本征半导体层(I 层)而制成,其结果使管子受光照时光能的大部分被 I 层吸收,激发形成载流子的光电流很大。又因 PIN 结光敏二极管工作电压是很高的反向电压,使 PIN 结耗尽层加宽,光生电流加速,电场加强。因而大幅度减少了载流子在结内漂移的时间,元件响应速度大为加快,同时它的灵敏度也很高,线性较好。雪崩光敏二极管是在 P-N 结的 P 型区侧再设置一层掺杂浓度很高的 P' 层后构成的,它的工作电压是接近击穿强度的反向偏压。受光子能量激发的电子在 P^+ 区受强大内部电场作用,加速轰向 P 区,在 P 区发生撞击而电离,形成大量新生电子和空穴,产生雪崩倍增效应。雪崩光敏二极管有极高的灵敏度(达 $10^6 \ \mu A \cdot lm^{-1}$),很高的响应速度,频响达 100 GHz 以上,光谱范围在 $0.4\sim1.2 \ \mu m$ 之间,适合在可见光与近红外区应用。

2. 光敏三极管

上述的结光电池也可制成小面积的光敏二极管,但光敏二极管的输出电流极小,如果牺牲一些光敏二极管的频率响应,可以用来制作输出电流大的光敏三极管。图 3-59(a)为光敏三极管的原理图,此三极管的基极和集电极的接触面积很大,基极和发射极之间的面积较小,光线可以直接入射到基极,从而使得基极上产生空穴并引起其电位升高,结果使得电子从发射极流向基极以平衡过剩的空穴,在靠近集电极的地方电子结合空穴的可能性很小,大量的电子流入集电极区,其结果是总的集电极电流大于光照所产生的电流,这样的三极管比相应的二极管的电流大$(1+\beta)$倍。因此光敏三极管相当于把基极—集电极光敏二极管光电流加以放大的晶体管放大器,如图 3-59(b)所示。其灵敏度比光敏二极管高,可达 $10^6 \ \mu A \cdot lm^{-1}$。

光敏三极管使用时应接一个负载电阻 R_L,电源为 E。光敏三极管对红光和红外光具有高灵敏度。光敏三极管的基极和集电极间的面积较大,所以其电容量也比较大,因此光敏三极管比光敏二极管的响应速度慢一些,尽管如此响应时间仍可以达到几微秒。图 3-59(c)为光敏三极管的频率响应曲线。光敏三极管具有较大的发展前途,对于制作生物医学测量传感器是很好的换能元件,因此很多仪器中都可以采用它。

使用光敏三极管时应注意光电流、耐压极限、耗散功率、环境温度等额定指标不要超限,否则将会缩短其寿命或烧坏元件。

3. 光敏场效应管

把光敏二极管和低噪声高增益场效应晶体管结合起来,可以制成光敏场效应管。它除了具有光敏三极管的优点外,还具有光谱响应宽、动态范围大、输出阻抗低的优点,因此在激

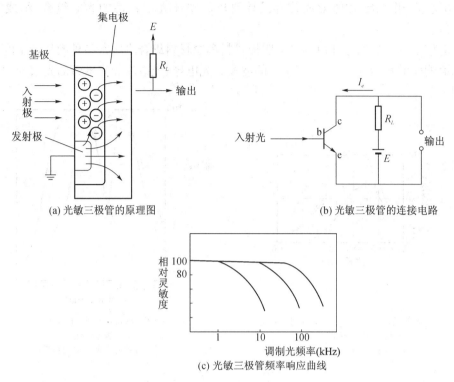

(a) 光敏三极管的原理图

(b) 光敏三极管的连接电路

(c) 光敏三极管频率响应曲线

图 3-59　光敏三极管结构和原理图

光和紫外光检测中应用日趋广泛,很有发展前途。

　　结型光敏场效应晶体管的结构和原理示于图 3-60。在图 3-60(a)中可见两个深浅不同的 P 区是电短路的,两个 P-N 结相联,还有与入射光相平行的表面 P-N 结区,使得管子的各个深度分别吸收从紫外到红光的各种波长的入射光,光谱响应较宽。如图 3-60(b)所示,光敏场效应管工作时,栅极 G 由 R_G 加负压。无光照时,管子截止,在 R_D 上流过反向电流;当光照管子时,栅源 P-N 结产生的光生电子-空穴对在内部电场作用下分别向源极和栅极流动,

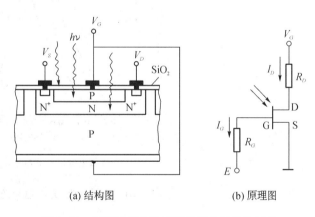

(a) 结构图

(b) 原理图

图 3-60　结型光敏场效应晶体管的结构和原理

极流动,形成电荷积累,引起光生电动势,产生栅流 I_G,在 R_G 上产生电压降 V_G,经场效应管放大后在负载电阻上得到正比于入射光照度变化的输出电压信号。

3.8.5　光敏传感器的光谱特性

　　各种光敏传感器都有一定的光谱适用范围。它们的相对灵敏度与输入光的波长的函数关系称为它们的光谱特性。它们一般需要与有适当光谱特性的光源、光学元件(如窗

玻璃、透镜等)相适配,才能形成符合设计要求的整体光谱特性的光学组合,组成完整的仪器系统。

光电倍增管的光谱特性由其光电阴极材料和窗材料组合决定。各种型号管子的光谱特性的峰值响应波长覆盖$0.24\sim1.5\ \mu m$的波段。光电导、光电池和光敏管的光谱特性示于图3-61中。

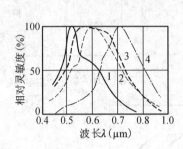 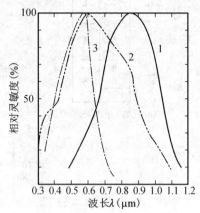

1—CdS 单晶;2—CdS 多晶;3—CdSe 多晶;
4—CdS 和 CdSe 混合多晶

(a) 光敏电阻的光谱特性曲线

1—硅光电池(常规);2—硅蓝光电池;
3—硒光电池

(b) 各种光电池的光谱特性

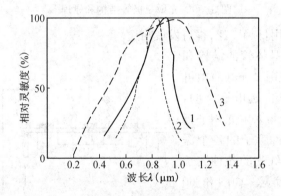

1—光敏电阻;2—光电池;3—光敏管

(c) 光敏管的光谱特性

图 3-61　光敏电阻、光电池和光敏管的光谱特性

3.8.6　光导纤维传感器

光导纤维是利用光的全反射原理设计制成的高效传输光能的玻璃或塑料纤维。光纤维通信、光学信息处理和光学计算机的发展已成为新技术发展的重要组成部分。光纤在医学上很有用处。

1. 光导纤维的工作原理——纤维光导

纤维光导是把光能从一处传输到另一处的有效方法。光导纤维由纤维芯和包敷层组成(图3-62)。纤维芯是折射率为n_1的透明玻璃或透明塑料,外面的包敷层是用折射率(n_2)较低的材料构成。已知折射定律：

$$n_2 \sin\theta_2 = n_1 \sin\theta_1 \qquad (3\text{-}105)$$

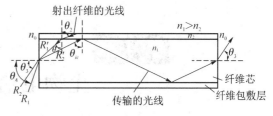

图 3-62　纤维光导示意图

式中　θ_1——光纤芯内光线 R'_1 在包敷层界
　　　　面上的入射角；

　　　θ_2——光线 R'_1 穿过包敷层界面后的
　　　　折射角。

因为 $n_1 > n_2$，故 $\sin\theta_2 > \sin\theta_1$。所以全
反射条件为 $\sin\theta_2 = 1$，从而可求出临界角 θ_{ic}：

$$\theta_{ic} = \sin^{-1}(n_2/n_1) \qquad (3\text{-}106)$$

在芯线内，凡大于 θ_{ic} 的入射角的光线，均在内部反射。在纤维左端面，光线都是从空气（$n_0 = 1$）经折射后进入玻璃或塑料芯线（$n_1 = 1.62 \sim 1.70$），故对光纤存在一个保证光线在纤维芯内发生全反射的临界光线锥体角 θ_3。凡在端面入射角大于 θ_3 的光线，进入纤维芯后在包敷层处将发生折射，进入包敷层后被消耗掉。由简单的几何关系和折射定律，可算出角度 θ_3：

$$\theta_3 = \sin^{-1}\left(\frac{1}{n_0}\sqrt{n_1^2 - n_2^2}\right) \qquad (3\text{-}107)$$

光在光纤中传播是有损耗的。0.5 m 长的玻璃纤维对 $0.4 \sim 1.2$ μm 波长的光的传输效率大于 60%，同样长度的塑料纤维对 $0.5 \sim 0.85$ μm 波长的光的传输效率大于 70%。

2. 光导纤维压力传感器

光导纤维压力传感器是一个用液体耦合的膜系统。膜层受压力作用产生的位移，用一个由光导纤维和光敏检测器组成的光学传感器加以测量。图 3-63 示出传感器的原理图。纤维束的端面与压力敏感的薄膜片相对，膜片受压产生的位移由两束带包敷层的光导纤维来测量。第一束把光源的照射光传送到端部，提供入射光；第二束把膜片的内表面反射回来的光量传输到光检测器进行测量。检测束所接收的光量决定于膜片的位移，在小压力下，经过精确设计，能做到反射光强度近似正比于膜片两边的压力差。

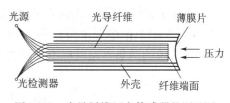

图 3-63　光导纤维压力传感器的原理图

第4章
生物电信号的放大和处理

生物电信号的放大和模拟处理电路是现代各类医学仪器设备的重要组成部分。一般来说,用电极导出的生物电信号(如心电、脑电等)和通过医用传感器检测的生理参数(如心音、血流、呼吸等)都是一些微弱的电信号。在进行记录和显示之前,首先要把这些信号进行放大和处理。本章主要介绍一些生物电放大器的基本性能和信号模拟处理方法,目的是为了在设计医学仪器时,能选择合适的放大器和信号处理方法。

4.1 测量电桥

4.1.1 直流电桥

图 4-1 所示为一直流电桥。由电阻 R_1、R_2、R_3、R_4 顺序连成环形,在对角线 a、c 上接电源,在另一对角线 b、d 上接放大器或指示仪表(如检流计)。四个固定电阻称为电桥的桥臂。

直流电桥的电源电压是直流,假设输出端的输出阻抗是无限,这在实际工作中通常可以做到,这样的电桥输出电流为零。设通过电桥的两条支路的电流分别为 I_1 与 I_2,则:

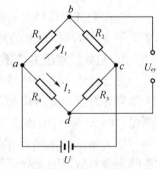

图 4-1 直流电桥

$$I_1 = \frac{U}{R_1 + R_2} \tag{4-1}$$

$$I_2 = \frac{U}{R_3 + R_4} \tag{4-2}$$

故

$$U_{ab} = I_1 R_1 = \frac{U}{R_1 + R_2} \cdot R_1 \tag{4-3}$$

$$U_{ad} = I_2 R_4 = \frac{U}{R_3 + R_4} \cdot R_4 \tag{4-4}$$

从而可得电桥的输出电压 U_{ey}:

$$
\begin{aligned}
U_{ey} &= U_{ab} - U_{ad} \\
&= \left(\frac{R_1}{R_1 + R_2} - \frac{R_4}{R_3 + R_4} \right) \cdot U \\
&= \frac{R_1 R_3 - R_2 R_4}{(R_1 + R_2)(R_3 + R_4)} \cdot U
\end{aligned} \tag{4-5}
$$

由式(4-5)可见,当 $R_1 \cdot R_3 = R_2 \cdot R_4$ 时,电桥的输出电压 $U_{ey} = 0$,这时电桥处于平衡状态,即 $R_1 \cdot R_3 = R_2 \cdot R_4$ 为电桥的平衡条件。反之,只要有一个或某几个电桥桥臂的电阻阻值发生变化,从而破坏这一平衡条件,电桥将会有电压输出。

通常将被测电路参数变化的桥臂电路称为工作桥臂。一般的电桥均选择各桥臂电阻相等:$R_1 = R_2 = R_3 = R_4$。

即

$$\frac{R_1}{R_2} = \frac{R_4}{R_3}$$

如假定 R_1 为未知电阻,$R_1 = R_x$

则

$$R_x = R_2 \frac{R_4}{R_3} \tag{4-6}$$

可见电桥平衡时,可从 R_2、R_3、R_4 的电阻值,来求得 R_x 的值。从 $R_x = f(R_2、R_3、R_4)$ 的函数关系可看出 R_x 的值与电源电压、检流计内阻等均无关,而仅与 R_2、R_3、R_4 有关,这与一般测量线路的测量精度与电源电压波动有关不同,因而提高了测量精度。而 R_2、R_3、R_4 都是标准电路,精度可在 0.1 欧姆级以上。

在静态测定时,只使用平衡电桥。不平衡电桥则可以用于静态和动态测量。

当构成电桥的四个臂电路中,只有一个臂电阻变化 ΔR 时,表示此时有一个主动元件。这个电阻值 ΔR 的变化,通常是施加于传感器的生理参数量变化而引起的。

当电阻 R 变化 ΔR 时,由式(4-5)可导出不同情况下的电桥输出电压 U_{ey}。不同条件下,电桥等效电阻 R_{eq} 和等效输出电压 V_{eq} 如表 4-1 所示。

表 4-1　不同受感臂下的等效电阻和等效电压

	单受感臂工作	双受感臂工作(半桥)	四受感臂工作(全桥)
受感臂	$R_1 = R\left(1 + \dfrac{\Delta R}{R}\right)$	$R_1 = R\left(1 + \dfrac{\Delta R}{R}\right)$ $R_2 = R\left(1 - \dfrac{\Delta R}{R}\right)$	$R_1 = R_3 = R\left(1 + \dfrac{\Delta R}{R}\right)$ $R_2 = R_4 = R\left(1 - \dfrac{\Delta R}{R}\right)$
固定臂	$R_2 = R_3 = R_4 = R$	$R_3 = R_4 = R$	—
R_{eq}	$R\left(4 + 3\dfrac{\Delta R}{R}\right)\Big/\left[2\left(2 + \dfrac{\Delta R}{R}\right)\right] \approx R$	$R\left[1 - \left(\dfrac{\Delta R}{R}\right)^2\Big/2\right] \approx R$	$R\left[1 - \left(\dfrac{\Delta R}{R}\right)^2\right] \approx R$
V_{eq}	$V\left(\dfrac{\Delta R}{R}\right)\Big/\left[2\left(2 + \dfrac{\Delta R}{R}\right)\right] \approx \dfrac{1}{4}V\left(\dfrac{\Delta R}{R}\right)$	$\dfrac{1}{2}V\left(\dfrac{\Delta R}{R}\right)$	$V\left(\dfrac{\Delta R}{R}\right)$

1. 当电桥桥臂中有 1 个主动元件时,$R_1 = R_1 + \Delta R$,则:

$$\begin{aligned}
U_{ey} &= \left(\frac{R_1}{R_1 + R_2} - \frac{R_4}{R_3 + R_4}\right)U \\
&= \left(\frac{R_1 + \Delta R}{R_1 + \Delta R + R_2} - \frac{R_4}{R_3 + R_4}\right)U = \left[\frac{1 + \dfrac{\Delta R_1}{R_1}}{1 + \dfrac{\Delta R_1}{R_1} + \dfrac{R_2}{R_1}} - \frac{1}{\dfrac{R_3}{R_4} + 1}\right]U
\end{aligned} \tag{4-7}$$

当 $R_1 = R_2 = R_3 = R_4$ 时,则:

$$U_{ey} = \left[\frac{1 + \dfrac{\Delta R_1}{R_1}}{2 + \dfrac{\Delta R_1}{R_1}} - \frac{1}{2} \right] U$$

$$= \frac{\dfrac{\Delta R_1}{R_1}}{4 + 2\dfrac{\Delta R_1}{R_1}} \cdot U$$

由于 $\Delta R_1 \ll R$,忽略分母的 $2\dfrac{\Delta R_1}{R_1}$,则:

$$U_{ey} = \frac{1}{4} U \frac{\Delta R_1}{R_1} \tag{4-8}$$

2. 当电桥有 2 个相等的主动元件时:

$$U_{ey} = \frac{1}{2} U \frac{\Delta R_1}{R_1} \tag{4-9}$$

可见输出电压 U_{ey} 的灵敏度较只有一个主动元件时增加一倍,而且由于二个主动元件相互补偿,没有误差。

3. 当电桥有 4 个相等的主动元件时:

$$U_{ey} = U \frac{\Delta R_1}{R_1}$$

输出电压 U_{ey} 的灵敏度较只有一个主动元件时增加 4 倍,而且没有误差。

4.1.2　交流电桥

图 4-2 为交流电桥原理线路图。其形状与直流电桥相同,但有两个不同之处,一是它的电路为交流电源;二是其四个桥臂为复数阻抗 Z_1、Z_2、Z_3、Z_4,它们可以是电阻、电容、电感元件或交叉混合元件,因此它们除具有有功电阻外,还包含无功电抗。

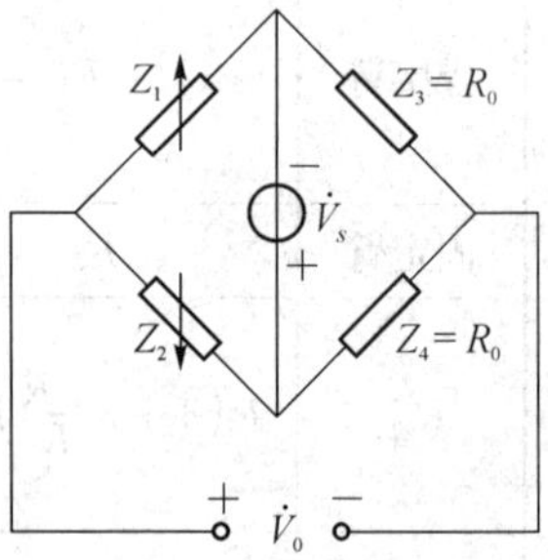

图 4-2　交流电桥

交流电桥的平衡条件可与直流电桥同理推导,为:

$$Z_1 \cdot Z_3 = Z_2 \cdot Z_4 \tag{4-10}$$

复数阻抗可用复数指数表达:

$$Z_1 = |Z_1| \, e^{j\psi 1}; \quad Z_2 = |Z_2| \, e^{j\psi 2}$$
$$Z_3 = |Z_3| \, e^{j\psi 3}; \quad Z_4 = |Z_4| \, e^{j\psi 4}$$

将上述四式代入原式(4-10)得:

$$|Z_1| \, |Z_3| \, e^{j\psi 1 + j\psi 3} = |Z_2| \, |Z_4| \, e^{j\psi 2 + j\psi 4} \tag{4-11}$$

根据复数运算规律,要使上述平衡条件成立,必须同时满足:

$$|Z_1||Z_3| = |Z_2||Z_4| \tag{4-12}$$

$$\psi_1 + \psi_3 = \psi_2 + \psi_4 \tag{4-13}$$

如果四个桥臂都是纯电阻,则它们的 ψ 角都为零,它的平衡条件与直流电桥相同。但是交流电桥由于使用交流电压供电,与直流电桥不同,又引起了幅值调制和相位鉴别的问题。下面分别进行分析。

有一个主动元件时的纯电阻交流电桥,由电阻变化引起的输出电压 e_y 如前所述为:

$$e_y = \frac{1}{4}U\frac{\Delta R}{R}$$

这里的电源电压一般为正弦交流电压:

$$U = U_e \sin \omega_0 t \tag{4-14}$$

式中 U_e——电源正弦交流电压幅值;

ω_0——电源正弦交流电压的角频率。

又因为

$$\frac{\Delta R}{R} = G\varepsilon$$

式中 G——应变系数(灵敏度系数);

ε——应变,$\varepsilon = \frac{\Delta L}{L}$。

因此,输出电压 e_y 是:

$$e_y = \frac{1}{4}G\varepsilon U_0 \sin \omega_0 t \tag{4-15}$$

若被测参数引起的应变也成正弦变化,即:

$$\varepsilon = \varepsilon_s \sin \omega_s t$$

式中 ε_s——应变变化的幅值;

ω_s——被测应变变化的频率。

则输出电压为:

$$e_y = \frac{G}{4}\varepsilon_s \sin \omega_s t \cdot U_0 \sin \omega_0 t \tag{4-16}$$

一般应使电源频率 ω_0 远大于应变频率 ω_s,常取 ω_0 为 ω_s 的 $10 \sim 20$ 倍。这样最后的输出电压波形,就是一个以低频应变信号控制振幅的高频振荡信号,如图 4-3 所示。需要注意图中 A、B 两部分的相位问题。由输出电压公式(4-16)可知,若 ε 处于正半波时,e_y 与 U 同相,如图中 A 部分所示;若 ε 处于负半波时,e_y 与 U 反相,如图中 B 部分所示。

这种以一低频信号去控制高频信号幅值的过程称为幅值调制;反之,把已调制好的信号恢复成原低频(通常为被测量)信号的过程称为解调。

通常将低频控制信号称为调制信号;被调制的高频信号称为载频;已调制好的信号称为

调制波。

被测信号经过调制后就转换成一频率相对变化较小的高信号,这样所用后续放大器的工作带宽,相对来说就较小了,容易保证其增益的稳定。

放大后的调制波,经检波、滤波后能用显示记录仪器重现放大后的原始被测信号,即应变变化的情况。但如果采用普通的交流—直流检波,则所得的输出信号,仅能反映应变的幅值变化情况,至于是拉应变还是压应变,即应变的正负方向是无法鉴别的,为了解决应变的正负方向问题,通常采用一种特殊检波电路——相敏检波电路。

图 4-4 是由二极管组成的桥式环形相敏检波电路。四个特性一致的二极管 D_n,通过两变压器 B_1、B_2,分别输入前述的幅值调制波 e_y 和参考电压 U,参考电压是由应变电桥交流电源供给的同一个载波信号。

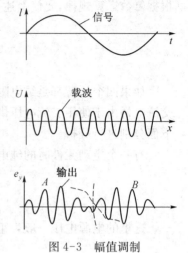

图 4-3　幅值调制

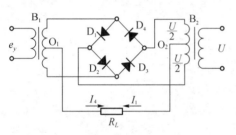

图 4-4　环形相敏检波器

根据前面的分析,当应变信号处于正半周时,幅值调制波与载波信号同相;当应变信号处于负半周时,调制波与载波反相。应变的正负方向问题,通常采用相敏检波电路来解决。

相敏检波就是利用调制波 e_y 与载波 U 的这种同相或反相的关系,来鉴别应变信号的正或负,以达到识别是拉应变或压应变的目的。

下面讨论相敏检波电路如何实现这一目的。

因 U 与 e_y 载波频率相同,调节二者的增益或衰减使 $U>2e_y$,R_L 为负载电阻,O_1、O_2 为两变压器输出抽头。

晶体二极管加正向电压时导通;电压反向时,理论上电阻应为无限大。故在 e_y 与 U 同相,且为正半周时,可以鉴别出四个二极管中仅有 D_1 和 D_4 导通,电流可由两个回路流通,如图 4-5(a)所示。

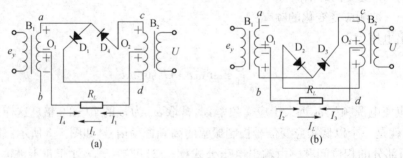

图 4-5　相敏检波器工作原理

一路是沿 $\rightarrow c \rightarrow D_4 \rightarrow a \rightarrow O_1 \rightarrow R_L \rightarrow O_2 \rightarrow$ 回路的电流 I_4,在此回路中起作用的电势是 $\left(\dfrac{U}{2}-\dfrac{e_y}{2}\right)$;另一路是沿 $\rightarrow O_2 \rightarrow R_L \rightarrow O_1 \rightarrow a \rightarrow D_1 \rightarrow d \rightarrow$ 回路的电流 I_1,在此回路中起作用的

电势是 $\left(\dfrac{U}{2}+\dfrac{e_y}{2}\right)$。

这两路电路在 R_L 上方向是相反的,但最终表现的结果是起作用电势大的电流占优势,从而在 R_L 上流过的电流为 (I_1-I_4)。

同理,在 e_y 与 U 同相,但同为负半周时,可以鉴别 D_2 与 D_3 导通,也可分析出 R_L 上通过的总电流与前述情况完全相同,见图 4-5(b)。

而在 U 与 e_y 反相时,无论是两个中任何一个为正或负时,根据上面的原理同样可分析出流过 R_L 的总电流与前一种情况相反,其波形变化见图 4-6。

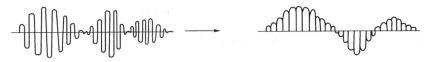

图 4-6 相敏检波形图

这样,由 R 上流过电流的方向,即可分辨出 e_y 的正负而分辨方向。

经过相敏检波后的信号,再通过一个低通滤波器,将其中的高频成分滤掉,就恢复了原来信号的波形,但其幅值已经放大。

4.1.3 应用平衡电桥测量电阻、电感和电容

1. 测量电阻

如图 4-7 所示,该电桥称为惠斯登电桥,电桥的平衡条件为:

$$R_1 \cdot R_x = R_2 \cdot R_4; \quad R_x = \frac{R_2 \cdot R_4}{R_1}$$

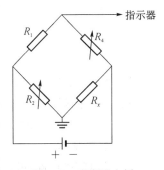

图 4-7 惠斯登电桥

一般取 R_1 为固定电阻,取 R_2 为调节平衡的可变电位器,取 R_4 为改变量程的倍率选择电阻。因而可通过调节倍率选择旋钮改变 R_4,然后调节平衡旋钮 R_2,使电桥达到平衡。

有时测量电阻时也采用 50 周交流电源,这种较低的电源频率可以避免寄生电感对测量的影响。

2. 测量电感

一般根据电感线圈 Q 值的不同,采用两种测量电路。对于空芯线圈,由于其低频时 Q 值较低,一般采用马氏电桥,如图 4-8(a)所示;对于带有铁芯的线圈,在低频时 Q 值较高,一般采用海氏电桥,如图 4-8(b)所示。

由电路图 4-8(a)可知,马氏电桥的平衡条件为:

$$L_x = R_2 \cdot R_4 \cdot C$$

$$R_x = \frac{R_2 \cdot R_4}{R_3}$$

$$Q_x = \frac{\omega L_x}{R_x} = \omega R_3 C$$

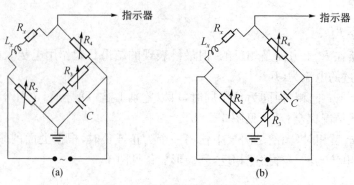

图 4-8　测量电感的电桥电路

由电路图 4-8(b)可知,海氏电桥平衡条件为:

$$L_x = \frac{R_2 \cdot R_4 \cdot C}{1 + (\omega R_3 C)^2}$$

$$R_x = \frac{R_3 \cdot R_2 \cdot R_4 (\omega C)^2}{1 + (\omega R_3 C)^2}$$

$$Q_x = \frac{\omega L_x}{R_x} = \frac{1}{\omega R_3 C}$$

当 Q 值很高时,上式或可简化成:

$$L_x = R_2 \cdot R_4 \cdot C$$

$$R_x = R_2 \cdot R_4 \cdot R_3 (\omega C)^2$$

$$Q_x = \frac{1}{\omega R_3 C}$$

由此可见,这两种电路的 L_x 都可由 R_2、R_4 和 C 的大小来决定。一般 C 为固定值,故 L_x 可用 R_2、R_4 的刻度直接读出。另外,与 C 相串联的电阻 R_3 用以调节相位平衡,可直接进行刻度以表示被测线圈的 Q 值。

3. 测量电容

测量电容的电路如图 4-9 所示,该电桥也称为电阻比率式电桥。

电阻比率式电桥的平衡条件可由电路求出,得:

$$C_x = \frac{R_3}{R_4} C$$

$$R_x = \frac{R_4}{R_3} R_2$$

$$\tan \delta_x = \frac{1}{Q_x} = \omega R_x C_x = \omega R_2 C$$

一般选取 C 为固定电容,改变电阻 R_3 来调节电抗平衡,可用 R_3 的度盘刻度表示 C_x 的数值。改变倍率读数电阻 R_4 用以改变量程。另外,当 C 固定时,在电源频率为已知的条件下,则串接在 C 上的可变电阻 R_2 的度盘刻度即可用来表示被测电容的损耗因数 $\tan\delta$ 的大小。

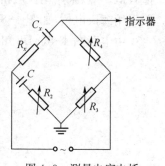

图 4-9　测量电容电桥

4.1.4 应用不平衡电桥测量

1. 不平衡电桥的基本原理

应用不平衡电桥测量变化着的电阻、电感和电容。在生物医学中有些生理参数(如人体组织或器官的位移)是一些连续变化着的物理量,对这些连续变化的物理量可以借助不平衡电桥进行检测。与平衡电桥相比,不平衡电桥的精度要差一些,但它能连续地直接显示出被测量的数值变化,使用也很方便,故在生物医学的测量中得到了广泛的应用。现将不平衡电桥的基本原理作一简要的介绍。

根据前面电桥基本理论推导中所得到的关系式:

$$I = \frac{U_i}{\Delta_0}(Z_4 \cdot Z_2 - Z_1 \cdot Z_3)$$

其中

$$\Delta_0 = \begin{vmatrix} Z_3 + Z_2 & -Z_2 & -Z_3 \\ -Z_2 & Z_1 + Z_2 + Z_y & -Z_y \\ -Z_3 & -Z_y & Z_3 + Z_4 + Z_y \end{vmatrix}$$

将 Δ_0 展开,得:

$$\Delta_0 = Z_y(Z_2 + Z_3)(Z_1 + Z_4) + Z_1 \cdot Z_4(Z_2 + Z_3) + Z_2 \cdot Z_3(Z_1 + Z_4)$$

即:

$$I = \frac{U_i(Z_2 \cdot Z_4 - Z_1 \cdot Z_3)}{Z_y(Z_2 + Z_3)(Z_1 + Z_4) + Z_1 \cdot Z_4(Z_2 + Z_3) + Z_2 \cdot Z_3(Z_1 + Z_4)}$$

电桥输出电压为:

$$U_o = IZ_y = \frac{U_i Z_y(Z_2 \cdot Z_4 - Z_1 \cdot Z_3)}{Z_y(Z_2 + Z_3)(Z_1 + Z_4) + Z_1 \cdot Z_4(Z_2 + Z_3) + Z_2 \cdot Z_3(Z_1 + Z_4)}$$

上两式表示不平衡交流电桥的输出电压、输出电流与桥路中四臂阻抗的基本关系。

当电桥四臂为电阻时,即采用直流电桥进行测量时,其输出电压、输出电流与四臂阻抗的关系可用下面两式表示:

$$I = \frac{U_i(R_2 R_4 - R_1 R_3)}{R_y(R_2 + R_3)(R_1 + R_4) + R_1 R_4(R_2 + R_3) + R_2 R_3(R_1 + R_4)}$$

$$U_o = \frac{U_i R_y(R_2 R_4 - R_1 R_3)}{R_y(R_2 + R_3)(R_1 + R_4) + R_1 R_4(R_2 + R_3) + R_2 R_3(R_1 + R_4)}$$

由上可知,对于直流电桥或交流电桥,总希望在相同的输入量变化的条件下,得到较大的输出电压或电流,并希望输出量与输入量之间成线性关系,也就是说,希望电桥的灵敏度高,线性关系好。

2. 医用传感器的桥臂接入形式

在生物医学测量中,将医用传感器接入桥路作为桥臂,一般有如下几种接法。

1) 单臂工作电桥:即电桥一臂接入传感器,其他三臂采用固定电阻,如利用热敏电阻测温即是单臂工作电桥,如图

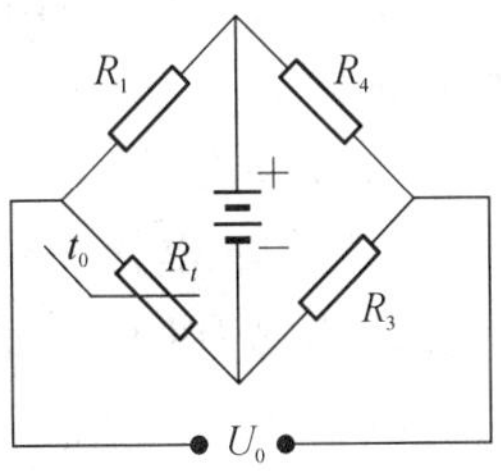

图 4-10　单臂工作测温电桥

4-10 所示。

2）双臂工作电桥：亦称半桥形式，它是电桥两臂接入传感器。在双臂工作电桥中，又可分为卧式桥和立式桥，如图 4-11 所示。

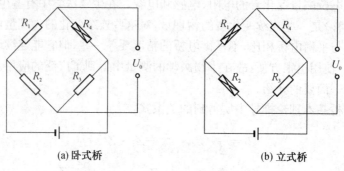

(a) 卧式桥　　　　(b) 立式桥

图 4-11　双臂工作电桥的两种形式

在一些利用差动电感或差动电容进行测量人体器官的位移变化时，经常采用这种双臂工作电桥。

3）全桥形式：亦称全等臂电桥，即电桥四臂都接入传感器，如应变仪就是采用全桥形式进行测量，如图 4-12 所示。

在利用不平衡电桥进行测量时，在初始状态，即测量以前，一般将测量电路调整到使输出电压为零，也就是使电桥在测量前处于平衡状态。这样可以消除电桥的恒定输出量，使电桥输出电压只与传感器转换成的电阻变化值有关，因此可以直接读出被测量数值。

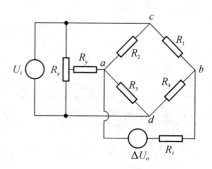

图 4-12　全臂工作的应变仪电桥

3. 不同桥臂接入形式下的灵敏度

以上介绍了医用传感器接入桥臂的几种形式，下面介绍当电桥作上述连接，并处于不同的工作状态时，其灵敏度和线性度的大小。

一般根据电桥输出形式，即将电桥分成电压输出和功率输出。所谓电压输出是指电桥输出端采用输入阻抗很高的指示器进行测量，例如，桥路的输出端接应变仪放大器，其放大器的输入阻抗很高，电桥的输出端可以认为是开路状态，即只有电压输出，这样的电桥亦称为电压桥。当电桥的输出端接检流计时，即用检流计作电桥输出指示，则要求检流计得到最大的功率，即要求检流计内阻与电桥输出电阻相匹配，这样的电桥称为功率桥。显然，对于功率桥要求具有较大的电流（或功率）灵敏度，对于电压桥则要求具有较大的电压灵敏度，现分别介绍如下。

1）电流灵敏度

（1）当传感器接入一个桥臂时的电流灵敏度

设传感器为电阻传感器，R_1 为传感器初始电阻，ΔR 为其增量，R_1' 为传感器变化后的阻值，即 $R_1 = R_1' + \Delta R$。

将 R_1' 值代入上式，同时考虑到电桥的初始平衡条件，得：

$$I = R_3 U_i \frac{\Delta R}{a \Delta R + b}$$

其中

$$a = (R_y + R_4)(R_2 + R_3) + R_2 R_3$$

$$b = R_y (R_2 + R_3)(R_1 + R_4) + R_1 R_4 (R_2 + R_3) + R_2 R_3 (R_1 + R_2)$$

对于确定的电桥, a、b 均为常数, 由上式可知, 电桥的输出电流 I 与传感器的变化量 ΔR 是非线性关系, 其变化关系可用图 4-13 中的曲线表示。电桥的电流灵敏度 S 一般为:

$$S = \frac{\mathrm{d}I}{\mathrm{d}R} = \frac{R_3 U_i}{b} \frac{1}{\left(1 + \frac{a}{b} \Delta R\right)^2}$$

当电桥趋于平衡时, 即 $\Delta R \to 0$, 令此时的 $S = S_0$, 由上式得:

$$S_0 = \frac{R_3 U_i}{b}$$

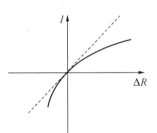

图 4-13　一臂接入传感器时输出电流 I 与 R 的关系曲线

由图 4-13 中的 I 与 ΔR 曲线和斜率可以看出, 当 $\Delta R \to 0$ 时, 其斜率最大, 即表示电桥处于平衡时, 其电流灵敏度最高。即:

$$S = S_0 \frac{1}{\left(1 + \frac{a}{b} \Delta R\right)^2}$$

(2) 全等臂电桥

设电桥为功率桥, 即 $R_y = R'$, 并且 $R_1 = R_2 = R_3 = R_4 = R'$, 代入上式得 $a = 5R'^2$、$b = 8R'^3$, 即:

$$I = \frac{\Delta R U_i}{8 R'^2 + 5 \Delta R R'} = \frac{U_i}{R'} \frac{\Delta R}{8(R' + 5 \Delta R)}$$

一般在应变仪测量中, $\frac{\Delta R}{R'} < \frac{1}{100}$, 所以上式分母中 ΔR 项可以略去, 得:

$$I = \frac{U_i \Delta R}{8 R' R} = \frac{\Delta R U_i}{8 R'^2}$$

(3) 传感器接入相邻的两个桥臂

在实际测量中, 经常采用将两个传感器分别接入电桥相邻的两臂, 同时使两个传感器转换成电量时, 其变化符号相反, 即采用差动式传感器。

设传感器分别接 R_1、R_4 两臂, 其变化量 $\Delta R_1 = -\Delta R_4 = \Delta R$, 并令电桥 $R_1 = R_4 = R''$, $R_2 = R_3 = R'$, 如图 4-14 所示。

$$I = \frac{[R''(R' + \Delta R) - (R' - \Delta R)R'']U_i}{4R_y R' R'' + (R' + \Delta R) \cdot 2R'' + 2R' R''^2}$$

$$= \frac{U_i \Delta R}{R_3 (2R_y + R_3 + R_4) - \Delta R^2}$$

109

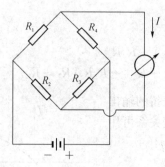 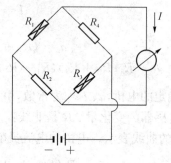

图 4-14 传感器接入相邻的两个桥臂　　　图 4-15 传感器分别接入相对的两个桥臂

（4）传感器接入相对的两个桥臂

传感器接入相对的两个桥臂，如图 4-15 所示。

要求两个传感器转换成的电量变化符号相同，设电桥为四臂相等的等臂电桥，即 $R_1 = R_2 = R_3 = R_4 = R$、$R_y = R$，将传感器分别接入 R_1 和 R_3 两个臂，令 $\Delta R_1 = \Delta R_3 = \Delta R$，得：

$$I = \frac{U_i \Delta R}{4R^2 + 3R\Delta R}$$

2）电压灵敏度

当电桥输出为电压输出时，其测量电路将具有较高的输入阻抗，设 $R_y \to \infty$，则：

$$U_o = \frac{(R_2 R_4 - R_1 R_3)U_i}{(R_1 + R_4)(R_2 + R_3)}$$

根据上式，可分别求出电桥作各种连接时，其输出电压的大小，由此即可确定其电压灵敏度的数值。

（1）传感器接入一臂的等臂电桥

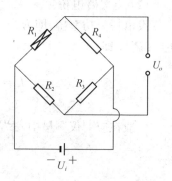

如图 4-16 所示，设传感器接入桥臂 R_1，其中 $R_1 = R_2 = R_3 = R_4 = R$、$R_1 = R + \Delta R$，得：

$$U = \frac{-R\Delta R U_i}{2R(2R + \Delta R)}$$

取传感器电阻的相对变化率 $\varepsilon = \dfrac{\Delta R}{R}$，代入上式得：

$$U_o = \frac{-\varepsilon U_i}{4 + 2\varepsilon}$$

图 4-16 一臂接入传感器的等臂电桥

一般将 $\dfrac{U_o}{U_i}$ 定义为电压灵敏度，即：

$$\frac{U_o}{U_i} = -\frac{\varepsilon}{4 + 2\varepsilon}$$

由上式不难看出，其电压灵敏度与传感器阻值的相对变化率 ε 不成线性关系，只有当 ε 很小，满足 $2\varepsilon \ll 4$ 时，才存在近似的线性关系，即 $\dfrac{U_o}{U_i} = -\dfrac{1}{4}\varepsilon$；值得指出的是电源电压 U_i 的不稳定,将直接影响电压灵敏度的数值。另外,应该注意当 $\varepsilon > 0$ 时,输出电压 U_o 为负值。

(2) 等臂电桥全桥工作状态

如图 4-17 所示,其中电桥四臂都分别接有传感器,并且相邻两臂电阻变化符号相反,相对两臂电阻变化符号相同,即 $R_1 = R_3 = R + \Delta R$、$R_2 = R_4 = R - \Delta R$,将上述条件代入,得:

$$U_o = -\varepsilon U_i$$

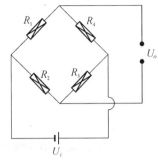

由此可见,等臂电桥全桥工作时,其电桥输出电压 U_o 与传感器的电阻相对变化率 ε 成线性关系,这里由于充分地利用传感器的双差动作用(R_1 与 R_4;R_2 与 R_3),使 U_o 具有较大的数值,若 U_i 增大时,则 U_o 可作线性增大,但是 U_i 的增大将受到传感器允许功耗的限制,故 U_i 的增大将有一允许范围,受到一定的限制。

图 4-17　等臂电桥全桥工作

(3) 传感器接入 R_1 桥臂且 $R_1 = R_2 = R'$、$R_3 = R_4 = R''$ 时的工作状态

设传感器电阻的变化量为 ΔR,则 $R_1 = R + \Delta R$,将上述关系式代入得:

$$U_o = \frac{-R'' \Delta R}{(R + R'')(R + \Delta R + R'')} U_i$$

设 $\dfrac{\Delta R}{R''} = \varepsilon$,$\dfrac{R'}{R''} = m$,则上式可简化成:

$$U_o = \frac{-\varepsilon}{(1+m)(1+\varepsilon+m)} U_i$$

由此可见,在这种特定条件下,输出电压 U_o 与电源电压 U_i 阻值的相对变化率 ε 及臂比 m 有关,一般可通过调整 ε、m 和电源电压 U_i 的数值来改变输出电压 U_o 的大小。

3) 不平衡交流电桥的灵敏度

一般应用不平衡交流电桥测量传感器的阻抗变化时,多采用电压输出,即要求测量电路的输入阻抗比较大,即 $|Z_y| \gg |Z_1|$、$|Z_y| \gg |Z_2|$、$|Z_y| \gg |Z_3|$、$|Z_y| \gg |Z_4|$,当考虑了上述条件后,则可得:

$$U_o = \frac{Z_2 Z_4 - Z_1 Z_3}{(Z_1 + Z_4)(Z_2 + Z_3)} U_i$$

下面分别介绍不平衡交流电桥连接时的电压灵敏度。

(1) 等臂电桥单臂工作状态

如图 4-18 所示,其中传感器接入 Z_4 桥臂,$Z_4 = Z + \Delta Z$、$Z_1 = Z_2 = Z_3 = Z_4 = Z$,考虑了上述条件,并略去分母中 ΔZ 的影响,得:

$$U_o = \frac{\Delta Z}{4Z} U_i$$

电压灵敏度为:

$$\frac{U_o}{U_i} = \frac{\Delta Z}{4Z}$$

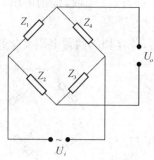

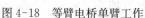

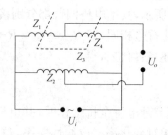

图 4-18　等臂电桥单臂工作　　图 4-19　差动式电感传感器电桥测量电路

（2）传感器接入相邻两个桥臂的等臂电桥

现以差动式电感传感器电桥测量电路为例，如图 4-19 所示。其中 Z_1、Z_4 为差动式电感传感器转换成的电抗，Z_2、Z_3 为电桥对称阻抗桥臂。

调整时，令初始状态电桥平衡，并略去线圈中电阻损耗，则各臂阻抗可简化成 $Z_2 = Z_3 = j\omega L$、$Z_1 = j\omega(L + \Delta L)$、$Z_4 = j\omega(L - \Delta L)$，将上述条件代入，得：

$$U_o = \frac{1}{2}\frac{\Delta L}{L}U_i$$

电压灵敏度为：
$$\frac{U_o}{U_i} = \frac{\Delta L}{2L}$$

由此可见，双臂差动电桥的电压灵敏度比前面的单臂工作提高一倍。

4.2　生物电放大器的基本要求

生物电放大器的主要作用是将微弱的生物电信号进行放大，以备进一步处理、记录或显示。根据生物电信号的特点，所有生物电放大器必须满足下面一些基本要求。

1. 高增益：生物电信号的特点之一，是信号幅度很小，如 ECG 信号为 $0.5 \sim 4$ mV、EEG 信号为 $5 \sim 300~\mu V$、EMG 信号为 $0.1 \sim 5$ mV、EOG 信号为 $50 \sim 350~\mu V$ 等。因为信号很微弱，故为了使信号足以推动记录器或显示器工作，要求放大器具有高增益，一般要求大于 60 dB，具体还应视生物电信号的强弱而定。

2. 高共模抑制比：生物电信号一般都用双极性的两个电极导引，而且两个电极都是对地对称的，因此采用差动输入放大器是很合适的；又因为双极性电极对地常常具有大于信号幅值的共模电压，为了减小共模电压产生的干扰，就要求放大器具有足够高的共模抑制比（CMRR），一般要求 CMRR＞75～80 dB。

3. 低噪声：由于生物电信号都是微弱的交流信号，为防止噪声将信号淹没，有足够的信噪比，就要求放大器具有低的噪声。

4. 低漂移：放大器漂移电流的频率和幅值与一般生物电信号的频率和幅值很接近。为了防止漂移造成的干扰，提高测量准确度，就要求放大器具有低漂移特性。

5. 高输入阻抗：由于生物电源是一个输出阻抗很高的近似恒流源，为了减轻对信号源的负载影响,必须要求放大器具有高输入阻抗。从电极极化电压来看,增大输入阻抗,减小负载电流,可以减小信号失真。一般来说,要求心电放大器的输入阻抗大于 2 MΩ,脑电放大器大于 5 MΩ。

6. 适当的频响:生物电放大器的频响应适合所要放大的生物电信号的频率范围。但并不是频响越宽越好,如脑电放大器的频响宽度有 0~150 Hz 就够了。如果将放大器的频响设计为 0~10 kHz,那么反而会使肌电信号等无用信号混入,严重影响脑电放大器工作,不能确保有用信号的最佳信噪比。

7. 设置保护电路:对临床医疗设备来说,在放大器输入端所产生的电流或电压,很可能通过电极或其他途径使病人受到微电击或宏电击。为此,放大器输入端必须有隔离电路和保护电路,以确保通过电极回路的电流保持在安全电平以下,并使由此电流产生的干扰减低到最小程度。

8. 有快速校准放大器增益的能力:在记录和分析生物电信号时,不仅需要知道信号的形状,而且需要定量地分析它们的幅度大小。为此放大器常需要一个能瞬时接入输入端的标准电位,从而比较出被分析的信号电平大小。

此外,对于一些特殊的生物电放大器,还有一些额外的要求,这就要根据具体放大器而定。

4.3 生物电放大器的常用电路

根据对生物电放大器的基本要求,运算放大器的特性满足上述某些要求,因此运算出放大器适宜用于的生物电放大器电路。

4.3.1 理想运算放大器

运算放大器的符号和等效电路如图 4-20 所示。

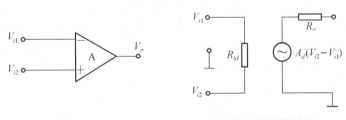

(a) 运算放大器表示符号　　　　(b) 运算放大器等效电器

图 4-20　运算放大器

理想运算放大器应有下列特性:

1. 开环差模放大倍数为无限大,即 $A_d = \infty$;
2. 差模输入阻抗为无限大,即 $R_{id} = \infty$;
3. 无偏置电压时输出为零,即当 $V_1 = V_2$ 时,$V_o = 0$;
4. 输出阻抗为零,即 $R_o = 0$;
5. 无频响限制,无相移,即 $f_N = \infty$。

根据上述理想特性可以引出两个基本法则。

法则一 若运算放大器的输出电压在它的线性范围内,则其两个输入端电压相等。本法则可用反证法证明:若 $V_{i1} \neq V_{i2}$,则 $V_o = A_o(V_{i1} - V_{i2}) = \infty$,对于运算放大器的有限电源电压,会发现这是不可能的。

法则二 运算放大器的任一输入端都无电流流入。本法则证明如下:因为运算放大器输入阻抗 $R_{id} = \infty$,所以不可能有电流流入无限大阻抗。

4.3.2 反相输入放大器

反相输入放大器如图 4-21 所示。Σ 为反相输入的虚地点,因为 $I_\Sigma = 0$、$V_\Sigma = 0$、$I_1 = I_F$,所以:

$$V_o = -F_F R_F = -I_i R_F = -\frac{V_i}{R_i} R_F \qquad (4-17)$$

反相输入放大器的增益:

$$A_F = V_o/V_i = -R_F/R_i \qquad (4-18)$$

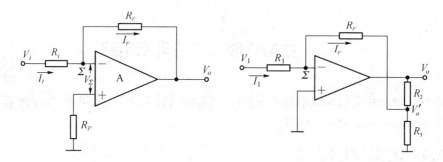

图 4-21　反相输入放大器　　　　图 4-22　高输入阻抗反相放大器

由于电路中存在着电压负反馈,所以输入、输出阻抗都较低,输入阻抗近似为输入电阻,即 $R_{id} \approx R_i$,输出阻抗近似为 R_o/A_o。可见这种反相输入放大器的输入阻抗不能符合要求。因此,为了保证放大器有一定的增益,而 R_F 又不致过大,则可采用高输入阻抗反相放大器,如图 4-22 所示。由图可得如下关系:

$$V_o' = \frac{V_o R_3}{R_2 + R_3}; \quad I_F = -\frac{V_0'}{R_F}; \quad I_1 = \frac{V_1}{R_1} \qquad (4-19)$$

因为 $I_F = I_1$,即:

$$-\frac{1}{R_F}\frac{V_o R_o}{R_2 + R_3} = \frac{V_1}{R_1}$$

所以

$$A_F = \frac{V_o}{V_i} = -\frac{R_F}{R_1}\left(1 + \frac{R_2}{R_3}\right) \qquad (4-20)$$

这样,电路增益不仅取决于 R_F,而可由 R_2、R_3 调节,这就解决了既保证放大器有一定的增益,而 R_F 又不致过大的问题。

4.3.3　同相输入放大器

同相输入放大器如图 4-23 所示。对于理想运算放大器,两个输入端电压相等;$V_\Sigma = V'_\Sigma$,即 $V_\Sigma = V_i$。因为 $I_\Sigma = 0$,$I_F = I_i$,即:

$$\frac{V_i - V_o}{R_F} = -\frac{V_i}{R_1}$$

所以放大器的增益:

$$A_F = V_o / V_i = 1 + R_F / R_i \tag{4-21}$$

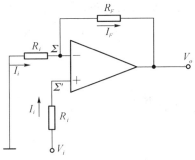

图 4-23　同相输入放大器

同相放大器的输出阻抗很小($\approx R_o / A_d$),输入阻抗却很大($\approx A_d R_{id}$)。因为它具有高输入阻抗和低输出阻抗,所以被广泛用作阻抗变换电路。

图 4-23 电路中,如果取 $R_i = \infty$(开路),$R_F = 0$(短路),则构成电压跟随器,其电路增益 $A = V_o / V_i = 1$。

4.3.4　差动输入放大器

由于生物电信号一般都由双极性的两个电极导出,因此差动输入放大器是一种普遍应用的生物电放大器。

图 4-24 为差动输入放大器电路图。图(a)表示在放大器输入端同时存在差模输入和共模干扰的情况,图(b)是由图(a)向图(c)的一种过渡画法。其中 V_d 为输入端差模电压(有用信号),V_c 为输入端共模电压(干扰电压)。

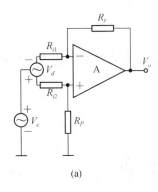

(a)

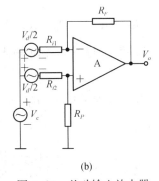

(b)

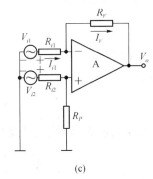

(c)

图 4-24　差动输入放大器

1. 放大器的增益

由图 4-24(c)可得：

$$V_{i1} = V_c - V_d/2 \qquad (4-22)$$

$$V_{i2} = V_c + V_d/2 \qquad (4-23)$$

从式(4-22)和式(4-23)可得：

$$V_d = V_{i2} - V_{i1} \qquad (4-24)$$

$$V_c = (V_{i1} + V_{i2})/2 \qquad (4-25)$$

对于理想运算放大器，根据基本法则，可得：

$$I_F = I_{i1} \qquad (4-26)$$

即：

$$\left(V_{i1} - \frac{V_{i2}}{R_{i2} + R_P}R_P\right)\frac{1}{R_{i1}} = \left(\frac{V_{i2}}{R_{i2} + R_P}R_P - V_o\right)\frac{1}{R_{F1}} \qquad (4-27)$$

可解得：

$$V_o = \left(1 + \frac{R_{F1}}{R_{i1}}\right)\left(\frac{R_P}{R_{i2} + R_P}\right)V_{i2} - \frac{R_{F1}}{R_{i1}}V_{i1} \qquad (4-28)$$

把式(4-22)和式(4-23)代入式(4-28)，得：

$$V_o = \left[\left(1 + \frac{R_{F1}}{R_{i1}}\right)\frac{R_P}{R_{i2} + R_P} - \frac{R_{F1}}{R_{i1}}\right]V_c + \frac{1}{2}\left[\left(1 + \frac{R_{F1}}{R_{i1}}\right)\frac{R_p}{R_{i2} + R_P} + \frac{R_{F1}}{R_{i1}}\right]V_d \qquad (4-29)$$

上式右边第一项是由输入端的共模电压引起，第二项是由输入端差模电压引起。如果适当选择外部电路的参数，使输出共模分量为零，即：

$$\left(1 + \frac{R_{F1}}{R_{i1}}\right)\frac{R_P}{R_{i1} + R_P} - \frac{R_{F1}}{R_{i1}} = 0 \qquad (4-30)$$

则共模电压 V_c 的影响可以完全消除。

为了补偿放大器输入平衡偏置电流及其漂移的影响，外部电路还必须满足平衡对称要求，即应该满足条件：

$$R_{i1}//R_{F1} = R_{i2}//R_P \qquad (4-31)$$

综合考虑式(4-30)和式(4-31)后，可得基本差动输入放大器的外部回路电阻匹配条件为：

$$R_{i1} = R_{i2} = R_i;\ R_P = R_{F1} = R_F \qquad (4-32)$$

在满足上述匹配条件下，可改写为：

$$A_F = \frac{V_o}{V_d} = \frac{V_o}{V_{i2} - V_{i1}} = \frac{1}{2}\left(\frac{R_F}{R_i} + \frac{R_F}{R_i}\right) = \frac{R_F}{R_i} \qquad (4-33)$$

上式即是电路闭环差模增益表达式；而电路的共模增益 $A_{FCR} = 0$。

从上面分析可以得到两点：① 在运算放大器具有理想特性、外部回路满足电阻匹配条件时，基本差动放大器只对差动输入信号有增益，而不反映共模输入电压；② 理想闭环增益仅由外部回路电阻之比决定，与放大器本身参数无关。

当放大器外部回路不满足匹配条件时，电路出现共模增益：

$$A_{FCR} = \frac{V_{oc}}{V_c} = \frac{V_c}{\frac{1}{2}(V_{i2} + V_{i1})} = \left(1 + \frac{R_{F1}}{R_{i1}}\right)\frac{R_P}{R_{i2} + R_P} - \frac{R_{F1}}{R_{i1}} \tag{4-34}$$

2. 共模抑制比

基本差动放大器的实际共模抑制能力取决于两个因素：一个是式(4-32)表示的电阻匹配精度，另一个是运算放大器本身实际共模抑制比的大小。下面分别进行讨论。

1) 当电阻失配时，电路的闭环共模增益 A_{FCR} 不等于零，从而使共模抑制比不再为无限大。

设电阻匹配公差分别为：

$$R_{i1} = R_I(1 \pm \delta_{i1}), \ R_{F1} = R_F(1 \pm \delta_{F1}), \ R_{i2} = R_I(1 \pm \delta_{i2}), \ R_{F2} = R_F(1 \pm \delta_{F2})$$

将上面各值代入式(4-34)，得：

$$A_{FCR} = \frac{\pm \delta_{i1} \mp \delta_{F1} \mp \delta_{i2} \pm \delta_p \pm \delta_{i1}\delta_p \mp \delta_{i2}\delta_{F1}}{(1 \pm \delta_{i1})(1 \pm \delta_p) + \frac{R_i}{R_F}(1 \pm \delta_{i2})(1 \pm \delta_{i1})} \tag{4-35}$$

考虑到 δ_{i1}、δ_{i2}、δ_p、δ_{F1}，均远小于1，则上式可简化为：

$$A_{FCR} \approx \frac{\pm \delta_{i1} \mp \delta_{F1} \mp \delta_{i2} \pm \delta_p}{1 + \frac{R_i}{R_F}} \tag{4-36}$$

在最坏组合条件下，

$$A_{FCR} \approx \frac{\pm \delta_{i1} \mp \delta_{F1} \mp \delta_{i2} \pm \delta_p}{1 + \frac{R_i}{R_F}} = \frac{\delta_{i1} + \delta_{F1} + \delta_{i2} + \delta_p}{1 + 1/A_F} \tag{4-37}$$

若各项公差相等，即 $\delta_{i1} = \delta_{i2} = \delta_p = \delta_{F1} = \delta$，则：

$$A_{FCR} \approx \frac{4\delta}{1 + 1/A_F} \tag{4-38}$$

因此，由外部回路电阻失配所限定的电路共模抑制比：

$$CMRR_R = \frac{A_F}{A_{FCR}} \approx A_F \frac{1 + 1/A_F}{4\delta} = \frac{A_F + 1}{4\delta} \tag{4-39}$$

可见，δ 越大或闭环增益 A_F 越小，则放大器的 $CMRR_R$ 越小。

2) 基本差动运算放大器的 $CMRR$ 不仅与 $CMRR_R$ 有关，还与运算放大器本身的共模抑制比 $CMRR_1$ 有关。由 $CMRR_1$ 有限所造成的影响折合到放大器输入端的共模误差电压为 $V_c/CMRR_1$。

因此,综合电阻失配及 $CMRR_1$ 有限两项因素,在电路输出端的共模电压总和:

$$V_{oc} = A_{FCR}V_c + A_F \frac{V_c}{CMRR_1} \tag{4-40}$$

电路共模总增益:

$$A_{FC} = \frac{V_{oc}}{V_c} = A_{FCR} + \frac{A_F}{CMRR_1} = \frac{A_F}{CMRR_R} + \frac{A_F}{CMRR_1} \tag{4-41}$$

电路的共模抑制比:

$$CMRR = \frac{A_F}{A_{FC}} = \frac{A_F}{\dfrac{A_F}{CMRR_R} + \dfrac{A_F}{CMRR_1}} = \frac{CMRR_1 \cdot CMRR_R}{CMRR_1 + CMRR_R} \tag{4-42}$$

基本差动放大器的 $CMRR$ 不高,这是基本差动放大器的主要缺点。

3) 基本差动放大器的输入阻抗利用等效电路方法,当加入差动电压 V_d 时,求出差动输入电流 I_d,则差模输入电阻:

$$R_{1d} = V_d/I_d = 2R_{1c} \tag{4-43}$$

同样方法可以求得共模输入阻抗:

$$R_{1c} = V_c/I_c = \frac{1}{2}(R_1 + R_F/r_c) \tag{4-44}$$

其中,r_c 为运算放大器本身的共模输入电阻。因为 $r_c \gg R_F$,所以:

$$R_{1c} = \frac{1}{2}R_1 \tag{4-45}$$

由以上分析可知,基本差动放大器的输入电阻与 R_i 有关,为了保证放大器有足够增益,不能取得太大,这就限制了放大器输入电阻的提高。

4.3.5 电桥放大器

这种放大器主要用作测量叠加在共模电压上的微小差动信号。它们又常被称为传感器放大器、误差放大器或测量放大器。它的输入信号经常是电桥电路的输出电压。图 4-25 为电桥放大器电路图。图中 R 是传感器的变换元件,它把测量对象的温度或压力等物理参量转换成电阻或电压。例如,光敏电阻器把光转换成电阻值、热敏电阻器把温度转换成电阻值、应变仪把机械压力转换成电阻值、热电偶把温度转换成电压等。

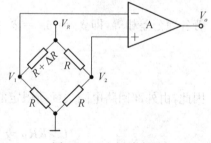

图 4-25 电桥放大器

当被测物理量无变化(即 $\Delta R = 0$)时,四个桥臂的电阻值相等,电桥处于平衡状态 $V_1 = V_2 = V_R/2$,此时输出电压 $V_o = 0$。

当被测物理量发生变化(即 $\Delta R \neq 0$)时,电桥失去平衡,$V_1 = \dfrac{R}{2R + \Delta R}V_R$、$V_2 =$

$\frac{1}{2}V_R$，此时放大器输出电压：

$$V_o = A(V_2 - V_1) = AV_R \frac{\Delta R}{4R + 2\Delta R} \tag{4-46}$$

考虑到 ΔR 很小，可以假定 $\Delta R \ll R$，于是：

$$V_o = AV_R \frac{\Delta R}{4R} \tag{4-47}$$

在 ΔR 很小时，放大器输出与 ΔR 为线性关系。

4.3.6 光耦合放大器

光耦合放大器也是医学仪器中常用的一种隔离放大器。它是将信号转换成光强弱变化。通过空间光耦合传送信号。完成光耦合作用的器件称为光耦合器或光隔离器。早期的光隔离器是把发光二极管和光敏电阻器或光敏三极管装接在一起。现在已经把 LED（发光二极管）和光敏晶体管组合在一起构成集成光隔离器。

根据光电转换形式不同，光耦合放大器可以分为载波法和直接法两种。载波法光耦合放大器，除了用光隔离器替代变压器以外，其余均与前面所介绍的载波放大器相同。由于受集成光隔离器频响的限制，故很少采用，最近由于它的频响问题已获解决，才开始较多地应用。

直接法光耦合放大器电原理如图 4-26 所示。该电路采用直流变换器作为隔离级的电源，它使放大器 A 与交流电源隔离，A 的输出推动光隔离器中的 LED。晶体管 T_1 为一串联开关，它将 A 的模拟信号成比例地变成 LED 的光输出。通常 T_1 管通过足够大的电流，使 LED 处于工作曲线的线性段。光信号通过 LED 与光晶体管之间的耦合，由光晶体管将光信号转为电信号，再经 RC 电路耦合至未隔离边放大器。

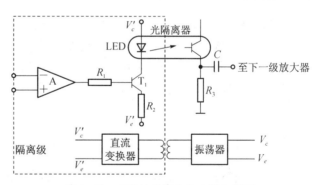

图 4-26　直接法光耦合放大器电原理

4.3.7 斩波放大器

在医学仪器测量中，遇到的常常是微弱而缓慢变化的生物电信号。如果用直流放大臂来放大这些信号，则噪声和直流偏移问题难以解决。要把微弱信号放大到足够显示或记录的电平，就需要高增益的放大器，而这将使噪声和偏移问题更加突出。解决的办法是把缓变信号变换成交流放大器能通过的信号，斩波放大器就是完成这种功能的电路。医学仪器中，斩波放大器多用 400 Hz 作为斩波器的激励信号频率，少数也有使用 50 Hz、100 Hz 和 1 kHz 的。

图 4-27 所示为一机械斩波放大器，它的基本结构是一个磁性驱动的机械开关。当线圈通以 400 Hz 的斩波信号时，活动开关交替接通触点 1 和 2，因此运算放大器 A_1 的输入端亦

交替地与输入信号 V_i 接通，A_1 的输出电压是一个频率为 400 Hz 的方波，其振幅与输入信号成正比。方波调幅信号经交流放大器 A_1 放大后，再经解调和滤波，恢复原来信号，然后经直流输出放大器 A_2 放大，得到足够的信号以供记录或显示之用。这种放大器可用于 EEG 和诱发电位的记录。

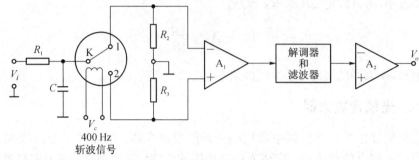

图 4-27　机械斩波放大器原理图

机械斩波器的触点接通时的电阻在 0.1 Ω 以下，断开时的电阻在 10^9 Ω 以上，这是目前任何其他种类斩波器都达不到的。机械斩波器的振动频率较低，约为 100~400 Hz，但这对于生物医学测量仪器一般是够用的。机械斩波器的一个缺点是在接点通断时有抖动和反跳，产生附加噪声，但它最主要的缺点是寿命短、接点易出故障。在医学仪器中，机械斩波器现在只应用在信号非常微弱的场合。

4.3.8　微电极放大器

玻璃微电极具有极高的内阻和不可略去的分布电容，这种低通特性会导致信号的严重失真。微电极测量对象的信号频率从细胞膜静息电位直至高频的兴奋细胞电位。为了不失真地检测频率为 0~10 kHz 的电压成分，需要用具有负电容补偿特性的微电极放大器。图 4-28 示出了微电极放大器的原理图。

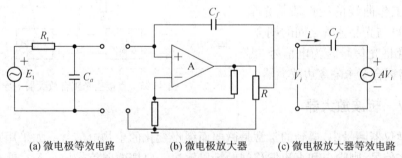

(a) 微电极等效电路　　　(b) 微电极放大器　　　(c) 微电极放大器等效电路

图 4-28　微电极放大器及等效电路

微电极放大器又称为负电容放大器，它是一种低增益、高输入阻抗和用 C_f 进行正反馈的同相输入放大器。图中 C_a 为微电极的分布电容，A 为放大器增益（假定 A 在通带内保持为常数）。根据放大器的等效电路[图 4-28(c)]，可得：

$$V_i = \frac{1}{C_f}\int i\mathrm{d}t + AV_i \tag{4-48}$$

上式可改写为：

$$V_i = \frac{1}{(1-A)C_f}\int i\mathrm{d}t \qquad (4-49)$$

于是，放大器输入端的等效电容即为 $(1-A)C_1$。如果 $A>1$，则这个等效电容是负值。放大器与微电极连接后，总电容为两个电容相加，即：

$$C = C_s + (1-A)C_f \qquad (4-50)$$

若 $C_s = (A-1)C_f$，则 $C=0$，相当于微电极输出电容 C_s 和 C_f 被中和。通过改变 C_f 值和调节电位器 R，可以使 C_s 得到良好的补偿，但反馈量不能过大，否则会引起电路振荡。实际调试时，可像测试微电极参数那样，在无关电极与地之间串入一方波阶跃电压，边调整中和电位器，边通断所加方波，直至示波器上得到最佳方波显示为止。

用于负电容补偿的放大器的输入阻抗，必须大于微电极本身电阻两个数量级，一般要求 10^{10} Ω，以保证有 1% 的测量精度。

4.4 生物电信号处理的常用电路

模拟电路对信号进行处理，包括信号运算（加法、减法、乘法、除法、平方、开方、微分、积分、对数、指数等运算）、信号比较、信号变换（A/D、D/A 等）和信号滤波等多种方式。

4.4.1 信号运算电路

1. 加法器

图 4-29 为一个反相加法器电路，它是在反相输入放大器的基础上增加若干个输入回路构成。

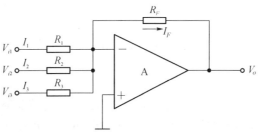

图 4-29 反相加法器

根据图 4-29，有如下关系：

$$V_o = -R_F I_F = -(I_1 + I_2 + I_3)R_F = -\left(\frac{V_{i1}}{R_1} + \frac{V_{i2}}{R_2} + \frac{V_{i3}}{R_3}\right)R_F \qquad (4-51)$$

当 $R_1 = R_2 = R_3$ 时，上式为：

$$V_o = -\frac{R_F}{R_1}(V_{i1} + V_{i2} + V_{i3}) \qquad (4-52)$$

因此,输出信号是输入信号的代数相加。

若要对某一输入端信号进行减法运算,只需在该输入端前串接一个反相器即可。

2. 乘法器

图 4-30 所示为乘法器电路。利用模拟乘法器,可以实现两个信号的相乘运算:

$$V_o = V_{i1}V_{i2} \tag{4-53}$$

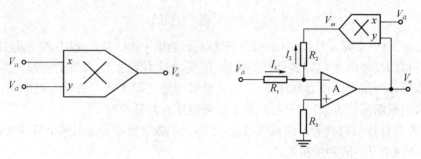

图 4-30 乘法器   图 4-31 除法器

3. 除法器

最常用的除法电路如图 4-31 所示。图中,相乘器置于运算放大器 A 的反馈回路中。如果运算放大器 A 有满意的特性,则根据理想运算放大器的特性,流过 R_1 的电流 I_1 等于流过反馈回路的电流 I_2,即 $I_1 = I_2$。设 $R_1 = R_2$,这时相乘器输出电压 V_m 与信号电压 V_{i1} 幅度相等,极性相反,即:

$$V_m = -V_{i1} \tag{4-54}$$

而相乘器输出电压 V_m 正比于它的输入电压乘积,即:

$$V_m = -V_{i1} = KV_{i2}V_o \tag{4-55}$$

式中 K 为相乘器的相乘增益,整理上式可得:

$$V_o = -\frac{1}{K}\frac{V_{i1}}{V_{i2}} \tag{4-56}$$

电路的输出电压反映了两个模拟量的比值,因此图 4-31 所示电路能实现两信号电压 V_{i1} 与 V_{i2} 的相除功能。

4. 平方运算器

平方运算实际上是一个模拟量的自乘运算。因此只要将待运算的模拟量同时加到相乘器的两个输入端,就能完成该模拟量的平方运算,如图 4-32 所示。

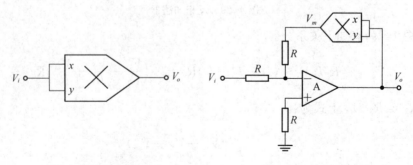

图 4-32 平方器   图 4-33 开方器

5. 开方运算器

开方(平方根)运算电路与除法电路很相似。其区别仅在于运算放大器反馈回路中相乘器的两个输入端是并接在一起的,如图 4-33 所示。由图可写出:

$$V_i = -V_m = -KV_o^2 \qquad (4-57)$$

整理上式可得:

$$V_o = \sqrt{-\frac{1}{K}V_i} \qquad (4-58)$$

由上式可见,只有当输入信号 V_1 为负电压时,此电路才可能完成平方根运算功能。实际上,当 V_i 为正电压时,运算放大器输出负电压,经相乘器后得正的 V_m,这导致反馈极性由负反馈变为正反馈,最终使运算放大器饱和于电源电压而停止正常工作。故图 4-33 所示电路是对负电压有效的开方器。

若需要进行正电压开方运算,可以采用负相乘增益的相乘器,电路的形式仍与图 4-33一样。该电路的运算关系式为:

$$V_o = \sqrt{\frac{1}{K}V_i} \qquad (4-59)$$

6. 微分器

图 4-34 所示的电路中,流过电容 C 的电流:

$$i = C\frac{\mathrm{d}V_i}{\mathrm{d}t} \qquad (4-60)$$

如果 $\mathrm{d}V_i/\mathrm{d}t$ 为正,则流过电阻 R 的电流 i 将产生负的输出电压 V_o:

$$V_o = -RC\frac{\mathrm{d}V_i}{\mathrm{d}t} \qquad (4-61)$$

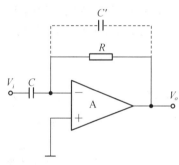

图 4-34　微分器

因此,微分电路的输出电压和输入电压之间为微分关系。此电路的频率响应由反馈阻抗对输入端阻抗的比值表示:

$$\frac{V_o(j\omega)}{V_i(j\omega)} = -\frac{Z_F}{Z_i} = -\frac{R}{1/j\omega C} = -j\omega RC = -j\omega\tau \qquad (4-62)$$

为了防止电路产生振荡,抑制高频增益,减少输出噪声,可以在反馈电阻 R 两端加上一小电容 C',如图 4-34 中虚线所示。

在医学仪器中,常在微分电路后再加上一个比较器,用来检测斜率大于给定值的信号,如检测心电图的 R 波。

7. 积分器

图 4-35 所示为积分器电原理图,与图4-34 所示的微分器的不同之处,只是交换了微分电路中的电阻、电容元件的位置。

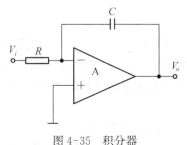

图 4-35　积分器

积分器的输出电压与输入电压之间成积分关系,即:

$$V_o = -\frac{1}{RC} \int_0^t V_i \mathrm{d}t \tag{4-63}$$

其频率响应也可由反馈阻抗与输入端阻抗的比值来表示:

$$\frac{V_o(j\omega)}{V_i(j\omega)} = -\frac{Z_F}{Z_i} = -\frac{1/j\omega C}{R} = \frac{-1}{j\omega RC} = \frac{-1}{j\omega\tau} \tag{4-64}$$

可见电路增益随频率增高而降低。

积分器在医学仪器中得到较多应用。如在测量心输出量时,就是通过对血流图积分运算而获得的;如果对呼吸流量图积分运算,就可得肺容积图。

8. 对数放大器

在放大动态范围较大的信号时,要求放大电路在小信号时只有较大的增益,而在大信号时具有较小的增益。能符合这样要求的放大特性为对数放大特性,具有对数放大特性的放大器称为对数放大器。

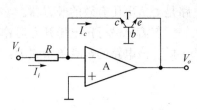

图 4-36　对数放大器

利用硅平面型晶体管的对数伏安特性,把晶体管 V_{be} 与 I_c 之间的对数关系引入放大器的反馈回路,即可构成对数放大器,其原理电路如图 4-36 所示。

常温下,晶体管的 V_{be} 与 I_c 有如下特殊关系:

$$V_{be} = 0.06 \lg \frac{I_c}{I_0} \tag{4-65}$$

式中　V_{be}——基射极间电压;

　　I_c——集电极电流;

　　I_0——反向饱和电流。

由图 4-36 可见,流过电阻 R 的电流等于三极管 T 的集电极电流,即:

$$I_c = I_i = V_i/R \tag{4-66}$$

而运算放大器的输出电压等于三极管的射基极间电压,即:

$$V_o = -V_{be} \tag{4-67}$$

将式(4-65)和式(4-66)代入式(4-67),可得:

$$V_o = -0.06 \lg \frac{V_i}{I_0 R} \tag{4-68}$$

因此,图 4-36 所示放大器具有对数放大特性。对数放大器常应用于医学仪器电路中,如心电图信号和希氏束信号混合在一起时,采用对数放大器对突出微弱的希氏束信号有显著作用,又如将对数放大器应用于临床化学仪器的光度计里,能将透射系数转换成吸收系数。

9. 指数放大器

如果将图 4-36 所示电路中的电阻 R 与晶体管 T 互换,就构成了指数放大器,如图4-37

所示。

由于晶体管的集电极电流 I_c 与基发极间电压 V_{be} 之间存在如下关系：

$$I_c \approx I_0 \mathrm{e}^{\frac{QV_{be}}{kT}} \qquad (4\text{-}69)$$

式中　Q——电子电荷；

　　　k——玻尔兹曼常数；

　　　T——绝对温度。

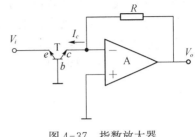

图 4-37　指数放大器

在室温时，$\dfrac{kT}{Q} \approx 0.026\,\mathrm{V}$，所以式(4-69)可改写为：

$$I_c \approx I_0 \mathrm{e}^{-\frac{V_{be}}{0.026}} \qquad (4\text{-}70)$$

而运算放大器的输出电压与电流 I_c 的关系式为：

$$V_o = I_c R = I_0\,R\mathrm{e}^{-\frac{V_{be}}{0.026}} = I_0\,R\mathrm{e}^{\frac{V_i}{0.026}} \qquad (4\text{-}71)$$

所以图 4-37 所示电路的输出与输入电压之间成指数比例，即能实现指数运算。

4.4.2　信号转换电路

为了提高医学仪器的测量精度和读取结果方便，数字化设计是一重要手段。近年来，随着计算机和微处理机在医学中应用的日益发展，医学仪器的智能化以及计算机联用、扩展等接口需要，就要求将模拟量转换为数字量（A/D 转换），或将数字量转换为模拟量（D/A 转换）。

1. 模数转换器

模数转换器是信号处理中重要的一种电路，根据转换方式的不同，可分为三种：

1）比较型模数转换器：这种转换器直接将基准电压与模拟电压同时（并行）和逐位（串行）进行比较，最后得到数字输出。

2）电压-时间型模数转换器：这类转换器先将模拟信号转换成与它成正比的时间间隔，而在此时间间隔内对一恒定频率的脉冲进行计数，则得到数字量输出。此种转换器又分单积分转换器和双积分转换器两种。

双积分型转换器具有高抗干扰能力和较高的精度，在数字化仪器中较多采用双积分型转换器。

3）电压-频率型模数转换器：这类转换器先将模拟电压量转换成与它成正比的频率，然后在规定的时间间隔内对该频率计数，则得到数字输出。

电压-频率型转换器的优点是，可以把变化缓慢的电压转变为高频信号，适于远距离传输，抗干扰性能好。它的缺点是转换速度很慢，通常一次转换时间在 0.5～1 s 之间。

2. 数模转换器

数模转换是将数字量转换成模拟量，通常是将数字量变为电压。按转换方式不同、可以分为串行（逐位）数模转换和并行（同时）数模转换两种。并行转换器的转换速度较快，它常常由恒压源或恒流源和各位数字所控制的电阻网络构成,称为"解码网络"。

常用的数模转换器有权电阻解码网络转换器和 T 型解码网络转换器。它们均采用恒压源,故均属于电压相加型转换器。此外,尚有一种电流相加型转换器,其原理与权电阻电压相加型类似,所不同的只是采用恒流源作电流相加。

第 5 章

血压的测量

5.1　血压的测量概述

　　血液循环中有两个平行系统。从右心室泵出的血液通过肺动脉和吸入的氧气结合,氧合后血液变成动脉血后进入左心房,然后充盈左心室。心肌收缩使血液从左心室泵出,通过主动脉流到全身。血液在毛细血管处进行物质交换以供应人体所必需的营养。回流的血液成为静脉血通过静脉系统,最后从上、下腔静脉进入右心房。之后周而复始的循环,如图 5-1 所示。

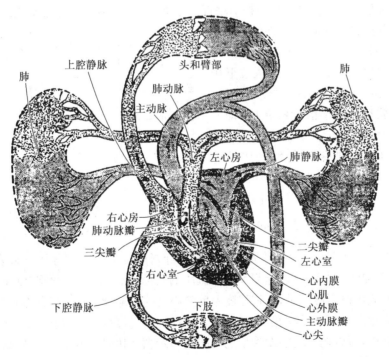

图 5-1　人体循环系统模式图

　　另一方面,泵本身工作是由心脏收缩来完成。心肌接受冠状动脉(在心脏表面,图 5-1 中未画出)来的血液,它像花冠一样环绕着心脏。冠状动脉硬化会使心肌得不到充分的血液供应而梗塞,心肌的梗塞将使心脏失去泵血功能而导致死亡,心脏周期性收缩和舒张所产生的压差迫使血液在全身流通,血液由主动脉通过许多动脉权之后到达各器官、脑和肢体。动脉系统的血管横截面积逐渐减小,动脉数增加到小动脉为止,然后再进入静脉系统而返回右心房。血压的脉动性也随血管的直径减小而降低,同时血压值也逐渐减小到零。这一过程如图 5-2 所示。

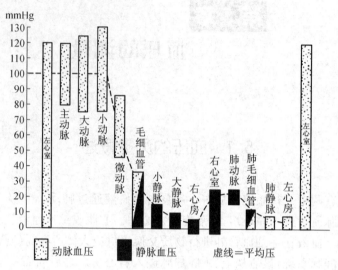

图 5-2　心血管系统血压分布图

血管内的血液在血管壁单位面积上垂直作用的力,称为血压。在心脏收缩的每个周期中得到一个完整的血压波形。典型的肱动脉血压波形如图 5-3 所示。每个心动周期中的血压最大值为收缩压,即血压波形中峰值点的血压值;它把血液推进到主动脉,并维持全身循环。最小值为舒张压,即血压波形中谷的血压值;它使血液能回流到右心房。脉压值是收缩压与舒张压的差值,脉压值用来衡量心肌收缩功能的强弱。平均压是血压在一个心动周期中的平均值,用数学式可表示为 $\bar{p} = \dfrac{1}{T}\displaystyle\int_{0}^{T} p(t)\,\mathrm{d}t$。式

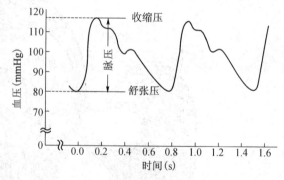

图 5-3　肱动脉血压波形

中 $p(t)$ 为血压变化函数,T 为心动周期。一般用舒张压加上 1/3 的脉压值来表示平均压。血压的测量,就是采用某种方法检测和记录血压的收缩压、舒张压等数据,以及测量血压的动态变化。它表示血压脉动量,一定程度上反映心脏的收缩能力。心脏的泵血功能、冠状动脉的血液供应状况、周围血管的阻力和弹性、全身的血容量及血液的物理状态等因素都反映在血压的指标中,所以血压是心血管系统状态的指示器。因此血压参数的检测在临床上是十分重要的。

工程上相对于真空(零大气压)来测量压力,所测得的压力称绝对压力。如果相对于大气压进行测量,所测得的压力则称为标准压力。标准压力彼此可以进行比较,两标准压力差称为压差,或叫相对压力。人体血液循环系统中是相对于大气压进行测量,所以是标准压力。但在呼吸系统中,有时用标准压力,而在有些场合则采用相对压力来表示。

5.1.1 心血管系统

人体的血管分为容量血管和阻力血管两种。容量血管对静脉系统而言,我们所测出的血压是发生在阻力血管里的血流对其管壁产生的压力,阻力血管由动脉和小动脉组成,其血管壁平滑肌发达,收缩时对血流产生阻力作用,形成动脉血压,图 5-4 给出了动脉与静脉系统示意图。

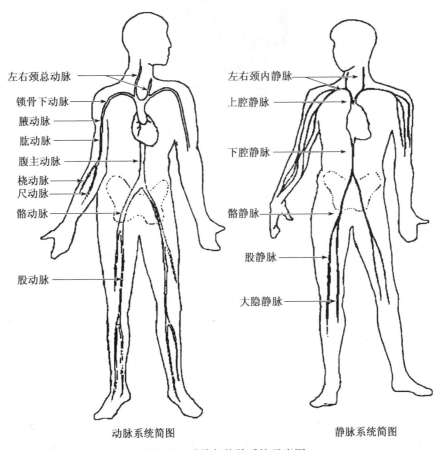

图 5-4　动脉与静脉系统示意图

心血管系统的压力测量,是人类生理压力量测量中最重要的部分,其中动脉压尤为重要。图 5-5 是在心脏中血压的常规分布情况。

1. 收缩压 SP(systolic pressure)和舒张压 DP(diastolic pressure):在心室收缩间期,心脏主动脉瓣开放,此时的动脉压通常反映的是心室的机械运动;而在心室舒张间期,心主动脉瓣关闭,动脉压则反应的是从主动脉向外周血管系统的流动能力。动脉压通常定义为收缩压与舒张压之差,是反映动脉系统特性的重要指标。

2. 平均压(mean pressure,MP):平均压是在整个心动周期动脉压的平均值,由下式求得:

$$MP = DP + \frac{SP - DP}{3} \tag{5-1}$$

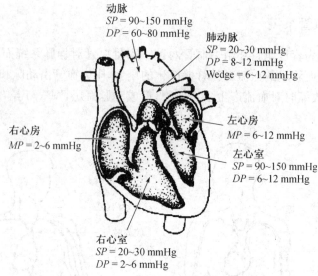

动脉
$SP = 90\sim150$ mmHg
$DP = 60\sim80$ mmHg

肺动脉
$SP = 20\sim30$ mmHg
$DP = 8\sim12$ mmHg
Wedge $= 6\sim12$ mmHg

右心房
$MP = 2\sim6$ mmHg

左心房
$MP = 6\sim12$ mmHg

左心室
$SP = 90\sim150$ mmHg
$DP = 6\sim12$ mmHg

右心室
$SP = 20\sim30$ mmHg
$DP = 2\sim6$ mmHg

图 5-5　在心脏中血压的常规分布情况

MP 通常用以评价整个心血管系统的状况。例如,已知整个心血管系统的阻力(SVR),便可用平均压(MAP)、中心静脉压(CVP)和心排血量(CO)求得:

$$SVR = (MAP - CVP/CO) \times 80 \tag{5-2}$$

3. 左心室压:左心室压反映左心室的泵血作用,心室压力曲线的上升沿斜率(dP/dt)反映了心室收缩初期的力度,作为心血管系统的功能重要指征;在舒张期,左心室压一般低于 1 kPa(8 mmHg)。舒张期末端压则代表了在射血开始前,对心室的灌注压力。

4. 右心室压和肺动脉压:右心室和肺动脉压由右心室收缩引起,在正常血液循环中,这两种压力低于系统动脉压。因为肺动脉循环阻力一般只有系统循环阻力的 1/4,因此当病人出现严重的肺部疾病(如肺动脉狭窄、室间隔病变等)时会出现肺动脉高压。此外对肺楔压(wedge pressure)的测量可评估左心房的压力,它是将导管楔入动脉的某一分支处测得的压力,代表了毛细管压与左心房压之间的压差。

5. 中心静脉压:中心静脉压的测量点靠近右心房,是静脉管的弹力与胸膜压力的总和。在胸膜腔内的绝对压力值低于 1 kPa(10 cmH$_2$O),胸膜压在正常情况下几乎与大气压相等。中心静脉压是反映静脉系统血液容量和静脉弹力的指数。当总的血容与静脉弹性不变时,静脉压随心脏功能改变而改变。当心脏功能退化时,中心静脉压升高。因此它是监视人体心脏衰竭的重要指标。

对健康的成人,在心血管系统中各不同部位的正常血压值如下:

1. 臂动脉:收缩压一般在 $95\sim140$ mmHg($12.67\sim18.67$ kPa)范围内,平均值为110~120 mmHg($14.67\sim16$ kPa);舒张压一般在 $60\sim90$ mmHg($8\sim12$ kPa)范围内,平均值为 80 mmHg(10.67 kPa)。脉动血压一般用分数形式来表示:120/80。分子代表收缩压,分母代表舒张压。

2. 主动脉压约为 130/75;左心室压约为 130/5;左心房压为 9/5;右心室压为 25/0;右心房压为 3/0;肺动脉压为 25/12。

3. 毛细血管压为 $20\sim30$ mmHg($2.67\sim4.0$ kPa);静脉压为 $0\sim20$ mmHg($0\sim2.67$ kPa)。

每个人的动脉血压与心输出量、外周血管阻力、血液的黏滞性、动脉壁的弹性、心率等因素有关。此外,年龄、气候、饮食及情绪等因素也有影响。血压能指出高血压、低血压、中风、外伤、动脉硬化和休克等原因所引起循环状态的变化。

血压对临床诊断、病人监护或医学基础理论研究都是十分有用而重要的生理参数。血压的数值一般表示为绝对压力(相对真空测得)与大气压之差。血压测量的压力范围为 0～300 mmHg。在实际测量中,动脉系统的血压值高,都采用毫米汞柱(mmHg)为单位,而静脉血压值低,都采用厘米水柱(cmH_2O)为单位。它们之间的换算 1 mmHg=12.9 mm 血柱 =13.6 mm 水柱。通常临床多以肱动脉血压代表动脉血压。正常人的血压随性别和年龄而异,一般男性高于女性,老年高于幼年。其正常值,收缩压为 90～140 mmHg,舒张压为60～90 mmHg,脉压为 30～40 mmHg。血压测量的频率范围通常为 0～20 Hz。在血液动力学研究中,血压测量的频率范围常常达到 0～50 Hz 或更宽。

在常规的临床检查中,常常采用人工方式,使用由气袖、压力计和听诊器等部分组成的脉压计,间接测量人体的收缩压和舒张压。与此同时,在心血管功能检查、病人监护、生理实验以及体格检查中,广泛使用带有各种血压传感器的电子血压计,以获得更多的血压信息,提高血压测量的精度和可靠性,实现血压测量技术的客观化和自动化。

血压是血液在血管内流动时对血管壁产生的压力,作为人体重要的生理参数,血压能够反应出人体心脏和血管的功能状况,因而成为临床上诊断疾病、观察治疗效果、进行愈后判断等的重要依据。

血压的测量可以通过直接(direct)和间接(indirect)两种方法实现,直接法是有创(invasive)测量方法,通过将导管插入血管内由压力传感器获得血压值;间接法是无创(non-invasive)测量方法,通过对相关的特征信号进行分析处理而获得血压值。间接法又可以进一步细分为间歇性测量和连续性测量两类。

直接法血压测量是将一根导管经皮插入欲测部位的血管或心脏内,通过导管内的液柱同放在体外的应变式传感器、线性可变电感式差动变压器、电容式传感器等相连,从而测出导管端部的压力。另一种形式是把传感器放在导管的末端,直接测出端部所在点的血压值。这种方法的优点是测量值准确,并能进行连续测量。但它必须经皮将导管放入血管内,所以是一种创伤性的方法。

间接法是利用脉管内压力与血液阻断开通时刻所出现的血流变化间的关系,从体表测出相应的压力值。由于这种方法不需要剖切的外科手术,同时测量简便,所以在临床上得到广泛的应用。其缺点是测量精度较低,不能进行连续测量以及不能用以测定心脏、静脉系统的压力。

5.1.2 血压测量技术发展简史

1. 有创血压测量技术

自 1628 年生理学家 W. Harrey 创立了血液循环理论以来,人们就一直在探索行之有效的血压测量技术。1733 年英国牧师 Reverend Stephen Hales 将一玻璃导管插入马背的动脉切口处,从导管内液柱的动态变化直接观测到了血压的波动,标志着直接血压测量技术——导管术的开始。而人体动脉血压的直接测量则是从 1856 年 I. Farivce 开始研究的,但直到 1950 年才被临床所接受。直接测量技术发展到今天已经成为成熟而可靠的技术,该方法不仅用来测量动脉压,还用来测量和监护中心静脉压、肺动脉和肺毛细血管楔入压和左心房、左心室的压力。但由于其有创性,给病人和临床应用都带来许多不便。

2. 无创血压测量技术

人体血压无创测量的研究始于 1875 年,1876 年 Marey 提出了恒定容积法的技术原形(indirect unloading technique),1896 年 Von Recklinghausen 首先发现了在现今无创血压测量中广泛使用的技术——示波法血压测量技术。1905 年苏联医生 Korotkoff 发现了柯氏音,奠定了柯氏音听诊法血压测量技术,使其成为临床上血压测量事实上的金标准,无创血压测量从此才在临床上得到广泛的接受和应用。

无创血压测量技术发展的 100 多年里,出现了各种测量技术:1963 年 Pressman 和 Newgard 提出张力测定法,后来经过很多人的研究,1976 年才有商品化产品问世;1965 年 De Dobbeleer 提出双袖带法测量技术;Posey 等人于 1969 年通过动物实验首先发现并提出振动波幅度最大时对应动脉平均压,Ramsey、Yelderman 和 Ream 于 1979 年用示波法测量人体血压,指出示波法与直接法测得平均压具有高度的相关性,验证了平均压测量标准;1973 年捷克生理学家 Jan Penaz 进一步发展了恒定容积法(vascular unloading technique)血压测量技术,给出了该方法中最为重要的随动系统参考值,商品化产品 Finapres(for Finger Arterial Pressure)于 20 世纪 80 年代早期问世,实现了血压的连续测量,Portapres 为其更新换代产品;1981 年 Geddes 等人提出利用心电图 R 波和脉搏波之间的传导时间间隔 T,来推算收缩压和舒张压数值的脉搏延时法,20 世纪 70 年代末 80 年代初,微处理器技术应用于示波法血压测量,实现了血压的快速、自动、无创测量,第一台商用示波法血压监护仪于 1973 年由美国一家公司开始设计,1976 年投入市场,取名为 Dinamap。

无创血压测量发展到今天,出现了各种技术和商品化的产品,无创测量方式因其测量方便,相对于有创测量,病人无创伤痛苦,因而在临床医疗上获得了广泛的应用。

附:生理压力计量单位

在国际标准单位系统 SI 中,压力单位是帕 Pa(pascal):

$$1\,Pa = 1\,N/m^2$$

生理测量中惯用的单位是毫米汞柱(mmHg)和厘米水柱(cmH_2O),将逐渐被 SI 标准单位帕(Pa)所取代。临床一般用千帕(kPa)表示,这些标准的相互换算如下:

$$1\,mmHg = 133.322\,Pa = 0.133\,322\,kPa$$
$$1\,cmH_2O = 98.066\,5\,Pa = 0.098\,066\,kPa$$

当测量生理绝对压力量时,需排除大气压力(atm):

$$1\,atm = 101.325\,kPa$$

在实际测量中用的是气压计,其刻度单位是毫巴(mbar):

$$1\,mbar = 0.1\,kPa$$

压力单位还可以用每平方厘米千克力(kgf/cm^2):

$$1\,kgf/cm^2 = 98.066\,5\,kPa$$

5.2 直接式血压测量法

直接式血压测量法,是使测量系统与血液直接耦合的测量方法。这种方法能较精确地测量血压的动态变化,记录血压波形,得到较多的血压数据,并能测量中心静脉压等低血压。但是,直接法需刺破皮肤和血管,对人体有损伤,技术亦较复杂,因而仅限于在心血管手术、危重病人监护、以及生理学实验等场合中使用。

直接式血压测量系统一般由血压耦合系统、压力传感器和电测装置组成,如图5-6所示。血液的压力经耦合系统传递给压力传感器的感压膜片,引起感压膜片的变形,再由压力传感器的机—电变换部件将感压膜的形变转换成为电信号,送至电测装置检测和处理,得到血压波形和各种血压数据。

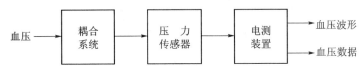

图5-6 直接式血压测量系统

按血压耦合系统的不同形式,直接式血压测量系统的血压传感器分为充液导管式、导管尖端式、经皮式和埋藏式等几种。其中,临床实用的为充液导管式和导管尖端式两种。在测量时,导管在 X 线透射的监视下;经外周静脉或动脉导入心脏或大血管的欲测部位。

5.2.1 充液导管式血压传感器系统

1. 系统的组成

充液导管式血压传感器系统通常由导管、三通活栓和压力传感器等部分组成,如图5-7所示。导管内充有肝素氯化钠溶液或其他适当的液体。这些液体在导管内端与血液直接耦合,在导管外端与压力传感器的感压膜片直接耦合。三通活栓控制导管与传感器间以及清洗液注入口与导管间的连通。清洗液注入为防止血液在导管内端凝结,需每隔几分钟用清洗液将导管冲洗一次。当传感器与大气连通时,可以校正传感器或排除导管内残存的气泡。

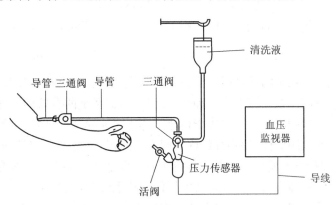

图5-7 充液导管式血压测量系统

充液导管式传感器系统,多采用电阻应变式压力传感器,尤以非粘贴型金属丝应变计为最多。后者精度较高,稳定性较好,寿命较长;应变式血压传感器的检测系统如图5-8所示。

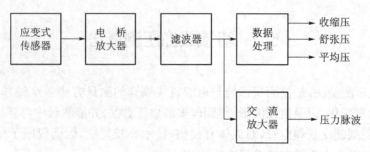

图 5-8　应变式血压测量系统

2. 充液导管系统对血压测量的影响

具有充满液体的导管的血压传感器系统,是一个液压系统。导管及其中的液体具有惯性、弹性和摩擦等性质,成为影响测量系统动态特性的重要因素。应变式血压测量系统的无阻尼固有频率 f_n 和阻尼比 ζ 可分别表示为:

$$f_n = \frac{r}{2}\left(\frac{1}{\pi \rho L}\cdot\frac{\Delta P}{\Delta V}\right)^{\frac{1}{2}} \tag{5-3}$$

$$\zeta = \frac{4\eta}{r^2}\left(\frac{L(\Delta V/\Delta P)}{\pi \rho}\right)^{\frac{1}{2}} \tag{5-4}$$

式中　　r——导管半径(m);

L——导管长度(m);

ρ——液体密度(kg/m^2);

η——液体黏度(Pa·s);

$\Delta V/\Delta P$——系统的有效顺应性(m^3/N)。

水在 20℃时 $\eta = 0.001(Pa·s)$;水在 37℃时 $\eta = 0.007(Pa·s)$;空气在 20℃时 $\eta = 0.000\,18(Pa·s)$;空气在 20℃时 $\rho = 1.21\ kg/m^3$;水的 $\Delta V/\Delta P$ 每毫升为 $0.53\times10^{-15}\ m^3/N$;血液的 $\eta \approx 4\times$水的 η。为防止测量系统造成的血压波形的畸变,在实际应用中,应使测量系统的无阻尼固有频率 f_n 远大于欲测的血压最高有用频率 f,即:

$$f_n > (2\sim10)f \tag{5-5}$$

系统的最佳阻尼比为 $\zeta = 0.7$。为此,除应精细设计传感器的感压膜片和结构外,还应适当选择导管的直径和长度,以及导管系统的有效顺应性。当导管中无残存气泡时,系统的有效顺应性主要取决于传感器感压膜片的刚度;而当导管中存在气泡时,会显著增大系统的有效顺应性,使系统的固有频率下降,阻尼增大,甚至造成血压波形的严重畸变,如图 5-9 和图 5-10 所示。尤其当导管中有大气泡或内端有凝血现象时,更常常发生过阻尼现象。

在应用充液导管式血压传感器系统时,应当尽量减小导管对系统动态特性的影响。试验发现,导管接头对系统频率响应影响很大,它相当于一个液压阻尼器,会使频率响应降低,故应尽可能地减少接头数目。在系统联接时,应严格限制传感器感压膜前的整个导管长度,使之愈短愈好。在测量过程中,还应避免导管的扭动和弯曲,以防止频率特性发生改变。此外,当主动脉心室导管在高脉动血流区内变弯并受到冲击时,会造成导管抖动,引起测量结果失真。为此,可采用硬导管,并小心地将导管置于低流速区,使这种失真减至最低程度。

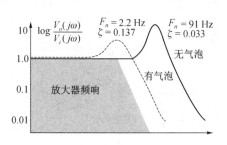

图 5-9　气泡对充液导管式传感器
系统频率特性的影响

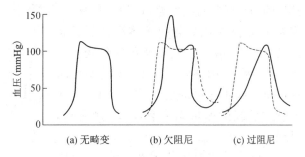

图 5-10　充液导管系统对左心室血压波形的影响

充液导管式血压传感器系统,对传感器尺寸的要求不高,校准较方便,比导管尖端式传感器系统更为安全,可与心导管手术同时进行,故在心脏外科手术中,是较普遍采用的一种直接测量血压的方法。

3. 系统动态特性的测量

充液导管式血压传感器系统的动态特性,应当在系统使用之前认真测试。最简单和最常采用的方法是测量系统的瞬时阶跃响应,这种方法习惯上被称为爆破法,如图 5-11 所示。在此测试系统中,导管靠螺旋接头拧到一个圆筒形管子内。用血压计的气球给系统加压,然后用燃烧的火柴或热烙铁使橡皮膜爆裂,记录压力传感器系统在此负阶跃压力输入情况下的输出波形。从输出波形上,测量幅度衰减率和衰减振荡正峰间的时间间隔,可以近似地确定系统的阻尼比 ζ 和无阻尼的固有频率 f_n,即:

$$\zeta = \frac{Y}{(4\pi^2 + Y^2)^{1/2}}; \quad f_n = \frac{1}{T(1-\zeta^2)^{1/2}} \tag{5-6}$$

式中,$Y = \ln(y_1/y_2)$。

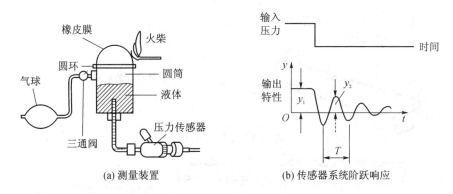

(a) 测量装置　　　　　　　(b) 传感器系统阶跃响应

图 5-11　导管式血压传感器系统阶跃响应测试系统

5.2.2　导管尖端式血压传感器系统

导管尖端式血压传感器系统是将压力传感器经导管直接送至大血管或心脏的待测部位,或者将压力传感器的感压膜片直接固定在导管的尖端;这类传感器系统,实现了传感器感压膜与血液的直接耦合,排除了充液导管式传感器系统中的液体耦合系统,从而提高了频率响应,消除了因导管内液体耦合面引起的信号延迟,减小了血压波形的畸变。如图5-12所示,两种血压计在主动脉根部同一部位上同步测量的血压波形表明,充液导管式系统的测量结果有明显的畸变和延迟。

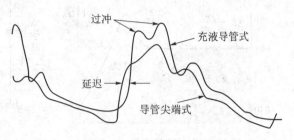

图 5-12　导管尖端式系统和充液导管式系统测量结果的比较

导管尖端式血压传感器系统中,应用较多的是半导体压阻式传感器和光导纤维式传感器。

1. 半导体压阻式血压传感器

半导体压阻式传感器的优点在于体积小,灵敏度高;其缺点是对绝缘性能要求高,且较易破裂。下面介绍一种半导体应变片制成的微型血压传感器,这种传感器具有较先进的技术指标,图5-13为此传感器内部的具体结构。图5-13(a)是一根用陶瓷制成的条形悬臂梁2,梁上固定了两个半导体应变片1和1′。为了提高应变片的应变量,希望应变片离梁的截面中心的距离大些,这就需要增加梁的厚度。但增加了梁厚,其刚度也将增加,为了解决这个矛盾此设计采取了一项措施,即在应变片所在位置的梁上开有两条切口3和3′,这样不仅可使梁的厚度适当增加,又可以在切口处降低梁的刚度,从而增加了应变片的应变量,提高了传感器的灵敏度。另外,切口还给应变片提供了一个悬空的固定位置,1和1′是两个哑铃状的应变片,它的中间部分是一个很窄的半导体应变条。此半导体片可以与弹性梁焊接,也可以粘接。

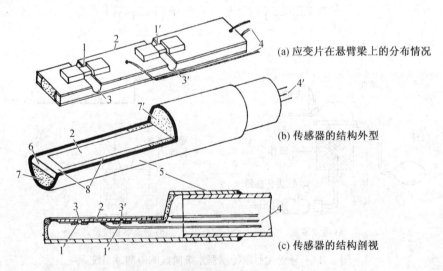

(a) 应变片在悬臂梁上的分布情况

(b) 传感器的结构外型

(c) 传感器的结构剖视

图 5-13　悬臂梁式半导体血压传感器

图5-13(b)、图5-13(c)为传感器的具体结构。传感器采用金属管壳5,它可以用不锈钢制成,零件6是用来支撑外管壳的杆,它的下部用环氧树脂7密封,陶瓷梁与外管壳之间的间隙用硅橡胶8充填,同时也兼作压力密封膜,这样使得弹性梁的一侧可以承受血压的作用。因为硅橡胶具有一定的弹性,因此梁在血压作用下仍然可以获得挠曲变形,使传感器可

以获得较好的灵敏度。

传感器的测压范围为±300 mmHg,过压极限为 1 500 mmHg,输出量在 300 mmHg 时为 25 mV(电源为 3 V),固有频率为 $3.5×10$ Hz,温度漂移为±0.15 mmHg/℃(在 25℃～40℃),非线性度和迟滞小于 0.5%,外径为 1.65 mm,长度为 5 mm。

2. 光导纤维式血压传感器

光导纤维所采用的两种不同玻璃材料的温度膨胀系数应相近,但折射率的差别要大。将这两种材料在熔融状态下通过特殊的设备拉制成细丝。这种玻璃要求其本身的光吸收率要小、无杂质、均匀无气泡,这样才能保持光导纤维的良好导光性能,否则就得不到理想的传递光的效率。

图 5-14 是一个用光导纤维制成的压力传感器,其结构是:膜片 5 在一个金属外套管 6 的最前端,外套管内包有两束光导纤维 1 和 2,它们的横截面如图 5-14(b)所示的两个半圆形,每一束光导纤维中包含有大量的单根纤维。元件 3 是两个隔光板,它的头部呈尖劈状,4 和 4′是两个小空腔,7 是包围在纤维束外围的黑色塑料,其作用是隔离入射光束和反射光束之间的交叉干扰,8 是白炽光源,9 是一个聚光镜,可以将光源聚合成一个细光束,10 是光检测器,11 为光转变为电信号后的放大器,12 是记录器。

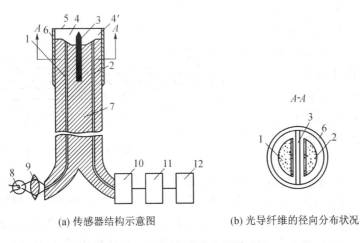

(a) 传感器结构示意图　　　　　　(b) 光导纤维的径向分布状况

图 5-14　光导纤维式血压传感器

仪器的工作过程:聚光束以大于临界角的入射角照射到光导纤维 1 的端面上,光线在光导纤维束 1 中进行全反射并传递到另一端后射入小室 4。为了使光线在 4 中的损失较小,因而使纤维束的端面做成倾斜状,膜片 5 的背面应镀以亮金属以防止金属膜片吸收光。光线可以从 5 和 3 之间的微小间隙中衍射到 4′中去,随后光线又射入纤维束 2 的端面,经过 2 的传递,光线又传送到光检测器上。光检测器可以用光敏电阻、光电池、光敏晶体管或光电管等元件。光信号在这些换能元件上被转换成电信号,再经放大器放大以后就可以送入记录器。

当血压的作用使得膜片发生挠曲时,膜片和隔光板之间的间隙将会发生变化,通过间隙的衍射光的强度直接受到血压的控制,因此在光检测器中就能得到血压变化的电信号。

为了使光线在传递过程中不发生相互干扰,在两束光导纤维的表面都用隔光性能良好的黑色塑料包封起来。光导纤维都是理想的全反射传递,而实际上不可能完全没有光线在纤维中传导时漏出,如果这些漏光直接照射到另一束纤维上,就可能在输出量中形成误差,为此必须进行隔光处理,尤其是纤维束1和纤维束2之间更应该认真处理。

另外,衍射光的间隙变化量是很小的,所以探头部分的几个零件如膜片、外套管、隔光板都应该使用温度系数较小的材料,可以减小因材料受热膨胀而引起的衍射光的间隙量发生变化,从而减小测量的温度误差。

光导纤维还可以用于另外一些结构制成的微型压力传感器中,它们的外径可以小于1 mm,并且具有很高的自然频率,但必须有良好的纤维材料及工艺保证,否则会使传感器的输出量小而不稳定。光导纤维式传感器在导管端部不带电,没有漏泄电流,不存在体内绝缘的困难,机械强度较高,安全性能好;其缺点是难以测量相对于大气压的血压值,不便于校正,结构亦较复杂。

5.2.3　埋藏式血压传感器系统

在生物医学研究工作中,经常需要一些能够长时间植入体内记录血压变化的微型传感器,为了对可活动的动物做持续几天至几十天的长期生理观察,往往需将血压传感器埋藏于体内。上述的几种传感器尽管可以进行精心设计并采用优良的工艺,但仍然难以胜任这样的长期体内测量,其中最主要的问题是零点漂移。因为传感器的零点变化不能随时校正,所以长时间的累积漂移量会给测量准确度造成很大影响。采用图5-15所示的传感器和新颖的标定方法则可以克服上述缺点。

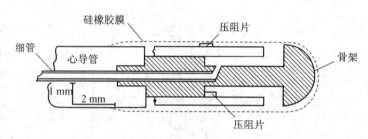

图 5-15　可在体内标定的微型压力传感器

此传感器的结构:3毫米粗的心导管的头部安装了不锈钢制成的传感器骨架,在此骨架上固定了两个半导体应变梁,骨架尾部的小孔中固定一根聚乙烯细管,这根细管可使传感器的感压膜片与血液直接耦合,并通向心导管的尾部并接到压力传感器或水银压力计上。骨架的外部包有管状的硅橡胶膜,其作用是密封传感器,防止血液进入传感器内,同时又是压力感受膜。当传感器进入体内以后,血压的变化通过硅橡胶膜传递到悬臂式结构的敏感梁上,压阻片的阻值随之发生变化,通过测量电桥即可得到血压变化的电信号。

此传感器的特殊点是可以采用与一般压力传感器相反的标定方法,通过传感器内的细导管可以改变传感器内部的压力,此压力值由另一传感器监示。如果将传感器插入了左心室,那么就可以把细管中的外加压力调节到大于左心室的收缩压的最大值,这时硅橡胶膜上的压力是负压,也就是说膜片已不能把血压作用施加于敏感梁了,敏感梁处于自由状态,因此传感器的输出量即为该状态下的零点输出。可见只要在细导管中加进合适的压力就可以得到此时的零位输出,这样可以很方便地校准零点。当然改变细导管中的压力也可以用来标定此传感器的输出量。

这种传感器可以植入体内达几个月之久。传感器在体内的固定技术是在心导管上附加了两个耳片,在传感器通过穿刺手术进入心脏以后,一个耳片固定在心肌上,另一个耳片固定在皮下,露出体外的只有细管接头和引出线接头。为了防止生物体长期运动造成心导管或引线损伤或断裂,导管内还有一根细尼龙线,其一端与传感器骨架相连,另一端与导管尾部的接头相连并拉紧,这样可以起到保护作用。其机电变换部件可采用半导体应变片型、晶体管型和可动电感型等结构。传感器与测量装置之间可用导线连接,也可以遥测方式相联系。连接导线需用完全不透过体液的聚氯乙烯等材料作为绝缘层。由于这类传感器是密封的,其测量结果是绝对压力变化值,而非相对于环境大气压的血压值。

5.2.4 血流动能和势能对血压测量结果的影响

根据贝努利定理(Bernoulli's theorem)对大血管中血流动力学的分析,单位容积血流中某点的总压力的计算公式为:

$$P_t = P + \rho g h + \frac{1}{2}\rho v^2 \tag{5-7}$$

式中　P——流体静压力;

　　　ρ——血液密度;

　　　h——该点相对于任选的参考水平的高度;

　　　v——血液相对于感压面的流速。

上式对于理想流体(不可压缩,黏度为0)成立。则整个血液中 P_t 是常数,式中第一项代表静压力、第二项为重力位能、第三项为动能,即是血液的势能和血流动能产生的压力,它们的存在会影响血压测量的结果。在势能项和动能项等于零时,静压力就等于欲测血管中的血压值。

先讨论势能项的影响,当传感器的感压面与心脏处于同一水平位时进行测量,势能项可不必考虑;若传感器的感压面与心脏不处在同一水平位置时,则由于动脉或静脉中长血柱效应,将有一项压力差 $\rho g h$ 加到血压值中去,这对于动脉压测量所造成的相对误差很小,但对于静脉压的测量,就必须加以校正,因为静脉压很低,相对误差就较大。

血流动能的影响可用图5-16加以说明。图中所示的三种情况:仅当导管感压口平面与血流方向平行时,测量的血压值才不受血液流动压力的影响,如图5-16中(c)所示;当导管感压口平面与血流方向相对时,血流的动能项 $\frac{1}{2}\rho v^2$ 将加入血压值,如图5-16中(a)所示;而当导管感压口平面与血流方向相背时,结果将从血压值中减去血流动能项 $\frac{1}{2}\rho v^2$,此时情况如图5-16(b)所示。在导管血压测量中,对后两种情况的血压值必须加以修正。

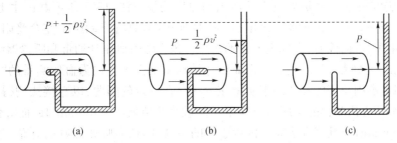

图 5-16　血流动能对血压测量的影响

此外,在直接式导管血压测量中,还应注意不使插入血管的导管严重影响血流的流通,以免减低测压精度,测量时,使导管端口靠近血管壁,这是由于血管壁附近血流速度低,可以大大减少血流动能对测量结果的影响。

在导管式测压系统中,导管感压端口所感受的压力与端口平面相对于血流的方向有关,如图 5-16 所示。显然,仅仅当导管感压端口平面与血流方向平行时,才能测量不受血流方向影响的静压力,即血管内的侧压或正确的血压值。当导管端口靠近血管壁时,由于血管壁附近血流速度低,故血流动能对血压测量结果的影响可以大大减少。同时,为了消除血液势能和导管中耦合液体本身静压对测量结果的影响,应保持传感器的感压膜片与被测部位在同一高度上,否则应对测量结果做高度校正。

在实际循环系统中,动能效应在血管族系中各部位都是有差异的。在主动脉中动能对压力的贡献约为 0.5 kPa(4 mmHg),流速大约为 100 cm/s,而收缩压为 16 kPa (120 mmHg),此间动能的贡献不到 3%。在肺动脉中,动能对压力贡献 0.4 kPa (3 mmHg),肺动脉压为 2.7 kPa(20 mmHg),可见动脉的总贡献为 15%。临床中将导管插入右心房和肺动脉时,开口是顺血流方向,如图 5-16(c)所示,中心静脉血流速度通常小于30 cm/s,动能对压力贡献不到 0.05 kPa(0.38 mmHg),故中心静压最稳定。

5.3 间接式血压测量法

5.3.1 无创血压测量技术分析

在众多无创血压测量技术中,成为主流、有代表性的有柯氏音听诊法、示波法、恒定容积法。

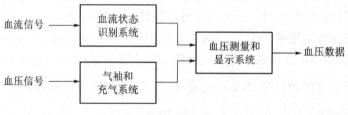

图 5-17 间接式血压测量系统

1. 柯氏音听诊法(The Auscultatory Method)

人工听诊法是临床医护人员广泛使用的血压测量方法,1905 年苏联医生 Korotkolf 提出在正常情况下,完全受压的动脉并不产生任何声响,只有当动脉不完全受阻时才出现声音,因此可用声音(柯氏音)来确定人体的血压。该方法由血压计袖带和听诊器组成,现今在临床上得到广泛的认可和应用。水银血压计被临床工作人员视为血压测量的“金标准”,并作为其他测量准确与否的参考。事实上该方法存在一定的问题:以直接法测得的血压值作为真实值,则该方法测得的血压值收缩压(SP)较真实值低(9~13)mmHg,而舒张压(DP)则高(6~13)mmHg,而且该方法完全依赖于人的主观性,依靠临床医师的耳朵去发现和鉴别声音,用眼睛去读取血压值,重复性差,准确度在很大程度上依于临床医师的经验值。为了摆脱人的主观性的影响和血压自动测量的需要,进一步发展出了基于柯氏音法的自动血压测量装置,使用基于声音的算法来测定收缩压(SP)和舒张压(DP),使用声音传感器和微控制器,实现了袖带充放气和血压的自动测量。但是该方法容易受噪声的影响,可信度低于示波法自动血压测量技术。

2. 示波法(Oscillometry)

示波法是临床上各类监护仪、电子血压计广泛采用的血压测量技术。人们很早就发现血压测量时气袖中的压力除随放气而下降外还存在一个震荡,我们现在称其为脉搏波,这个震荡波的幅度有一定的规律性。其波形如图 5-18 所示。

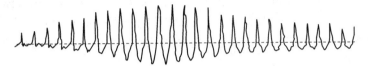

图 5-18　血压引起的震荡波形

图 5-18 中波形幅度最大处对应的袖带压力是平均压,而收缩压(SP)和舒张压(DP)却不能直接测得,是由各种血压算法得到的。工作过程是先用袖带阻断动脉血流,在放气过程中检测袖带内的气体压力振荡波。放气方式有:多阀连续放气、阶梯式放气、线性放气等,示波法测量的关键技术是:①放气过程中对血压和脉搏波信号的准确采集;②收缩压(SP)和舒张压(DP)的计算。信号采集中涉及滤波和抗干扰技术,而血压算法的优劣与否,则是决定血压测量准确与否的关键。目前收缩压和舒张压的经验判别准则很多,但无公认的判别准则,多是基于统计学规律,而不是基于个体特征。文献检索到的收缩压和舒张压经验判别准则,大致分为两类,一类是归一化准则,另一类是突变点准则。归一化准则就是将振动信号的幅值与信号的最大幅值相比进行归一处理,通过确定收缩压和舒张压的归一化值来识别收缩压和舒张压。突变点准则认为,收缩压和舒张压对应着振动波幅度发生突变的点,即识别振荡波包络的拐点,可采用多项式拟合的方法。示波法也存在一定的缺点:一是该方法检测到的是叠加在血压信号上的脉搏波信号,削弱了反应血压变化的高频成分,因而使用袖带的示波法测量技术在跟踪、反应血压的突然变化上能力不足;二是该方法对病人的运动敏感,因而该方法在测量过程中需要经常判断是否有运动等干扰存在来保证准确,在医用的高档监护仪中,多采用示波法和柯氏音法相结合的方法,提高测量精度,实现血压的间歇性测量,

3. 恒定容积法(vascular unloading technique)

该技术是 Finapres(for Finger Arterial Pressure) 中广泛使用的技术。原理是当施加于血管壁的压力在某一时刻等于血管内的压力时,血管壁的直径不随血压的波动而变化,而处于恒定容积(vascular unloading)的状态。在这种恒定状态下相应的外加压力就等于血管内压力,就可以实现血压的无创测量。实现过程需要有一个随动压力跟踪系统,根据血压波动,时刻调节外加压力使血管壁处于恒定容积状态,检测外加压力信号,就可以得到动态的血压数值。该原理中的关键技术是确定随动系统的参考值,即在何种情况下血管壁是处于恒定容积的状态,使血管壁的透壁压为零。Jan Penaz 提出参考值设定在血管容积的 1/3。恒定容积法不适于选取上臂作为测量部位,其测量部位在手指端。血管容积的测定是通过光电描记法来实现的,LED 作为发光源,PT(photo detector)检测光线通过组织后透光率的变化来发现血管容积的变化。Finapres(for Finger Arterial Pressure)于 20 世纪 80 年代早期问世,优点在于可以提供逐跳(Beat-to-Beat)的血压连续测量。

恒定容积法血压测量技术的缺点在于：① 指端压不等于我们通常意义的血压，而且受到血管收缩、微循环障碍等因素的影响大；② 该方法通过光电描记法测得的信号幅度是手指内动脉血管壁直径变化的函数，它由血管顺应性特性决定，因而无法区分信号幅度变化是来自血管壁直径的变化还是其他因素导致的血管顺应性的改变；③ 如果维持连续测量施加于手指的压力，会使病人产生不适，而且测得的血压值相对于真实值存在一个直流（DC）偏离。

采用该原理的测量装置测得的收缩压和平均压的离散性较大，性能指标没有达到 AAMI 推荐的标准差不大于8 mmHg 的标准，就总体性能而言不能作为临床病人绝对血压值的测量方法。但是在连续跟踪血压动态变化能力上，该方法不失为一个有效的连续无创血压测量方法。

5.3.2　国内外现状及最新进展

1. 国内外现状

血压测量技术发展到今天，出现了各种测量技术和多种商品化的产品。

1）从技术角度分类

有柯氏音法、示波法、恒定容积法、超声法、张力法、脉搏延时法、脉搏波传导时间法等。

2）从产品应用角度分类

（1）水银血压计（柯氏音听诊法）；

（2）自动、半自动血压计（示波法或柯氏音法）；

（3）腕部测量装置（示波法）；

（4）指端测量装置（示波法、恒定容积法或脉搏波法）；

（5）全自动血压监护仪（示波法）；

（6）便携式血压记录仪（示波法或柯氏音法）。

目前大多数无创自动血压测量装置采用的都是示波法测量技术，其他测量技术仍处于探索完善阶段，有相当一部分人在探索新的血压测量方法。

2. 最新进展

随着人们对人体生理信号特征认识的深入，以及大量新技术应用于生物医学工程领域，近几年无创血压测量技术又有了新的发展。

1）探索新的模型和方法

人们对脉搏波特征的研究进一步深入，探索无创血压测量的新思路。随着心脏的间歇性收缩和舒张，血流压力、血流速度和血流量的脉动以及血管壁的变形和振动在血管系统中的传播，统称为脉搏波或脉搏波在血管中的传播。上述的柯氏音听诊法、示波法、恒定容积法等血压测量方法从本质角度上来讲都可称之为基于脉搏波特征的测量方法，但是都存在一定的缺陷。脉搏波是一种以低频成分为主的生理信号，可通过对数字微分信号的特殊处理来实现。北京航天医学工程研究所的焦学军、房兴业提出了利用脉搏波特征参数连续测量血压的方法，具有较高的测量精度；国外专利中提到了利用脉搏波特征和血液动力学特征来快速测量血压的方法，脉搏波传导时间法 PWTT(Pulse Wave Transit Time)用于无创血压测量，Nihon Kohden 公司已经开发出利用 PWTT 测量技术的血压监护仪；空军第四研究所的俞梦孙院士正在进行有关 PWTT 法和血压关系的研究，显示出很好的发展前景。

2) 在原有技术基础上进一步的改进提高

在探索新方法的同时,仍有相当多的国内外学者致力于示波法的研究,或者在原理上作进一步改进,或者结合其他的测量方法,使仪器在测量精度和抗干扰能力上进一步提高,为了增强示波法的抗干扰能力,软件上采用了各种波形识别技术,硬件设计上加强了系统的抗干扰能力,采用多传感器法提高测量精度,计算方法上采用了依据容积脉搏波变化和脉动周期变化对血压值进行补偿的方法;有利用脉搏波波形特征进行时域和频域分析,采用复杂的波形识别技术来分析血压波形变化的技术;有人探讨了将测量部位由上臂改为手腕桡、尺动脉处的方法,由于袖带尺寸对测量结果有直接影响,有人研制了具有袖带尺寸自动识别的血压测量系统等。

3. 发展趋势

从应用角度而言:随着无创血压测量(NIBP)装置的测量精度提高和价格下降,医院环保要求的进一步提高,水银血压计被无创血压测量设备所取代是必然的趋势。从 NIBP 的发展而言:从理论上讲,只要脉搏波和心血管血液流动规律的关系得到了很好的了解和解决,利用脉搏波方法来检测诊断人体血管血流动力学参数是最恰当不过或者说是最好的途径,这就为研制新的医学医疗仪器提供了必要的依据和基础。新的概念、理念孕育新的发展模式,摆脱充气袖带传统模式,发展新的基于脉搏波特征的测量方法将是无创血压测量技术的发展方向。随着人们对人体生理信号特征认识的进一步加深,各种技术如数字信号处理、模式识别应用于生物医学工程领域,无创血压测量装置必将向着更加方便可行、准确可靠的方向发展。

5.3.3 血管音法测量原理和系统的组成

目前实用的间接测量血压的系统有三个基本组成部分,即缠于肢体适当部位的气袖及其充气系统、动脉血流状态识别系统、血压测量和显示系统,如图 5-19 所示。气袖经组织耦合,对血管壁施加外压。充气系统控制气袖内空气压力的变化。动脉血流状态识别系统用以确定气袖下动脉血流的状态,由此自动识别收缩压和舒张压。当血流由完全阻断变为出现脉动流时,气袖内的气压等于动脉收缩压;当血流由断续脉动变为连续脉动形式时,血管完全导通,气袖内的气压等于动脉舒张压。血压测量和显示系统在血流状态识别系统的控制下,自动测量动脉血压的收缩压和舒张压等血压数据,并能记录和显示。测量血压时,应使气袖保持在与心脏相同的高度上,否则须做高度校正。

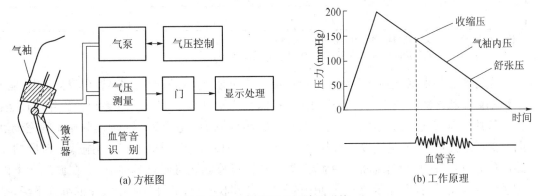

(a) 方框图   (b) 工作原理

图 5-19 血管音法血压检测系统

初听到的"砰"音(称为柯氏音Ⅰ相),代表收缩压;接着柯氏音声音增高(Ⅱ相),到达最大声强(Ⅲ相),由于湍流在低沉的杂音后可出现"砰"声(Ⅳ相),随后声音变得轻柔无力,最后声音完全消失(Ⅴ相)。无声时的压力,即提示为舒张压。

袖带几何形状,特别是气囊的宽度(图5-20)设计不当对测量精度影响较大。与直接血压测量的数据比较,选用过窄的袖带,所测血压值明显偏高,较合理的袖带宽度应为手臂周长的40%左右,一种适合于普通成年人的标准袖带气囊尺寸为12 cm×23 cm,而对于肥胖者建议为14 cm×38 cm,对于不同年龄段的袖带几何尺寸可参见表5-1。

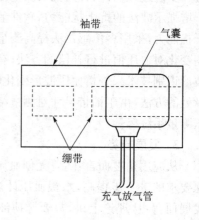

图5-20 袖带几何结构(其中充放气管常常合二为一,仪器中用三通阀自动切换)

基于柯氏音法的血压测量尽管在临床上能广泛应用,但其存在的问题是十分明显的,主要有袖带、压力表的精度及柯氏音的主观判断所带来的误差。有观察报告表明,用此方法对收缩压的值常常被低估0.67~2.66 kPa(9~13 mmHg),而对舒张压的值常常被高估1.60~2.66 kPa(6~13 mmHg)。此外一些人在Ⅲ相后柯氏音处声音消失,而被误判为舒张压。为避免此种情况的发生,在测量(特别是自动测量中)应继续放气,从而可获第Ⅳ相柯氏音。尽管存在上述问题,柯氏音法至今仍被大多数标准化组织视为无创血压测量的标准,且常用以评估其他无创测量方法。

表5-1 血压袖带气囊推荐尺寸

中点处的手臂周长[①]/cm	袖带类型	气囊宽度/cm	气囊长度/cm
5~7.5	新生儿	3	5
7.5~13	婴儿	5	8
16~20	少年	8	13
17~26	青少年	11	17
24~32	成人	13	24
32~42	中年	17	32
42~50[②]	股骨	20	42

注:① 手臂中点定义为从肩峰到肘关节距离的一半处;
② 对于四肢特别发达的个体,可在腿部或前臂进行间接血压测量。

血管音法是根据气袖下动脉血管中血液流动和血管振动所产生的声音(又称为柯氏音)来识别血流状态的。应用血管音法的血压检测系统如图5-19所示。该系统的工作过程是:先给气袖快速充气,使其中的空气压力超过动脉的收缩压,造成气袖下面动脉血流的完全阻断。然后缓慢放气,放气速度一般控制为2~3 mmHg/s;当气袖中气压刚刚低于血压的收缩压值时,血管内开始出现断续的血流,微音器则可检测到可听域的血管音,在血流状态识别系统的控制下,自动显示此时气袖中的气压,此即收缩压;随着气袖中气压的继续下降,血管音随血流状态变化而变化,当气袖中气压低于动脉舒张压时,气袖下血管中的血流开始连续通过,血管音由减弱变为消失,此时检测系统自动显示气袖中的空气压,此即舒张压。该系统亦可按需要和预置的程序,自动定时测量,对病人进行长时间监测。

血管音法原理简单,使用方便,可测量动脉收缩压和舒张压,应用较广泛。这种方法的缺点是容易受环境噪音的干扰,对舒张压的测量精度较低。

在需要对大量被检者进行血压测量或连续监护时,间接式测压方法存在一定的局限性和人为的测量误差,因此近年来国内外都在研究和发展自动血压测量技术。自动测压方法很多,实际上前面介绍的一些间接测压方法都可以改进成自动测压系统。这里介绍一种目前用得最多的柯氏音法自动血压测量系统,图 5-21 为这种测压系统的框图。

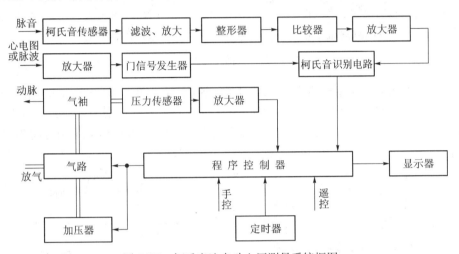

图 5-21　柯氏音法自动血压测量系统框图

在此系统中,用柯氏音传感器代替听筒,用压力传感器代替压力计。仪器工作时,首先按程序所规定的气压增加速率自动地向气袖充气,使气袖内压力超过收缩压几十毫米汞柱。此时压力传感器发出一个气压上限信号,经放大器和程序控制器去控制电磁阀门,使气源自动停止充气,然后使空气袖内压力以 2~3 mmHg/s 速率下降,气袖内压力值由压力传感器检测出,供监视和记录。

柯氏音传感器将柯氏音转换为电信号,用以鉴别动脉血流状态的变化。当气袖内压力下降到收缩压时,柯氏音传感器发出第一个信号,经过放大、整形、比较等过程的处理后作为收缩压采样指令,与此同时所测得的气袖内压力即为收缩压。为防止噪声干扰,柯氏音传感器被包封在气袖内。柯氏音自动测压系统的测量程序可先测量舒张压,然后再测收缩压;或者相反,先测收缩压后测舒张压。两种方法的区别在于测量舒张压时气袖压力控制方式的不同。图 5-22(a)是按减压过程进行测量,先测收缩压后测舒张压;而图 5-22(b)是按照增压过程进行的,先测舒张压,后测收缩压。在图 5-22(a)的方式中,气压控制虽然简单,但为了检出柯氏音消失的位置,必须判别听诊的时间间隔量;而在图 5-22(b)中,只要检出科氏音出现的两个位置就可以了,但气袖压力控制较为复杂。

在自动血压测量系统中,柯氏音与杂音的识别,常使用如下方法:

1. 频谱分离法:采用滤波器将柯氏音与杂音分离开来,一般认为柯氏音的频谱域为 30~300 Hz。

2. 利用柯氏音周期性发生的性质进行识别:当检出最初柯氏音信号时,保持气袖内压力不变,如果在一定周期内出现下一次信号,则将它判为柯氏音;如果不出现,则判其为杂音,如图 5-22 所示。

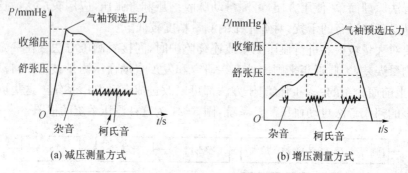

(a) 减压测量方式　　　　　　　(b) 增压测量方式

图 5-22　气袖压力控制方法

3. 时间鉴别法:因为脉搏波和心电图 T 波与柯氏音之间存在着一定的时相关系,所以可用图 5-23 所示的方法识别柯氏音。图 5-23(a)所示为 T 波识别法,而图 5-23(b)所示为脉搏波识别方法。图 5-21 所示自动测压系统中的柯氏音识别电路,就是用时间鉴别法原理设计的。

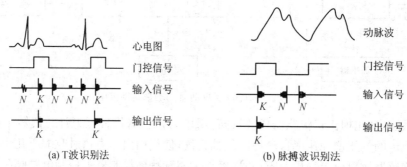

(a) T波识别法　　　　　　　(b) 脉搏波识别法

图 5-23　柯氏音时间鉴别法原理图

自动血压测量系统的测量误差,目前能达到的水平一般为 $\pm 3 \sim \pm 10$ mmHg。临床应用的自动测压仪还必须有限压保护装置,当气袖压力超过 300 mmHg 时,加压泵自动停止工作,以防气袖内压力过高造成对病人损伤。

5.3.4　基于示波法的无创血压测量

1. 示波法测量原理

示波法与柯氏音法均是基于血管卸载原理(vascular unloading principle)实现血压测量的,设 P_a 为动脉压,P_c 为袖带压,则:

若 $P_a > P_c$,则血管开放;

若 $P_a < P_c$,则血管闭合。

示波法是利用压力传感器观察随着 P_c 的变化,血管从开放到闭合(或相反情况,血管从闭合到开放)时,脉搏波幅度的变化来实现血压测量的,有关原理图分别见图 5-24 和图 5-25。

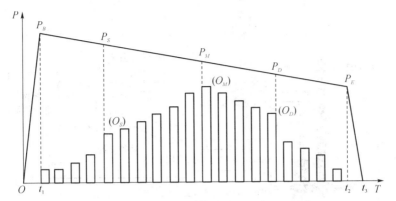

图 5-24　基于放气过程的血压测量原理图（P_S 收缩压、P_D 舒张压、P_M 平均压）

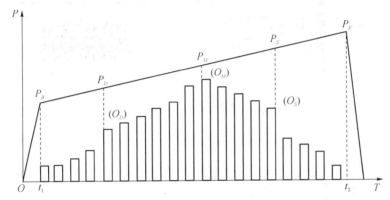

图 5-25　基于充气过程的血压测量原理图（P_S 收缩压、P_D 舒张压、P_M 平均压）

在图 5-24 中，一开始气泵快速对袖带充气，一般充气压 P_B 应高于收缩压 P_S 30 mmHg 后开始缓慢放气，脉搏波从无到有，其包络成钟形变化，当检测不到脉搏波时袖带快速放气。

在图 5-25 中，一开始也是对袖带快速充气，等检出第一个脉搏波时，充气变缓。检测到的脉搏波包络成钟形变化，继续充气直到脉搏波消失，然后打开气阀快速放气。

在系统设计中针对不同的个体，前者（图 5-24）的关键是有效地控制（$t_1 - t_2$）段袖带的放气速度，而后者（图 5-25）的关键是有效地控制（$t_1 - t_2$）段袖带充气的速度。

系统设计框图如图 5-26 所示。图 5-27 是实际采集袖带放气时的静压力和脉压施加于袖带产生的振荡波形。

系统设计中有关袖带的选择参考表 5-1，传感器可选用固态硅压敏电阻（silicon piezoresistor）传感器。如摩托罗拉公司的 MPXSO，其压力测量范围 0～50 kPa，灵敏度 1.2 mV/kPa，线性度 ±0.1%，输出阻抗 475 Ω。

2. 血压算法

在示波测量中，主要从脉搏波构成的钟形包络中识别特征点获取血压值。目前主要采用两种方法：

方法一：拟合法根据滤波器输出的袖带内脉动压力波，通过多项式拟合建立图 5-27 中脉动压力波包络的数学模型，计算峰值点 M 及峰值左右两个拐点 S 和 D 的位置，与之相应的静压 P_M、P_S 和 P_D 就是平均压、收缩压和舒张压。

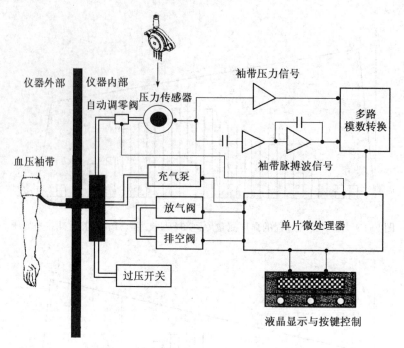

图 5-26　示波法血压测量的系统设计框图

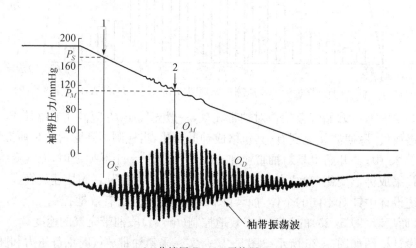

1—收缩压 P_S；2—平均压 P_M

图 5-27　实际采集的静压力和脉搏压力引起的振荡波形

在开始放气和结束放气阶段，滤波后的脉动压力波为细小的振荡波。由于放气速度的不均匀和压力传感器的非线性，其包络波形常常较不规则，使得拟合曲线受起点和终点的影响很大，导致不同拟合曲线包络的极值点和拐点位置差异较大（图略）。因此，拟合法存在数据起点和终点选择的困难，易受噪声干扰影响，对生理参数的普遍适应性较差。此外，还存在计算量大和所需内存较多的问题。

英国人 L. A. Geddes 在 1982 年提出了固定比率计算法。首先，寻找图 5-27 中脉搏波钟形包络的顶点 O_M，其对应的袖带压 P_M，即为平均压；另外，在包络线上升沿存在一点 O_S，下降沿存在一点 O_D，分别对应收缩压 P_S 和舒张压 P_D。大量临床实验表明，包络的最大值

幅度 O_M 与拐点幅度 O_S、O_D 之间有比例关系：

$$O_S/O_M = C_1 \tag{5-8}$$

$$O_D/O_M = C_2 \tag{5-9}$$

其中，C_1、C_2 为常数。

因此，只要知道滤波后压力脉动波脉幅 O_I 及相应的静压 P_I，由上式即可计算收缩压和舒张压，这就是比例法测动脉血压的基本原理。为使 O_M 测量准确，避免伪脉冲，取脉动压力波符合条件的连续三个最大脉冲的均值作为 O_M，并在检测过程中作条件判断，排除测量过程中的异常情况。O_S 和 O_D 的大小可根据如下经验公式求得：

$$O_S/O_M = 0.55 \tag{5-10}$$

$$O_D/O_M = 0.82 \tag{5-11}$$

实践证明该算法是可行的，具有较强的抗干扰能力和不同生理参数的适应性。临床实际测量中，上述经验公式中的取值变化范围较大，式(5-10)为 $0.45\sim0.57$；式(5-11)为$0.69\sim0.89$。

方法二：根据脉搏波包络 O_S、O_D 点的变化陡度较大，而 O_M 变化最小的特点，对脉搏波包络进行微分，从而分别得到对应的收缩压(P_S)、舒张压(P_D)和平均压(P_M)。图5-28为脉搏波包络的微分图谱。其中对于舒张压的脉搏波包络的微分为正，对应于收缩压的脉搏波包络的微分为负，而对于平均压的脉搏波包络的微分为零。由于背景噪声和个体差异，给特征点的确定带来困难。

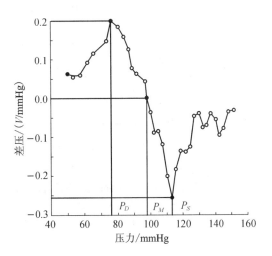

图 5-28　脉搏波包络的微分图谱及对应收缩压、舒张压、平均压的特征点

目前设计中大多采用方法一，即由平均压通过经验公式[式(5-10)和式(5-11)]获取收缩压和舒张压的办法，现已成为目前商业产品主流方法。但由于公式中的固定比率是统计量，个体差异造成的误差是显著的。图 5-29 列举了袖带弹性、平均动脉压、心率、脉波的峰-峰值、动脉管壁的刚性(杨氏模量)、黏滞系数(viscous coefficient)等，在固定比率计算下的误差，其中影响最大的有心率、脉搏波峰峰值(幅度)、杨氏模量、黏滞系数等，最大误差可达 $10\%\sim15\%$。这几项在老人中影响尤为显著，在仪器自动测量中往往会造成血压估值偏高，出现误报"高血压"等结果。此外脉搏波包络的钟形顶部常常出现"平台化"，使平均压的确定并非惟一，特别是心率的简单变化，可造成顶部特征点的较大偏移，从而造成平均压估值的误差，如图5-30所示。这些是在采用示波法原理进行自动血压测量仪设计中值得进一步探索的问题。

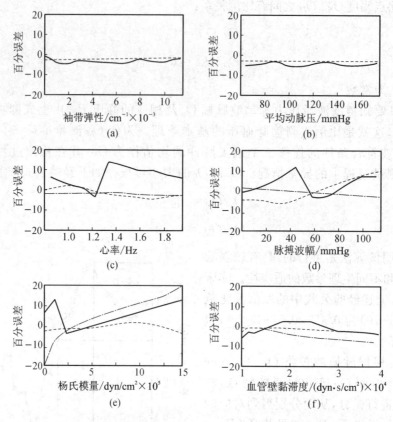

图 5-29　采用固定比率计算时,由于一些物理和生理因素变化,常给收缩压(点画线)、平均压(实线)和舒张压(虚线)测量结果带来的误差(Mauro Ursino, et al. 1996)

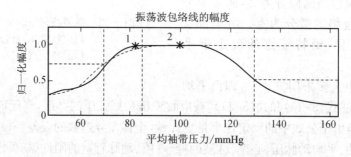

图 5-30　顶部平台化效应及心率变化(图中实线为 1.17 Hz心率,点线为 1.3 Hz 心率)对平均压测量的影响(Mauro Ursino, et al. 1996)

5.3.5　脉波法

　　脉波法是利用气袖远心侧肢体脉搏的有无,自动识别血流状态的测量方法。一种手指端脉波法的血压自动测量系统如图 5-31 所示。该系统的工作过程是:指端气袖的内压超过气袖覆盖区域的动脉收缩压时,缠以气袖的指端脉波传感器无信号输出,而未缠气袖的指端脉波传感器有信号输出,表示气袖下动脉血流被阻断,气袖内自动减压。当指端气袖的内压低于气袖下的动脉收缩压时,二指端脉波传感器均有信号输出,表示气袖下动脉血流导通,气袖内自动增压。于是,这一系统的气袖内空气压力,自动跟踪动脉收缩压,并能连续记录动脉收缩压的变化。未缠以气袖的另一指端脉波传感器的作用,主要是为系统提供同步信号,使每个脉搏周期对血流状态检测一次,进而对气袖内压调整一次,以保证足够的压力跟踪精度。

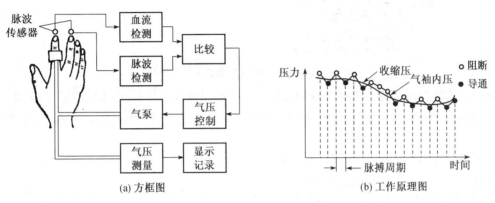

图 5-31　脉波法血压测量系统

脉波法测量血压时,可以将气袖和检测血流状态的脉波传感器置于指端等肢体末梢部位,这样对病人的扰动较小,适于长时间的连续监测。这种方法只能测量动脉收缩压,而不能测量舒张压,并且难以在脉搏微弱的情况下使用。

5.3.6　超声法

超声法测量血压是基于超声多普勒效应识别动脉血液状态的原理进行的。一个静止的声源发出的声波被一个运动物体反射时,反射回来声波的频率为:

$$f_D = f_T + \frac{2v}{c}f_T \tag{5-12}$$

式中　f_T——发射声源的频率;

　　　v——运动物体与声源的相向运动速度;

　　　c——声波在介质中的传播速度;

　　　f_D——反射声波的频率。

这种由运动物体反射的声波频率偏离声源频率的现象称为多普勒效应,频率的位移量称为多普勒频移,即:

$$\Delta f = f_D - f_T = \frac{2v}{c}f_T \tag{5-13}$$

频移量 Δf 与运动物体相对声源的运动速度成正比。

图 5-32 为超声法测血压系统的原理框图。在气袖下放置一个超声发射换能器和一个接收换能器。发射换能器向着血管壁发射频率为 8 MHz 的超声波信号,接收换能器接收被血管壁反射回的超声信号。

动脉血流受到气袖压力控制而阻断或导通时,都会产生血管壁的运动,从而引起被血管

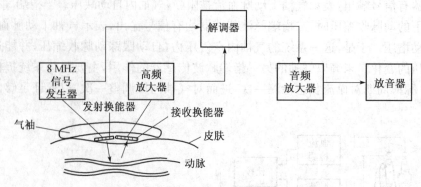

图 5-32　超声法测血压系统的原理框图

壁反射回来的超声信号发生多普勒频移。当血管由阻断变为导通时,血管壁运动快,将产生较大的频移(约 200~500 Hz);而当血管由导通变为阻断时,管壁运动较慢,将产生较小的频移(约 30~100 Hz)。

测量时,先使气袖内压力超过动脉收缩压,使血管阻断,然后缓慢减低气袖压力,当气袖内压力与动脉收缩压平衡时,血管由阻断变为导通,放音器发出第一次频移较大的高音信号,此时压力计读数即为动脉收缩压。此后随着气袖压力逐步下降,每一心动周期中将交替出现一次血管导通和阻断,同时分别对应产生大小频移的高、低音信号各一次,在时间上逐渐分离,而频移较小的低音信

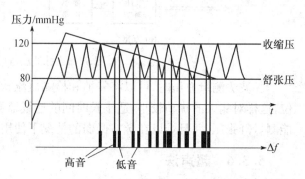

图 5-33　血流状态与多普勒频移的关系

号却逐渐靠近下一心动周期中频移较大的高音信号。当气袖内压力降低至动脉舒张压以下时,血管完全导通,两个频移信号重叠,然后消失(图 5-33),此时血压计所指示的读数即为动脉的舒张压。

超声法测压的优点是不受高噪声环境的影响,对于休克病人、低血压患者或婴儿可以获得满意的测量结果。超声法还可用于较多部位动脉血压的测量。超声法的缺点是当受检者身体活动时,由于换能器与动脉间相对位置移动,会造成测量误差。此外超声法血压测量仪器比较复杂,成本也较高。

用超声法测得的收缩压和舒张压都要比听音法测得的高 5%~10%。这是因为超声法判读数据时反应速度要比听音法快,因此在气袖压力连续下降过程中,超声法判读收缩压和舒张压的时间均要比听音法提前。

5.3.7　无创连续测压法

连续无创血压测量,是在每一个心动周期内完成血压的测量,故又称逐拍无创血压测量。血压的无创连续测量是一个难度很大的技术。多年来很多研究者为克服直接式测压的不连续性缺点,通过一些方法,在体表记录了动脉血压的波形。许多方法一直在探索中,尚待临床认可。下面介绍一种无创连续测压方法——动脉张力测定法(arterial tonometry method)。

该方法的基本原理是当一个具有内在压力 P 的动脉血管被外在物体施力 F 时,部分压扁其动脉管壁使其周边应力 T 发生变化,方向是向着与外力 F 正交的方向,该方向的力相互抵消。当外力达到某一定值时,内压力 P 等于外力 F,这样通过测量外力 F(已知作用面积 A)便可得到动脉血压。动脉张力仪由气压盒手动充气橡皮球、压力传感器、液晶显示器等组成。张力测定法需要一个高灵敏度的微动压力传感器,这种传感器的构造

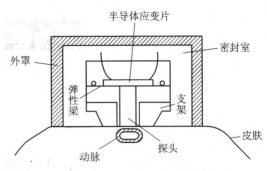

图 5-34 张力式血压测定计的传感器构造

如图 5-34 所示。传感器由两个基本部分组成,中间为一压力传感器;外面是一个密封的空气室。传感器的探头与一弹性横梁连接,弹性梁上粘贴应变片。弹性梁固定在支架上,支架和外罩之间构成密封室,密封室开口处用橡皮膜覆盖。压力传感器是在一个硅基片上蚀刻的传感器阵列(约 $10~\mu m$ 厚的膜),共计 30 个压敏电阻单元,每个压敏电阻直径小于被测动脉的直径,频响 $>50~Hz$,迟滞 $<1.0\%$。压力盒中的气压通过压力传感器膜使血管压扁,动脉内血压由处在血管中心位置的传感器单元所测得。使用这种方法,一般来说每次测量时无须再定标。

测量时,将张力传感面置于手腕桡动脉上(图 5-35),并对准动脉血管,调节密封室的压力,使探头将动脉血压扁到某一合适的程度,当内压力与外压力达到平衡时,血管壁将处于不受力的"无载"状态。动脉血压波动时,传感器探头所感受到的压力变化传递到弹性梁上,使粘贴在弹性梁上的半导体应变片发生应变作用而输出与血压成正比的电信号,从而无损

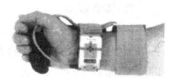

图 5-35 动脉张力仪

地记录了动脉血压波形。使用中,传感器探头与皮肤之间的压力大小应仔细调节,使传感器输出的电压波幅达到最大值。

张力测定法可以无损记录动脉血压的波形,但是要长时间保持探头的准确位置是较困难的,因此必须配备良好的附加设备,以保持传感器的正确位置。所存在的问题是,在长期测量中,手腕运动等原因会使测量精度受影响。

第6章

温度测量

6.1 温度测量概述

人和高等动物机体都有一定的体温。体温的产生是机体不断进行新陈代谢的结果,反过来,它又是机体进行正常功能活动的条件之一。人类的体温在正常生理条件下是相对稳定的,约保持在 37℃左右。测定体温在临床和科研上都有十分重要的意义,是生物医学测量的重要指标之一。

6.1.1 体温的分类

事实上,机体各部分的温度是不相同的,通常以下面三个部位作为代表:

1. 体表温度

机体表层称为体壳,体壳的最外层是皮肤,它的温度即体表温度,亦称皮肤温度。体表各处温度并不一样,而且随着环境温度不同而变化。有人在环境温度 23℃时作过测量,足的皮肤温度为 27℃、手为 30℃、躯干为 32℃、额为 33℃。由此可知,四肢末梢的皮肤温度较低,越接近躯干皮肤的温度越高。身体左右两侧的皮肤温度通常是一样的。

皮肤温度的高低,与局部血流量有密切的关系。皮肤血管舒张,皮肤的血流量增加,则皮肤温度上升,以增加体热的散发。相反,皮肤血管收缩,皮肤的血流量减少,皮肤温度下降,体热散失也就相对减少。所以,凡是能够影响皮肤血管舒缩的因素,例如,环境温度变化、情绪波动等都能对皮肤温度产生影响,测定皮肤温度时应该注意到这些因素。

正因为皮肤温度的变化与血管舒缩有十分密切的关系,因此皮肤温度在一定程度上可以反映血管功能的状况。临床上常用测量皮肤温度的方法来诊断某部位周围血管或者接近体壳的器官病变。例如,血栓闭塞性脉管炎病人的患肢皮肤温度常常有明显的降低;器官或组织有炎症时,局部体温一般都略有上升。国内有些单位还以手指皮肤温作为预测针麻效果和观察针麻手术过程中机体功能状态的指标之一。可见,体表温度即皮肤温度的测定是有重要实际意义的。

2. 深部温度

机体内部的温度称为深部温度,一般所说的体温就是指的深部温度。深部温度较体表温度为高,并且比较稳定。严格地说,深部温度也不是完全一致的,如表 6-1 所示。临床上一般采用直肠温和口腔温两种来代表深部温度,测量时需要深入 6 cm 以上。直肠温是从肛门处测取的,它比较接近于深部血温,温度值较高,平均为 37.5℃。口腔温一般比直肠温低 0.2℃~0.3℃;有时为了方便,也采用腋窝温,腋窝温实际上是近似值,测取腋窝温时,必须注意使上臂紧贴胸廓,只有这样才能使腋窝密闭,使温度升高到接近体内温度的水平,否则测量就不准确,只能反映腋下皮肤温了。腋窝温一般又比口腔温低 0.3℃～0.5℃。表 6-1 列出了我国正常成年人体温的一组统计数据,可供设计体温传感器确定测温范围和测量精度时参考。

表 6-1　我国正常成年人的体温

部　位	平均值(℃)	标准差	正常范围(℃)置信限 95%
腋窝温	36.79	0.357	36.0～37.4(非参数方法估计)
口腔温	37.19	0.249	36.7～37.7(参数方法估计)
直肠温	37.47	0.251	36.9～37.9(参数方法估计)

应该指出,人体正常体温并不是指某一具体温度,而是指一个温度范围。影响人体体温的因素很多,在正常生理情况下,随着昼夜、环境温度、被测者年龄、性别、精神状态和体力活动状况等不同,人体体温也不同。一般说来,一昼夜之间,清晨睡眠时体温最低,醒来后逐渐上升,到下午 5～7 时达最高值,继而下降,至夜 11～12 时趋于稳定值。年龄上看,成年人体温略高于老年人,而新生儿又高于成年人。性别而言,一般女性的体温略高于同龄的男性。体力活动加强,肌肉活动激烈时,体温可暂时升高 1℃～2℃。正是因为存在这样众多的因素,所以临床或生物医学研究中对于体温测定工作要求精细、周密。只根据一、两次测量数据,往往不易说明问题,常常需要定时多次重复,最好做到长时间连续测量和连续记录。这就相应地对体温测量传感器和仪器提出了高标准的要求。

3. 器官温度

由于代谢水平不同,机体内各器官的温度是略有差异的。例如,人类的肝脏温度是全身最高的,约 38℃;肾脏、胰腺及十二指肠等的温度略低些,直肠温度则更低。脑的产热量较大,其温度也接近于 38℃。但是机体各器官的温度是极难直接测定的,很多器官的温度目前尚无办法测得。一种近似的取代方法是测量机体内部的血液温度。因为血液的不断循环使得内部各器官的温度经常趋于一致;所以可以把机体内部的血液温度近似地看作为机体内各重要器官的平均温度值。实际上,测量血液温度也不容易,使用专门设计的插入式温度探头虽然可以测量血温,但这是一种有损伤性的测量,使用的局限性较大。现在已发展的体内遥测方法,可以用来测定机体内部的某些器官,主要是消化系统器官如食道、胃、肠的温度。在动物试验中,也有采用埋入方式将小型温度变换器长期植入某些器官进行连续温度测量。

另外,在某些特殊场合,如运动生理学研究等还需要测量肌肉的温度。

以上介绍了机体温度的大致分类,为了分别测出机体的体表温度、深部温度、血液温度及肌肉温度等,需要配合不同测量原理和不同测量方式的温度变换器,对于变换器的测量范围、精度,尤其是结构形式也各有不同的要求。

6.1.2　体温的测量方法

适用于生物医学领域中测量温度的方法很多,常见的有如下一些。

1. 按测量原理

1) 热膨胀式:利用材料的热膨胀效应敏感温度变量进行测量,如水银温度计。

2）热电式:利用不同金属材料间的热电效应敏感温度变量进行测温,如热电偶温度变换器。

3）热阻式:利用金属或某些半导体材料热电阻效应敏感温度变量进行测温,如金属丝热电阻温度变换器和半导体热敏电阻温度变换器等。

4）液晶式:利用胆甾相液晶材料的反射光色泽的温度效应敏感温度变量进行测量,如液晶体温计、液晶测温膜等。

5）晶体管式:利用晶体管 P-N 结正向电压降的温度效应敏感温度进行测温,如 P-N 结温度变换器。

6）热辐射式:利用热辐射成像原理测量温度,如红外热成像仪等。

7）其他:如利用石英晶体固有频率温度效应测温的石英温度变换器;利用某些化合物的固-液相温度突变特性的固液相跃迁式温度变换器。

2. 按测量方式

可以分为接触式和非接触式两种。前者需要直接接触被测机体,以感受待测部位的温度,后者不需直接接触机体就可以感受待测温度。

上述各种测量原理中,除热辐射法属于非接触式测量外,其他均属于接触式测量法。

6.2 液体膨胀式体温计

液体膨胀式温度计是一种普通而简单的直读式测温仪器,一直在临床广泛应用。液体体温计的优点是简便、准确、直观、价廉。其主要缺点是无法自动记录和显示,因而不宜用于长时间连续测温。对于这种温度计人们比较熟悉,所以本书只作简单介绍。

液体膨胀式温度计是根据液体的热膨胀效应研制的。同固体和气体一样,液体在受热时体积膨胀,相反在冷却时体积要缩小。这就是热膨胀效应,我们通常称之为"热胀冷缩"。液体的热膨胀可以用它的体积膨胀系数表示:

$$\alpha_{t_1, t_2} = \frac{V_{t_2} - V_{t_1}}{(t_2 - t_1)V_0} \tag{6-1}$$

式中 V_{t_1}、V_{t_2}——液体在温度 t_1 和 t_2 时的体积;

V_0——同一液体在 0℃时的体积。

体积膨胀系数 α 越大,表明该液体在温度升高 1℃时的体积增加越多。

医用的液体温度计,常用水银和酒精作为介质,尤以水银为普遍。表 6-2 是这两种介质的有关数据。

表 6-2 水银和酒精的有关数据

名 称	分子式	凝固点(℃)	沸 点(℃)	体膨胀系数	在玻璃内的可见体膨胀系数
水 银	Hg	−38.87	356.7	0.000 18	0.000 16
酒 精	C_2H_5OH	−112	78.4	0.001 0	0.001 03

医用水银温度计一般分两种,即口腔计和肛门计,计量范围为 35℃～42℃,测量精度为 0.05℃。

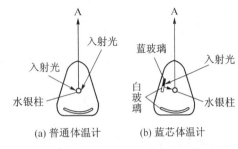

因为水银的本色是银白色的,使用水银体温计时往往不易判读清楚。为克服这一缺点,出现了一种彩色体温计,利用一定的光学原理,将彩色玻璃的反射光线投射到水银面上,使水银柱着上色彩以便于判读。

图 6-1 是一种蓝芯体温计的横截面示意图。其中图 6-1(a)是普通水银体温计的截面图。充有水银的毛细管柱是用透明玻璃制成的,称为芯,毛细管内径仅为 0.02 mm。体温计前沿的椭圆形截面起到了高倍放大的凸透镜作用,可以把毛细管芯放大到 1~1.2 mm,使肉眼能清楚地看到。在这种普通体温计中,入射光线照射到水银柱上以后沿 A 方向反射,观察者看到的是未着色的水银本色。图 6-1(b)是蓝芯体温计,它与普通体温计不同的是增加了蓝玻璃反射面。入射光线首先照射到蓝色玻璃上,由蓝玻璃反射出来的蓝光经水银柱再次反射后沿 A 方向射出,于是观察者所见到的是呈蓝色的水银柱面。蓝玻璃的位置是根据光学反射原理进行精确计算后确定的。

图 6-1　蓝芯体温计的横截面示意图

作为反射面的蓝色玻璃是一种采用特殊着色剂着色、蓝色纯度很高的特种玻璃,除蓝色外,也可选用其他适当的色别。

6.3　热电偶式温度变换器

热电偶式温度变换器是依据不同金属材料之间的热电效应设计的,具有结构简单、制作方便、输出线性等特点。

6.3.1　热电效应

两种不同材料的金属焊接或绞接在一起组成闭合电路,如图 6-2(a)所示,如果将接点 1 加温,使接点 1 和 2 的温度不同,就会在回路中产生一个电动势,于是回路中就有电流流通,接在回路中的电流表因之而偏转。这一热能和电能互相转化的现象称为热电效应,也称温差电效应或塞贝克效应。相应的电动势称为热电势或温差电势或塞贝克电势。由热电势在回路中产生的电流称为热电流。实验证明,当材料确定后,热电势的大小与两接点的温度存在着单值函数关系。所以,利用热电势随两接点温度变化的特性就可以测量温度。按上述形式组合起来用以测温的一对金属丝称为热电偶。不同材料的两根金属丝 A 和 B 均叫热电极。接点 1 通常用焊接的方法连接在一起,并被放置在待测温度场中,称为测温端(或工作端、热端);接点 2 一般要求恒定在某一参考温度上,称为参考端(或冷端、自由端)。

热电极材料确定后,热电偶的热电势与两接点的温度存在着函数关系,现以图 6-2(a)为例加以分析。图中 A 和 B 为热电极。接点 1 为测量端,温度为 T;接点 2 是参考端,温度为 T_0。回路的热电势为 $E_{AB}(T, T_0)$。A、B 材料确定后,热电势大小仅与 T 和 T_0 有关系,即:

$$dE_{AB}(T, T_0) = \alpha_{AB} dT$$

式中，α_{AB} 为热电势率（或称塞贝克系数），其值由热电极材料和两接点温度而定。

积分得：

$$E_{AB}(T, T_0) = \int_{T_0}^{T} \alpha_{AB} \, dT = e_{AB}(T) - e_{BA}(T_0)$$

$$(6\text{-}2)$$

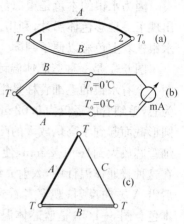

式中 $e_{AB}(T)$、$e_{BA}(T_0)$——分别为接点 1 和接点 2 处的分热电势；

下角标 AB——分热电势的方向为 A 至 B，BA 则反之。

所以，式（6-2）可以写成：

$$E_{AB}(T, T_0) = e_{AB}(T) - e_{BA}(T_0) \qquad (6\text{-}3)$$

图 6-2　几种导体组成的热电回路

由此可知热电偶回路的总热电势即为两接点的分热电势之差。当 $T > T_0$ 时，$e_{AB}(T)$ 与总热电势（或热电流）方向一致，$e_{AB}(T_0)$ 与总热电势方向相反；当 $T < T_0$ 时，则与上述情况相反。

因为总热电势和分热电势都是温度的函数，所以式（6-3）也可以用温度的函数式表示：

$$E_{AB}(T, T_0) = f(T) - f(T_0) \qquad (6\text{-}4)$$

对于给定的热电偶，若使其参考端温度 T_0 恒定时，那么参考端的分热电势为一常数，即 $e_{AB}(T_0) = C$（常数）。于是，式（6-4）可写成：

$$E_{AB}(T, T_0) = f(T) - C = \psi(T) \quad (T_0 = \text{常数}) \qquad (6\text{-}5)$$

上式说明，当 T_0 恒定时，热电偶所产生的热电势仅随测温端温度而变化，它是待测温度的单值函数，一定的待测温度对应一定的热电势值。所以，只要使热电偶的参考端温度保持不变（如维持在水的冰点 0℃），而将测量端置于被测介质中，我们就可以通过测定热电偶的热电势来达到测定被测介质温度的目的，参见图6-2(b)。

必须注意，参考端的温度变化将直接影响测量端温度与热电势的对应关系。选定不同的参考端温度，测量端温度与热电势的对应关系也随之不同。换言之，T_0 改变时，相同的 T 值所对应的热电势值也不相等。这点，在热电偶的实际应用中很重要。

如果作进一步分析，两热电极的接点处除了热电势外，还有别的电动势存在，如接触电动势。但两接点的接触电动势相等而互相抵消，不影响分析结果，所以就不多叙述了。

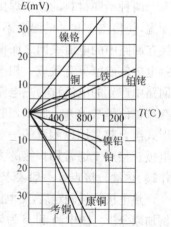

图 6-3 给出了几种热电极与铂热电极配成热电偶的热电势和热端温度的关系曲线。

对于由两种均一材料 A 和 B 制成的热电偶而言，接点温度为 T 和 T_0 时的热电势，应等于它在接点温度分别为

图 6-3　几种热电极与铂热电极配成热电偶的热电势和热端温度的关系曲线

(T, T_0')和(T_0', T_0)时的热电势之和。即：

$$E_{AB}(T, T_0) = E_{AB}(T, T_0') + E_{AB}(T_0', T_0) \qquad (6\text{-}6)$$

热电偶的这一规律,被称为热电偶的中间温度定律。应用中间温度定律,就可以解决热电偶实际使用中冷端(即参考端)温度修正的问题。

如果我们已经知道热电偶冷端温度为T_0时热电偶的热电势与热端温度T的关系为$E(T, T_0)$。但在实际测量过程中,由于某种原因,热电偶冷端温度由T_0变成了T_0',此时所测得的热电势值是相对于T_0'的值即$E(T, T_0')$。那么,依据中间温度定律,就可以容易地推算出相应于冷端温度为T_0时的热电势值$E(T, T_0)$,从而确定出待测的热端温度T的大小。例如,在冷端温度为T_0'时,测得待测温度T_X的热电势为$E(T_X, T_0')$。我们又可以从已知的冷端温度为T_0时热电偶的热电势与其热端温度T的关系曲线或关系函数式中查出$E(T_0', T_0)$。于是,根据中间温度定律算出：

$$E(T_X, T_0) = E(T_X, T_0') + E(T_0', T_0) \qquad (6\text{-}7)$$

而后再通过$E(T, T_0)$的关系曲线(或函数式)确定T_X值的大小。

采用如上方法,可以减小热电偶温度变换器的标定工作量,也可以根据实际情况选定某一合适的冷端参考温度,以提高测试精度。

6.3.2 热电偶的电极材料

研究表明,不仅导体材料,而且半导体材料也具有热电效应。所以,原则上讲任意两种导体(或半导体)材料都可以制成热电极并配对成热电偶。但是,作为实用的测温元件,对它的要求是多方面的,并不是所有材料都适宜。制作热电极的材料,应该符合下面几项基本要求：

1. 温度作用后,热电偶应产生较大的热电势,热电势与温度之间存在着单值函数关系,且应具有较好的线性度。

2. 有一定的测温范围,并能在该测温范围内长时间工作而不发生化学性质和物理性质的异常变化。

3. 有较小的电阻率;电阻温度系数和比热要小。

4. 组织均匀、性能一致、组分一定、复制性好;易于提纯,焊接性能好,有一定机械强度;成本适宜。

表 6-3 列出了几种常见的金属热电极材料,并绘出了它们的主要成分及与铂热电极配对成热电偶后,在热端温度为 100℃,冷端温度为 0℃时的热电势值,可供参考。

表 6-3　几种常见的金属热电极材料

材料名称	成　　分	和铂配成热电偶后,热端温度为 100℃, 冷端温度为 0℃时的热电势
镍　铝	94％Ni, 2％Al, 2.5％Mn, 1％Si, 0.5％Fe	$-1.02 \sim 1.38$ mV
铂　铑	90％Pt, 10％Rh	0.64 mV
铂	Pt	0 mV
铜	Cu	0.71 mV
铁	Fe	$1.57 \sim 1.93$ mV

续表

材料名称	成 分	和铂配成热电偶后,热端温度为100℃, 冷端温度为0℃时的热电势
镍 铬	89%Ni, 10%Cr, 1%Fe	2.77～3.13 mV
考 铜	56%～57%Cu, 43%～44%Ni	−4.18～−3.82 mV
康 铜	60%Cu, 40%Ni	−3.4 mV

非金属热电偶材料目前多处于研制阶段,复制性较差,尚无统一的分度表,不能批量生产。而且非金属热电偶材料一般都用于高温(如 1 500℃以上)测量,在生物医学测量中没有什么实际使用的价值。

6.3.3 热电偶的制作及热电偶温度变换器结构

制作热电偶的关键是热接点(即测量端)的成形。为了保证测量精度,要求接点外形圆滑、具有金属光泽、无玷污变质、无夹渣和裂纹,并且有一定的结合强度,否则容易出现特性不稳定、重复性差、测量误差大等问题。接点的大小要适中,一般为热电极直径的两倍。热接点通常采用焊接法成形。焊接的方法很多,有气焊法、电焊法、盐浴焊法、盐水焊法及对焊法等。因为电焊法不需要复杂的设备,方法简单易行,便于实验室制作,所以比较常用。

电焊法是利用高温电弧将热电偶测量端熔化成形的:根据使用的电源不同,电焊法又可分为交流电焊法和直流电焊法两种。交流电弧焊一般用于廉价金属热电偶的焊接,直流电弧焊一般用于贵金属热电偶的焊接。

用于生物医学测量的热电偶温度变换器,其结构外形与热敏电阻式温度变换器相仿。图 6-4(a)是测量口腔温、直肠温杆状热电偶式温度变换器示意图。热电偶的两热电极必须互相绝缘,以防止短

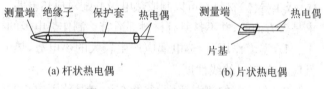

(a) 杆状热电偶   (b) 片状热电偶

图 6-4 热电偶式温度变换器

路。医用测量中,因为所测温度不高,所以用一般的橡胶或塑料就可以了。

图 6-4(b)是一种薄膜型片状热电偶结构示意图。常用的热电极材料有铁-康铜、铜-康铜和镍铬-镍铝三种。它与一般热电偶主要不同之处在于用薄膜热电极代替了原来的金属丝热电极,因此更宜于制成片状结构。其外形尺寸较小,长约 4～6 mm、宽约 6 mm、厚仅 0.2 mm。测量时反应迅速,时间常数 $T < 0.01$ s。用来作为热电极的薄膜的制作方法有好多种,如真空蒸镀法、化学涂层法和电泳法等。薄膜厚度在 3～6 μm 之间。这种形式的热电偶可以用来测量体表温度。

若选取一种热电极材料,将它制成针状,然后将另一种热电极材料用真空蒸镀等方法覆盖在针状电极上,除了在针尖部位两种材料结合构成热电偶的测量端外,其余部分都涂以绝缘层使两热电极互相隔离;这种针状热电偶可以摆脱上述片状热电偶受基底材料、粘接剂等的影响,从而提高了测量精度。针状热电偶可以用来测量血液温度等。

另外,可以选用适当的基底材料,在上面蒸镀两种热电极材料,做成极小的热电偶。例如,以石英纤维为基底制作成热电偶,测量端极小,仅为微米级。因响应极快,时间常数可达微秒级,可以用来测量细胞内的暂态温度。

6.3.4 热电偶参考端的温度补偿

从上面分析我们已经知道,热电极材料确定后热电偶的热电势大小只与两接点的温度有关,所以用热电偶测量温度时,需要选定一个基准温度作为热电偶的参考端温度。显然参考端温度准确稳定与否,将直接影响热电偶测温的准确度和稳定性。一般情况下,热电偶的热电势——温度特性都是在参考端温度取为 0℃ 时标定的,但在实际使用时,参考端有可能暴露在环境温度场中,或者也可能由于受结构尺寸的限制,参考端离测量端很近,这些因素都会造成参考端温度的波动,使其不可能维持在 0℃ 或其他某一预定的温度值上,这样就会给测量带来误差。为了消除这一误差,提高测温精度,需要对参考端温度采取补偿措施。下面简单地介绍几种常用的参考端温度补偿方法。

1. 参考端温度校正法

设热电偶标定时取参考端温度为 T_0,实际使用时参考端温度有了变化。我们首先用高精度的直测温度计测出实际的参考端温度,譬如为 T_0',此时热电偶的热电势为 $E(T, T_0')$,T 为测量端温度。由热电偶中间温度定律可知:

$$E(T, T_0) = E(T, T_0') + E(T_0', T_0)$$

得到 T_0' 后,$E(T_0', T_0)$ 可以从标定曲线(或热电偶分度表)查出,这样就可算出 $E(T, T_0)$,再查对标定曲线(或分度表)就可以求得待测温度 T 值了。这种补偿方法的原理很简单,但应用时需要准确地测出 T_0',并要进行多次查算,比较麻烦。

2. 参考端温度恒定法

设法使热电偶参考端温度保持稳定,使之恒定于某一温度,从而提高热电偶的测温精度,这种补偿方法就称为参考端温度恒定法。

恒温参考端的方法很多,例如,将参考端装在盛油的容器中,利用油的热损性维持参考端近似于室温;将参考端装在带冷却水的双层夹套的铁匣内,利用铁匣较大的热惯性使参考端温度变化很小、很缓慢;也有将参考端放在充满绝热材料的铁管中,再将铁管埋于地下;等等。这些方法都只能使参考端温度相对稳定,并不能恒定在某一确定温度上,所以精度不可能很高,而且使用也不方便。对于被测温度远远大于室温、精度要求不太高,又是长时间连续测量来说,这些方法是可行的。

生物医学中,对于测温精度的要求较高,被测温度与室温的温差不大,而且这些测量又多是在室内条件下进行的,所以常用冰点恒温法。在一个标准大气压下,纯净的冰和纯水的平衡温度为 0℃。将纯水制成冰屑与纯水相混和后放在保温容器中,然后把热电偶参考端置于其中,冰和水达到热平衡后就可使热电偶参考端温度恒定在 0℃。通常为了减少环境的传热影响,应使水面略低于冰屑面,这样实现的冰点平衡温度约为 −0.06℃,比 0℃ 稍低。对于精度

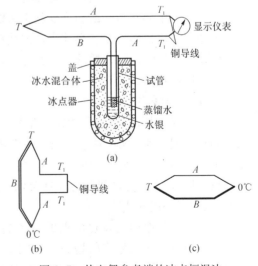

图 6-5　热电偶参考端的冰点恒温法

要求不是非常高的测温来说,这点差异可以忽略。图6-5是热电偶参考端插入冰点器的一种方法。将热电偶的参考端插入冰点器的一根玻璃试管底部,并与底部的少量清洁的水银相接触。水银面上应注入少许蒸馏水(或变压器油),最好再用石蜡封结试管口,以免水银蒸气逸出影响人体健康,热电极与显示仪表之间用导线连接。铜导线与热电极的两个接点同处于室温下之中,根据中间导体定律,铜导线的存在不影响热电偶的热电势,即图 6-5(a)与图 6-5(b)、图 6-5(c)是等效的。为了减少试管等与环境传热的影响,试管宜细、并且应该有足够的插入深度。如果用一个专用的水三相点装置代替上述冰点器,冰点的恒定精度则会更高。

3. 补偿电桥法

热电偶参考端的温度补偿电桥原理如图 6-6 所示。这种方法的基本思路是设法在电桥线路中产生一个附加电势,使之正好补偿由于热电偶参考端温度变化而引起的热电势的误差,从而提高测温精度。图中点 1 为热电偶的测量端,T 为待测温度;点 2 和 3 相当于热电偶的参考端,T_0 为参考端的温度。桥臂电阻 R_1、R_2 和 R_3 是用电阻温度系数极小的锰铜线制作的,可以认为它们的阻值不受环境温度变化而改变。

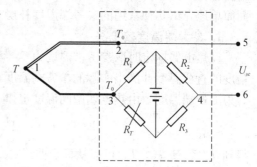

图 6-6 热电偶参考端的温度补偿电桥原理

桥臂电阻 R_T 却是一个热敏电阻,阻值随温度变化而变化。将该补偿电桥和热电偶的参考端一起放在一个盒子里,盒内温度与热电偶参考端温度一致。预先调整补偿电桥参数,当热电偶参考端温度恰好为额定值时,此时热敏电阻 R_T 的阻值为某一确定值,设为 R_{T_0},电桥处于平衡状态,点 3 和点 4 之间没有电势存在,也就是说整个补偿电桥在测温线路中不起作用,从点 5 和点 6 处测得的电压输出信号 U_{sc} 为热电偶的热电势。若参考端温度发生了变化,设为 $T_0+\Delta T$,于是由于参考端温度的变化带来了热电偶热电势的附加误差,设为 ΔE_1,而与此同时,由于 T_0 的变化使桥路的热敏电阻值也随之发生了变化,电桥平衡被破坏了,使点 3 和点 4 之间产生一个附加电势 ΔE_2,因为 ΔE_1 和 ΔE_2 大小相等,方向相反,互相抵消,这样就补偿了热电偶参考端的温度变化带来的误差,使点 5 和点 6 间的输出基本不变。

补偿电桥法虽然不及上述冰点恒温法精度高,但它省去了恒温装置这套东西,在参考端温度波动不大(如±5℃)、桥路设计良好时,可以有效地使基准温度稳定在±0.2℃之内,所以有实际应用价值。

4. 补偿导线法

图6-7是常用的热电偶测温线路的连接法。点 1 和点 2 是热电偶的参考端,但它往往离热端的测量端太近,受待测温度影响大,使参考端温度不稳定。而且因为两端距离近,难以用上述方法进行修正或补偿。为了解决这个矛盾,采用了补偿导线法。

补偿导线的作用是将热电偶的参考端移至离测量端较远且环境温度比较稳定的地方。如图 6-7 中,A、B 为热电偶的两热电极,点 1 和点 2 为热电偶的参考端,温度

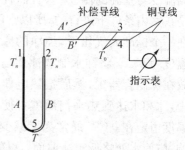

图 6-7 常用的热电偶测温线路的补偿导线连接法

为 T_n。A' 和 B' 为补偿导线,点 3 和点 4 即为新的参考端,它的温度为 T_0。新的参考端离测量端点 5 较远,所以 T_0 不易受测量端温度 T 的影响。必须看到,补偿导线只是延长了参考端,虽然有效地消除了待测温度对参考端温度的影响,但它并不能完全消除参考端温度的波动;所以为了进一步提高精度,还应该用上面介绍的方法对新的参考端温度采取补偿措施。

补偿导线的作用原理是基于热电偶的中间温度定律的。若我们把图 6-7 中的补偿导线分别换成与热电极相同的材料 A 和 B,那么,根据中间温度定律可知:

$$E_{AB}(T, T_0) = E_{AB}(T, T_n) + E_{AB}(T_n, T_0)$$

采用补偿导线 A' 和 B' 后,整个回路由 A、B、B'、A' 组成,回路的热电势为:

$$E_{ABB'A'}(T, T_n, T_0) = E_{AB}(T, T_n) + E_{A'B'}(T_n, T_0)$$

比较上面两式可见,如果 $E_{A'B'}(T_n, T_0) = E_{AB}(T_n, T_0)$,则:

$$E_{ABB'A'}(T, T_n, T_0) = E_{AB}(T, T_0)$$

因此说明,只要补偿导线的热电性能与热电偶热电极的热电性能相同,满足 $E_{AB}(T_n, T_0) = E_{A'B'}(T_n, T_0)$,就可以在回路中用补偿导线 A'、B' 部分地代替热电极 A 和 B,其总热电势是等效的,当然,除非材料相同,否则我们不可能要求补偿导线与热电极具备完全一致的热电性能。但经过选择,在某一温度区间内做到两者热电性能基本相同是可以的。

一般情况下,非贵金属的热电偶,常用其自身材料作为补偿导线,但有时为减少测量回路的电阻,也可以选用电阻率较低、直径较大的适当的金属线作为补偿导线。对于贵金属热电偶,为了降低成本,常常选用廉价金属材料作补偿导线,如铂铑$_{10}$-铂热电偶的补偿导线常用铜—铜镍合金(Cu, 99.4%;Ni, 0.6%)。

现场测温中,补偿导线除了能延伸参考端位置以提高精度外,还可以为热电偶安装、布排测量回路、实施遥测和集中管理提供很大方便。

补偿导线必须使用得当,否则达不到预期效果,甚至增加误差。使用时,应特别注意以下几点:

1) 补偿导线必须与相应型号的热电偶配用;

2) 使用补偿导线时,极性不得接反;

3) 热电偶和补偿导线连接点温度不得超过规定使用范围,否则两者热电特性就可能不再相同,达不到等效作用了;

4) 由于补偿导线和热电极材料的热电特性只能是基本相同,两者之间总会有些微小差别,所以要求它们连接处的两接点温度必须相同,否则会引入误差。

当然,如果选用与热电极相同的材料作为补偿导线时,上述 1)、3)、4)项就不成什么问题了。

6.4　金属丝热电阻温度变换器

6.4.1　金属丝热电阻的基本特性

温度升高时,金属晶格的正离子热运动加剧,阻碍了自由电子的定向运动,使电阻率上升,电阻值增加,这就是金属电阻的热阻效应。因为随着温度升高电阻值是增大的,所以金属的电阻温度系数为正值。利用金属电阻的热阻原理,可以将温度的变化变换成金属电阻的阻值变化,从而实现温度测量。

用来制作热电阻温度变换器的金属材料应具备如下特点:

1. 在所测量的温度范围内,材料的化学特性和物理特性稳定。

2. 材料的电阻率要足够大,并应具有尽可能大的电阻温度系数。材料的电阻-温度特性应接近线性,且应该稳定。

3. 材料要纯净,并能够大量复制,保证互换性。

满足以上条件的纯金属材料并不多,常用的有四种:铂(Pt)、铜(Cu)、镍(Ni)和铁(Fe)。它们的电阻-温度特性曲线见图6-8。

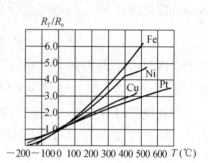

表6-4给出了这四种金属材料在0℃时的电阻率 ρ 和电阻温度系数 α。电阻温度系数 α 的定义是:温度每变化 1℃ 时的热电阻的电阻变化率,其单位是 $1/℃$。因为严格地说,金属丝热电阻的电阻温度特性不是线性的,所以绘出它的电阻温度系数时应该同时明确它是在什么温度(或温度范围)下测得的,表 6-4 所给出的 α 值,就是在0℃时测定的。

图 6-8　四种金属的电阻-温度特性曲线

表 6-4　四种金属的电阻温度系数(在 0℃ 时测定)

金属名称	电阻率 $\rho(\Omega \cdot cm)$	电阻温度系数 $\alpha(1/℃)$
铜(Cu)	1.54×10^{-6}	4.33×10^{-3}
镍(Ni)	12.13×10^{-6}	6.66×10^{-3}
铁(Fe)	9.07×10^{-6}	6.57×10^{-3}
铂(Pt)	9.81×10^{-6}	3.92×10^{-3}

铂是比较理想的材料,它的化学稳定性强,易于提纯,通常用它来制作精密电阻温度计。但铂是一种贵金属,成本昂贵。

铜的电阻温度系数比铂略高,因此铜电阻温度传感器的测温灵敏度略高于铂电阻温度传感器。而且铜的成本较低,易于加工成绝缘细丝,纯度也比较高,所以得到较广泛的应用。但铜的化学稳定性不如铂,且在 100℃～150℃ 时容易被氧化而失去线性特性。

铁和镍虽然具有较高的电阻温度系数,但这两种金属的化学稳定性更差些,高温时要起化学变化(尤以铁为甚)。由图 6-8 可以看出,它们的电阻值随温度增长而变化的规律要比铂和铜复杂。基于这些原因,铁和镍作为热电阻,在使用上受到了局限。

金属热电阻的电阻-温度特性,一般可以用下式表示:

$$R_T = R_0(1 + AT + BT^2 + CT^3 + \cdots) \tag{6-8}$$

式中　R_0——0℃时热电阻的电阻值(Ω);

　　　R_T——T℃时热电阻的电阻值(Ω);

T——被测介质的温度(℃);

A、B、C 等——分度常数,可以按产品所属的分度号从专用手册上查出。

对于纯铂丝,在 $0\sim650$℃温度范围内,其电阻-温度特性符合下式:

$$R_T = R_0(1 + AT + BT^2) \tag{6-9}$$

对于纯铜丝,在 -50℃~150℃温度范围内,它的电阻与温度的关系基本上是线性的,可以表达为:

$$R_T = R_0(1 + \alpha_T) \tag{6-10}$$

式中,α 为 -50℃~150℃温度范围内铜的电阻温度系数。

6.4.2 金属丝热电阻温度变换器的结构及基本测量线路

金属丝热电阻温度变换器根据不同要求设计了各种不同的结构形式。例如,棒式、笼式、薄片式、等等。

图 6-9(a)就是一种棒式铂电阻温度变换器的结构示意图。铂热电阻丝用无感法绕制在特制的耐温绝缘骨架上,外面套以不锈钢保护管。热电阻丝引出线经由接线盒引出。整个温度变换器可以通过螺纹固定在被测对象上。这类温度变换器也可以用来测定生物医学试验的环境温度。生物医学上,常用金属丝热电阻测量体表温度。为此,要求变换器体积小,并易于与体表紧密接触,所以只有薄片式的金属丝热电阻是比较适宜的。图 6-9(b)是薄片式金属丝热电阻温度变换器的示意图。热电阻丝绕制在特制的云母薄片上,然后一起被封装在金属箔保护套内。

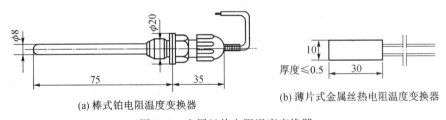

(a) 棒式铂电阻温度变换器

(b) 薄片式金属丝热电阻温度变换器

图 6-9　金属丝热电阻温度变换器

桥式测量线路是金属丝热电阻测温的常用线路,其原理见图 6-10。

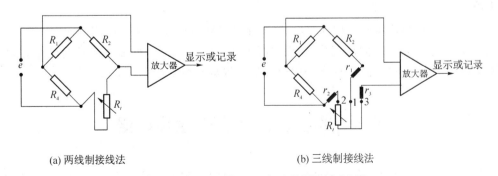

(a) 两线制接线法

(b) 三线制接线法

图 6-10　金属丝热电阻测温测量线路原理图

图 6-10(a)中,e 是电源,视不同需要可以是直流电源,也可以是交流电源。R_t 为金属

丝热电阻,作为温度变换器感受被测温度的变化,并将温度的变化转换成相应的电阻变化量。R_1、R_2 和 R_4 是固定电阻,它们是采用电阻温度系数极小的材料制作的,所以其阻值受温度影响很小,可以忽略。其中 $R_1 = R_2$,$R_4 = R_{t_0}$。R_{t_0} 是温度为 t_0 时热电阻的阻值。t_0 称之为平衡点温度,当 $t = t_0$ 时,电桥处于平衡状态,输出为零。温度升高或降低时,平衡被破坏,电桥将有信号输出。输出信号与被测温度 t 之间具有确定的函数关系,只要设计得当,就能获得线性的函数关系。电桥的输出信号可以直接输给二次仪表显示或记录。必要时,可以加一个前置放大器,将电桥输出信号放大后再输给二级仪表。

因为金属热电阻的电阻温度系数值不是很大,也就是说,它的测温灵敏度不可能很高,所以,误差对于测量精度的影响就更不能轻易忽略。为了提高测量精度,必须注意消除各种误差源。上述测量线路中,误差源主要有三种:

1. 连接导线电阻的温度影响:线路中,热电阻 R_t 放置在待测温度点上直接感受待测温度的变化量,但是它的连接导线却要穿越变化的环境温度场。连接导线通常采用铜导线,环境温度的波动必然会引起连接导线电阻值的变化,而这个阻值变化量必将同时反映到热电阻 R_t 所在的电桥桥臂上,从而影响测温精度。为了有效地补偿连接导线电阻的温度影响,提高测试精度,可以采用"三线制"接线法。图 6-10(a)中,热电阻 R_t 两端的引出线共两根,称为两线制接线。如果将热电阻 R_t 两端改用三根连接线,从 R_t 的 1、2、3 点分别接出三根相同的连接导线(同材料,等长度、等截面积),接成如图 6-10(b)所示的线路,这就是所谓三线制连接法。假定这三根导线的电阻分别为 r_1、r_2 和 r_3,显然,r_3 的变化不会影响桥臂参数,而 r_1 和 r_2 分别隶属于电桥的 R_2 桥臂和 R_t 桥臂。设 Δr_1 和 Δr_2 分别为温度变化所引起的 r_1 和 r_2 的变量,因为 r_1 和 r_2 是两极相同的导线,又穿越同样的环境温度场,所以温度对其阻值的影响是一致的,即 $\Delta r_1 = \Delta r_2$。在第 2 章测量电桥中我们已经知道,电桥相邻两臂的相等量的微小阻抗变量能得以抵偿,所以采用三线制接线法可以有效地补偿连接导线的温度影响,从而减小了误差,提高了测量精度。三线制连接法也可以应用于热敏电阻、金属应变计等测量线路。

2. 各接触点处的接触热电势的影响:阐述热电效应时我们已经知道,不同材料的金属导线接触时,由于各接触点温度不同,导线中会产生热电势,这种热电势将会影响热电阻测温线路的测量精度。因此在安排测量线路时,应尽可能将所有接触点放置在相同的温度场中,这样热电势的影响就会大大减少。另外,也可以从电路上加以改进,如使用交流电桥和窄带放大器等,效果更好。

3. 热电阻自热效应的影响:测量线路工作时,热电阻上的功耗将转化成热能,使其自身温度升高,造成电阻值的附加变化,从而给温度测量带来误差。所以在确定桥路参数时,应该限制流经热电阻的电流值,使之小于热电阻所规定的不发热工作电流。

6.5　半导体热敏电阻温度变换器

某些半导体材料也具有明显的热阻效应,其电阻率随着温度变化而变化。用这样的材料制作的电阻测温元件,称为半导体热敏电阻温度变换器。半导体热敏电阻具有灵敏度高、热惯性小、构造简单、体积小等优点,因此得到广泛应用。

具有热阻效应的半导体材料很多,常见的有两类。

1. 金属氧化物型:它是由某些金属氧化物(如镍、锰、钴、铁、铜、镁、钛等的氧化物)根据产品的不同要求,采用不同比例的配方烧结而成的。

2. 单晶掺杂半导体型:它是在单晶半导体材料中掺杂某种元素形成的。如在单晶硅中掺碳元素,形成碳化硅(SiC)单晶热敏电阻。

半导体热敏电阻的电阻率随温度而变化的情形有两种。一种是同金属丝热电阻相仿,当温度升高时电阻率随之升高,称为正温度系数型半导体热敏电阻。另一种与金属丝热电阻相反,当温度升高时,电阻率反而下降,称为负温度系数型半导体热敏电阻。前者通常用来作为电子线路中的温度补偿元件,很少用以测温,在此就不做进一步介绍了。负温度系数型半导体热敏电阻在测温线路中广泛应用,下面着重介绍它的基本特性、基本参数和应用。

6.5.1　半导体热敏电阻的基本参数及基本特性

1. 半导体热敏电阻的基本参数

半导体热敏电阻有一系列表示其特性的电参数,下面所列的仅是其中常用的几个主要特性参数。

1) 标称电阻值(R 下标):热敏电阻的标称电阻值也称"冷电阻",是指某一特定的环境温度(一般定为 0℃ 或室温 20℃)下,采用规定的外加测量电源时测得的电阻值,用符号 R 标称表示。也可以将特定的环境温度值作为下标,如在 20℃ 时的标称电阻值记作 R_{20}。标称电阻值可以从产品技术数据中查得,也可以实测。标称电阻值是很稳定的,根据不同设计和不同制作工艺,热敏电阻的标称电阻值可以做到几百欧到几千欧不等。

2) 工作点阻值(R_p):热敏电阻的工作点阻值是指在一定的环境温度下,采用一定的损耗功率,热敏电阻自然达到的某一阻值。显然工作点阻值 R_p 是温度 T 的函数。

3) 电阻温度系数(α_T):当温度变化 1℃ 时,热敏电阻的阻值变化率称为热敏电阻的电阻温度系数,记作 α_T,单位是 %/1℃(或 10^{-2}℃),可以用下面公式表达:

$$\alpha_T = \frac{\mathrm{d}R_T}{\mathrm{d}T} \cdot \frac{1}{R_T} \tag{6-11}$$

式中　T——温度,用绝对温标 K 作单位;

　　　R_T——与温度 T 相对应的阻值。

热敏电阻的电阻温度系数 α_T 不是常数。不同温度时,α_T 值也不同。所以涉及电阻温度系数这个概念时,一定要说明在什么温度,否则就失去了意义。通常给出半导体热敏电阻技术指标时,都以确定标称电阻值的那个温度为准,给出该温度下的电阻温度系数。如 20℃ 时的电阻温度系数用 α_{20} 表示。不同材料、不同工艺的热敏电阻的 α_T 值也不一样。一般半导体热敏电阻的 α_T 值在 $2.4 \times 10^{-2} \sim 6 \times 10^{-2}$/℃ 范围内。显然,半导体热敏电阻的电阻温度系数比金属丝热电阻要大得多,它比铜电阻要高出一个数量级、比通常用以绕制标准电阻的锰铜和康铜丝要高出 3~4 个数量级。半导体热敏电阻的电阻温度系数大,说明它灵敏度高,这是它的突出优点。

4) 发散系数(H):发散在热敏电阻中的电功率与热敏电阻对周围介质的温升之比称为热敏电阻的发散系数(也称耗散系数),用符号 H 表示。它是表示热敏电阻温升 1℃ 时所耗散的功率,是描述热敏电阻工作时,阻体与外界环境进行热交换的一个量。实际上 H 不是一个严格的常数,它随着温度的增高而略有增大。一般在实际的工作温度范围内,H 取一个平均值,可以表达为:

$$H = \frac{\sum_{i=1}^{n} \frac{\Delta P_i}{\Delta T_i}}{n} \qquad (6\text{-}12)$$

式中　H——平均发散系数(mW/℃);

　　　ΔT_i——热敏电阻的温升(℃);

　　　ΔP_i——热敏电阻温升 ΔT_i 时耗散在热敏电阻中的电功率(mW);

　　　i——测量次数,$i = 1、2、3、\cdots、n$(n 为正整数)。

　　5)热容量(C):温度变化 1℃时,热敏电阻所获得的热能,单位是 mW·s/℃。

　　6)时间常数(τ):热敏电阻的温度变化到与初始温度之差($T_t - T_0$)的 63% 所需要的时间,称为热敏电阻的时间常数,记作 τ,以秒为单位。一般取 $T_t - T_0 = 100$℃。时间常数 τ 是描述热敏电阻的热惰性的,它与发散系数 H、热容量 C 有如下关系:

$$\tau = \frac{C}{H} \qquad (6\text{-}13)$$

C 是热敏电阻的稳态热容量,如果近似地认为 H 不变,则当温度变化 1℃时,热敏电阻吸收或放出的热能 C 不能发生突变,需要一定时间。这段时间是不变的,它就是时间常数。但因为 H 不是严格不变的,所以严格地说,时间常数 τ 也是一个变量。

　　7)功率灵敏度(S_p):指热敏电阻在其工作点附近,耗散功率变化 1 mW 时的阻值变化,即:

$$S_p = \frac{\Delta R}{\Delta P} \quad (\Omega/\text{mW}) \qquad (6\text{-}14)$$

　　8)能量灵敏度(G):热敏电阻阻值下降 1% 所需要供给的外加电源的功率数,称为能量灵敏度,可以用下式表示:

$$G = \frac{\Delta P}{100 \frac{\Delta R}{R}} \quad (\text{mW}/\%) \qquad (6\text{-}15)$$

式中,ΔP 为外加电源功率(mW)。

　　若将上式的分子和分母项同除以 ΔT,ΔT 为热敏电阻获得电功率 ΔP 时的温升,就得出:

$$C = \frac{\Delta P/\Delta T}{100 \frac{\Delta R}{\Delta T \cdot R}} = \frac{H}{100\alpha_T} \qquad (6\text{-}16)$$

式中　H——发散系数;

　　　α_T——电阻温度系数。

可见热敏电阻的能量灵敏度与它的发散系数及电阻温度系数有关。

　　9)最高工作温度(T_m):热敏电阻能够长期连续工作,而其特性参数的变化又符合技术条件规定的最高温度,称为最高工作温度。热敏电阻的工作温度 T 与环境温度 $T_环$、热敏电阻器的自然温升 ΔT 的关系如下:

$$T = T_环 + \Delta T \qquad (6-17)$$

10) 最大允许功率(P_{T_m}):热敏电阻在大气压力为 760 ± 30 mmHg 和最高工作温度 T_m 下,长期连续负荷所允许的损耗功率称为最大允许功率。在此功率下,热敏电阻本身的实测温度应不超过最高工作温度。其值可用下式计算:

$$P_T = H(T_m - T_环) \qquad (6-18)$$

式中　H——发散系数;

　　　T_m——最高工作温度;

　　　$T_环$——环境温度。

最高工作温度 T_m 和最大允许功率 P_{T_m} 都是指热敏电阻的强度限,超过此限,热敏电阻就有可能被破坏,所以实际使用时必须注意。

2. 半导体热敏电阻的基本特性

电阻温度特性和伏安特性是半导体热敏电阻的两个重要特性,现分别介绍如下。

1) 半导体热敏电阻的电阻温度特性(简称阻温特性或 R-T 特性)

半导体热敏电阻,根据它的电阻温度特性不同,可以分成两类。

(1) 正阻特性的半导体热敏电阻。这类热敏电阻同金属丝热电阻相仿,当其温度升高时,电阻率也随之升高,所不同的是,电阻与温度的函数关系是非线性的。正阻特性的半导体热敏电阻常在温度控制线路中用作温控元件或在温度补偿线路中用作正温度补偿元件,一般不用来测量温度。

(2) 负阻特性的半导体热敏电阻。这种半导体与金属丝热电阻正好相反,当温度升高时,由于半导体内束缚电子的能量增加,越过禁带势垒而成为自由电子的数目大大增加,所以它的电阻率随温度升高而明显地下降,这就是半导体的负阻效应。目前用来作为温度测量变换器的半导体热敏电阻正是利用了这一原理。

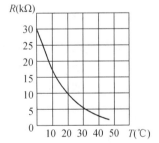

图 6-11　热敏电阻的 R-T 特性曲线

研究证明,在不太大的温度变化范围内(低于 450℃),负阻特性的半导体热敏电阻的电阻值 R_T 与温度 T 成指数关系(图 6-11),其表达如下:

$$R_T = A e^{\frac{B}{T}} \qquad (6-19)$$

其中,A 和 B 是取决于半导体材料物理性质的常数。A 还与半导体热敏电阻的几何尺寸有关。一般情况下,A 和 B 都可以从有关技术文献中查出,但有的仍需从实验中求得。

下面我们来求解负阻特性的半导体热敏电阻的电阻温度系数与常数 B 的关系。

令 $T = T_0$(T_0 即为热敏电阻标称阻值的那个温度,如 $T_0 = 20℃ = 293.16K$),代入式(6-19)得到:

$$R_0 = A e^{\frac{B}{T_0}} \qquad (6-20)$$

将式(6-19)和式(6-20)两式相除,整理后得:

$$R_T = R_0 e^{\left(\frac{B}{T} - \frac{B}{T_0}\right)} \tag{6-21}$$

将它代入式(6-11)电阻温度系数 α_T 的表达式：

$$\alpha_T = \frac{dR_T}{dT} \cdot \frac{1}{R_T} = \frac{d\left[R_0 e^{\left(\frac{B}{T} - \frac{B}{T_0}\right)}\right]}{dT} \cdot \frac{1}{R_0 \cdot e^{\left(\frac{B}{T} - \frac{B}{T_0}\right)}}$$

整理后得：

$$\alpha_T = -\frac{B}{T^2} \tag{6-22}$$

可见，如果知道了温度 T，并查表得知 B 值，这就可以算出温度为 T 时的电阻温度系数 α_T，如果没有资料时，B 值还可以用实验方法求得。

使 $T = T_1$ 代入式(6-19)，

得：

$$R_{T_1} = A e^{\frac{B}{T_1}}$$

又

$$R_0 = A e^{\frac{B}{T_0}}$$

两式相除得：

$$\frac{R_{T_1}}{R_0} = \frac{e^{\frac{B}{T_1}}}{e^{\frac{B}{T_0}}}$$

两边取对数，整理后得：

$$B = \frac{T_0 T_1}{T_0 - T_1} \ln \frac{R_{T_1}}{R_0} \tag{6-23}$$

由此可见，只要用实验方法测得了 T_1、R_{T_1} 和 T_0、R_0，就可以计算出 B 值。

另外，当我们知道了某一温度下热敏电阻的阻值和温度系数后，还可以求出任一温度下温度与电阻的关系式来。

因为：

$$\alpha_T = -\frac{B}{T^2}$$

则有：

$$\alpha_{T_0} = -\frac{B}{T_0^2}$$

即：

$$B = -\alpha_{T_0} T_0^2$$

以此代入式(6-21)整理后得：

$$R_T = R_0 e^{\alpha_{T_0} \cdot T_0 \left(1 - \frac{T_0}{T}\right)} \tag{6-24}$$

该式同样表明负阻特性的半导体热敏电阻阻值与温度的指数关系(图6-11)。

2) 半导体热敏电阻的伏安特性

对于使用者来说，更重要的是热敏电阻的伏安特性，即流过热敏电阻的电流与其两端电压之间的关系。因为伏安特性不仅描绘了半导体热敏电阻的静止工作状态，而且指出了热敏电阻的正常工作范围。了解热敏电阻的伏安特性，可以帮助我们正确地选用热敏电阻。

不同类型的热敏电阻,其伏安特性曲线是不同的。图6-12(a) 所示是较为典型的负阻特性的热敏电阻的伏安特性曲线。

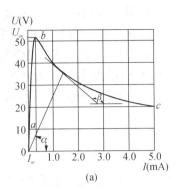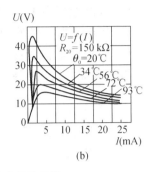

图 6-12 热敏电阻的伏安特性曲线

由图可见,伏安特性曲线可以分为两部分:ab 段和 bc 段。b 点是曲线的峰值,它所对应的电压和电流值分别定为 U_m 和 I_m。在 ab 段内,由于流过热敏电阻的电流很小,不会引起热敏电阻明显的自身加热现象,其阻值基本上不发生变化,类似于一个普通的欧姆电阻。所以 ab 段伏安特性基本上是线性的。随着电流逐渐增加,电阻内的焦耳热也逐渐加大以致不能忽略它对热敏电阻自身加热的作用,这就使热敏电阻的温度升高,而其电阻值就相应减少,此时,伏安特性曲线的线性关系不复存在,而呈现出非线性,即对应于 bc 段。

为了定量地反映出上述特性,引入一个新的参数——微分电阻(R_g),它是伏安特性曲线上某一指定点处的切线的斜率,用公式表示为:

$$R_g = \frac{\mathrm{d}U}{\mathrm{d}I} \quad (I = I_i) \tag{6-25}$$

I_i 是指某一指定的电流值。显然,伏安特性曲线的 ab 段上,$\dfrac{\mathrm{d}U}{\mathrm{d}I} > 0$,且基本上为一常数。而在 bc 段上,$\dfrac{\mathrm{d}U}{\mathrm{d}I} < 0$。通常把 b 点所对应的电流 I_m 称为热敏电阻的不发热电流。热敏电阻用于测温、控温和温度补偿时,应该使它工作在伏安特性曲线的线性段,这样,测量电流小于 I_m,可以忽略电流加热所引起的热敏电阻阻值的变化,使热敏电阻阻值仅仅是被测温度的函数。否则,电流超过了 I_m,就使热敏电阻工作在伏安特性的非线性区,电流的自身加热作用不能忽略,必将影响测温(或控温、温度补偿)的精度。

可以推导证明,周围介质温度不同,热敏电阻的伏安特性也不同,参见图 6-12(b)。随着介质温度的升高,热敏电阻两端的最大压降 U_m 减小,而允许通过的不发热电流 I_m 可以提高一些。

现在,正式批量生产的半导体热敏电阻的规格型号很多,一般产品都给出了详细的技术数据和特性曲线。我们了解了半导体热敏电阻的基本特性参数和基本特性曲线的意义,就能够做到正确合理地选用热敏电阻。

6.5.2 半导体热敏电阻的结构

图 6-13 是半导体热敏电阻的几种常见结构外形。根据不同的使用要求,半导体热敏电

阻可以做成各种不同的形状。生物医学测量中常用珠状或薄片状的热敏电阻作为温度测量探头。因为这两种结构都可以做得很微小,而且热惯性小,响应时间很短。

珠状热敏电阻通常是用金属氧化物混合物材料制成的,其外层用玻璃粉烧结成很薄的防护层。圆珠直径可以做到小于 0.15 mm。薄片状热敏电阻常用单晶半导体材料(如碳化硅 SiC)制作,薄片半导体材料外面覆之以高强度绝缘漆一类的材料作为防护绝缘层。这种形状的热敏电阻很适合于测量表面温度和皮肤温度等。近年来发展的薄膜型热敏电阻,厚度可以做得非常薄,甚至只有几百个埃,用它作测温元件将成为未来的发展方向。

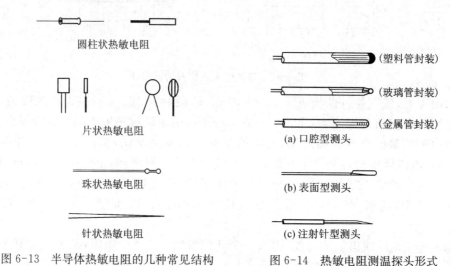

圆柱状热敏电阻

片状热敏电阻

珠状热敏电阻

针状热敏电阻

图 6-13　半导体热敏电阻的几种常见结构

(塑料管封装)

(玻璃管封装)

(金属管封装)

(a) 口腔型测头

(b) 表面型测头

(c) 注射针型测头

图 6-14　热敏电阻测温探头形式

生物医学测量中,以半导体热敏电阻作为温度敏感元件的测温探头形式有很多。图 6-14 就是常见的几种形式。第一种是口腔型探头,见图 6-14(a)。热敏电阻的引出线采用柔软的铜导线,外面整个用软塑料套保护,然后再在外面加一个硬质塑料套管,套管头部有一个铝质圆头以利于导热。这种硬质塑料套管可以在每次使用完毕后取下消毒。也有将热敏电阻封装在玻璃管或金属管中做成口腔型测头的。口腔型测头的尺寸相似于常用的水银体温计。当然也可以用口腔型测头测量腋温或直肠温。第二种是表面型测头,如图 6-14(b)所示。将薄片型热敏电阻粘贴在底基片上,底基形状一般为圆片或长方片。表面型测头主要用于测量体表温。第三种是注射针型测头,见图 6-14(c),将微型的珠状热敏电阻封装在注射针头的顶端,引出线穿过针头管引出,考虑到针管内径很小,常把热敏电阻的其中一根引线直接与针管内壁相连,这样针管内只需要通过一根引线就可以了。注射针型测头可用来测量肌肉温度或浅表血管内的血液温度,通常用于动物试验。根据不同的测温要求,还有各种不同形式的热敏电阻测温探头。例如,将热敏电阻组装在心导管的端部,用来测定血液温度;将热敏电阻组装在呼吸传感器内来测定呼吸气流温度;还有将热敏电阻与集成化发射线路组装成微型温度遥控发射机,做成药丸形状,可以吞服,用来遥测体内温度。

6.5.3　半导体热敏电阻测温的基本线路

采用半导体热敏电阻作为温度敏感元件测量温度具有以下突出的优点。

1. 高灵敏度和高分辨力:热敏电阻的电阻温度系数高出金属热电阻 $1\sim2$ 个数量级,所以,其灵敏度和分辨力远高于金属热电阻。配以适当的测量线路,温度分辨力可达 $0.02℃$。

2. 热惯性小:热敏电阻的体积可以做得很小,其热惯性小,测温时反应迅速,时间常数小。

3. 测量线路简单,适应性强:由于热敏电阻的工作阻值可以在相当宽的范围内选择(几欧到十几兆欧),所以可适合于不同电子线路的要求。热敏电阻测温的方法比较简单,只要把热敏电阻置于待测温度环境中,通过引线接至适当的测量线路即可。常见的测量线路有如下几种。

1) 分压器式测温线路:这是一种最简单的线路型式如图 6-15(a)所示。R_1 为固定电阻,采用低电阻温度系数的材料制作,其阻值受温度变化的影响极小,可以忽略不计。R_t 为热敏电阻,温度变化时 R_t 值将随之发生明显变化,从而改变了线路的分压比,使 U_{sc} 变化。所以,根据 U_{sc} 的大小就可以测得温度值了。

2) 电桥式测温线路:这是一种最常使用的线路形式如图 6-15(b)所示。桥臂 R_1、R_2、R_3 均为固定电阻。R_t 为热敏电阻,它构成电桥的测量臂。设温度 T_0 时,R_t 的阻值为 R_{t_0},此时 $R_{t_0}=R_1$、$R_2=R_3$,电桥处于平衡状态,输出为零。温度变化时,热敏电阻 R_t 的阻值随之变化,破坏了电桥的平衡条件,使电桥输出一定的信号。电桥输出信号与测量臂阻值 R_t,并进而与待测温度 T 之间存在着确定的单值函数关系,测出电桥输出就可测得温度了。

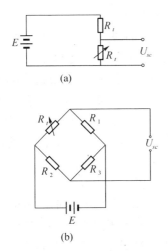

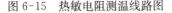

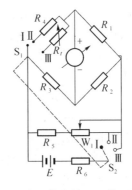

图 6-15　热敏电阻测温线路图　　图 6-16　半导体热敏电阻体温计线路

图 6-16 是采用桥式测量原理的热敏电阻体温计的线路图。图中 R_t 为热敏电阻,待测温度的变化通过它转换为阻值变量并使电桥输出相应信号,然后用微安表加以显示。经过标定,微安表的刻度将直接标度成温度,以便于测温判读。图中的切换开关 S_1、S_2 有三个位置,它们的作用如下。

位置"Ⅰ":机械零位调节。当 S_1 和 S_2 置于"Ⅰ"时,桥路电源切断,线路处于非工作状态,这时可以调节指示表的机械零位。

位置"Ⅱ":满刻度校准。当 S_1 和 S_2 置于"Ⅱ"时,测量桥臂上的热敏电阻被固定电阻 R_4 取代,这时可通过电位器 W_1 调节指示表的满刻度位置。

位置"Ⅲ":温度测量。当 S_1 和 S_2 置于"Ⅲ"时,线路处于工作状态,R_t 接入测量桥臂,当它的阻值随被测温度变化时,指示表将显示该温度的大小。

热敏电阻封装在专用的测量探头中,可以采用不同形式的探头分别进行口腔温、直肠温、腋下温或皮肤温的测量。

3) RC 振荡器式测温线路:这是一种与数字化仪表配套的测温线路,比起以上两种线路要复杂一些,但其测量原理并不复杂。RC 振荡器输出信号的振荡频率取决于 $1/RC$,如果用热敏电阻 R_t 代替振荡器的电阻 R,那么当 R_t 值随着被测温度变化而改变时,振荡器的输出频率也将随之变化,采用适当的数字式仪表测定出振荡器的频率就可得出温度值了。图 6-17 是一种数字测温仪的原理方框图。该仪器的频率信号可以由数字式仪表直接显示,也可以通过数模转换器将频率信号转换成一定的电压信号,供笔式记录器记录。

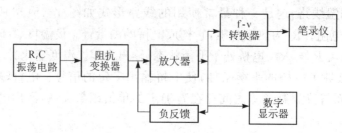

图 6-17 数字测温仪的原理方框图

热敏电阻测温具有很多明显的优点,但也存在明显的缺点。由于热敏电阻的电阻温度特性是非线性的,而且产品的一致性又较差,这就给实际使用带来了困难,一是非线性大,二是互换性差,前者尤为突出。非线性是由热敏电阻原理决定的,为解决这个问题,需要采取线性化措施。比较实用又比较简单的线性化方法是所谓串并联法。将热敏电阻与若干固定电阻按一定方式串联或并联,组成线性化网络。固定电阻均采用电阻温度系数极小的材料制作,可以认为它们的阻值不受温度变化的影响。常见的热敏电阻线性化网络如图 6-18(a)～(e)所示。只要固定电阻选配合适,就可以使整个网络的等效电阻与温度之间获得较好的线性关系。一般来说,简单网络的线性度较差,复杂些的网络线性度较高。而且,各种网络的线性化范围都是有限的,只能在某一温度区间内达到较好的非线性补偿效果。图6-18(f)给出了一个先并后串网络的实例,经过线性化处理后,可在 0～50℃ 范围内获得比较满意的线性特性,而超过 50℃,线性度就明显变差了。还需要指出,热敏电阻采取线性化措施后,它的测温灵敏度将有所降低,所以在设计中,应对线性度和灵敏度两者以统筹考虑。

关于热敏电阻的互换性问题,要实现单个产品互换比较困难,因为尽管在生产过程中严格控制工艺条件,但仍很难做到产品性能的完全一致。现在常采用的方法是线性化组合电阻互换,即在设计和选配热敏电阻线性化网络时按照预先确定的统一的线性特性进行选配,这样就可以使组合电阻(包括热敏电阻和串并联电阻)的等效特性基本一致保证它们之间的互换性。这种方法虽然给设计和生产方面增加了一定的工作量,但对使用者却方便多了。

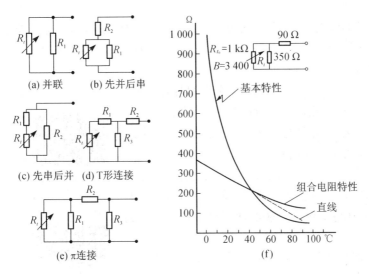

图 6-18　热敏电阻线性化网络

6.6　液晶温度计

　　液晶测温是 20 世纪 60 年代后期发展起来的一种测温方法。由于液晶体温计具有简便、安全、直观等优点,正逐渐得到人们的重视。

6.6.1　液晶概述

　　我们都知道物质有气态、液态和固态三种状态,即通常所说气体、液体和固体。固体又分为晶体和非晶体两类。所谓晶体,就是组成该物质的原子、分子或离子按照一定的规则排列成有序的空间点阵而形成的具有一定形状的对称体。这样的空间点阵称为空间晶格(简称晶格)。根据构成晶格的质点不同,可分原子晶格、离子晶格、分子晶格和金属晶格四类。晶体晶格有各种不同的排列形式。相同化学组分的物质,如果它的晶格排列不同,其物理性质可以截然不一样。晶体又可分为单晶体和多晶体。晶体的原子、分子或离子始终按同一规律排列而成的,称为单晶体;由很多大小不同的微小晶粒紊乱组成的晶体称之为多晶体。单晶体各个方向的物理性质(如导电、传热、传光及力学性质等)都有很大差别,称为各向异性,而多晶体在各个方向上的物理性质完全相同,称为各向同性。非晶体、气体和液体都是各向同性的。因为晶体的晶格是按一定规则排列的,所以它具有远程有序性,能够保持亿万个分子的同等距离。非晶体则不同,它只具有近程有序性,只能保持相邻近的几个分子的距离。液体,当温度较低时与非晶体相似,也具有近程有序性,且温度越低,近程有序性越强。

　　液晶亦称液态晶体(Liquid Crystal)。液晶是一些有机化合物,它们是液体与晶体两者的中间状态,即在一定温度范围内呈现液体状态的晶体。在此温度区间内,它既具有液体的特点,如流动性;又具有晶体的某些特点,如有序性、光学各向异性等。如果把液晶冷却,它可以凝成晶体;反过来如果加热液晶,则可以变成为普通的各向同性的液体。早在 80 多年前,液晶就被人们发现了,但直到近年来才在电子学、工业和医学等方面得到了广泛的重视和应用。

液晶也可以形成液滴，但它的液滴不像普通液体那样呈球形，而是呈长形的。这是因为液晶的分子形状是棒状的，而且是平行排列的缘故。根据分子排列的不同方式，液晶可以分为近晶相、向列相和胆甾相三种。

1. 近晶相液晶[图 6-19(a)]：它的分子呈棒形，分层叠合，每层分子的长轴互相平行，且与层面垂直。各层之间的距离可以变化，但各层之中的分子只能在本层中运动。近晶相液晶的实际应用并不多。

2. 向列相液晶[图 6-19(b)]：它的分子呈棒状，分子长轴互相平行，但并不成层。分子的长轴方向就是光轴。向列相液晶材料在电子仪器仪表的数字显示技术中得到广泛应用。

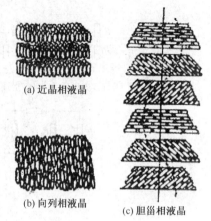

(a) 近晶相液晶

(b) 向列相液晶

(c) 胆甾相液晶

3. 胆甾相液晶[图 6-19(c)]：胆甾相液晶的分子也呈棒状，它同近晶相液晶分子一样分层迭合，每层中分子的长轴互相平行。与近晶相不同的是分子长轴与层面平行。相邻两层间分子长轴逐层依次沿一定方向有一微小扭角，使各层间分子长轴的方向形成一条螺旋线，光轴则

图 6-19　液晶分子的排列方式

垂直于层面。胆甾相液晶已在工业无损探伤、光学探测器（如红外线夜视仪）等方面得到应用，并在温度测量技术中得到日益广泛的应用。

一种液晶材料不只具有一种晶相，随着温度变化，它可以具有两种以上的晶相。以胆甾烯基壬酸酯为例，其相变温度如下：

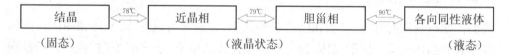

| 结晶 | ⟷ 78℃ | 近晶相 | ⟷ 79℃ | 胆甾相 | ⟷ 90℃ | 各向同性液体 |

（固态）　　　　　　　　　　　　　　（液晶状态）　　　　　　　　　　　　（液态）

6.6.2　液晶测温的作用原理

液晶具有旋光性，选择反射性和动态散射等特性。液晶的这些特性，决定了它的各种不同用途。例如，利用液晶的旋光性可以做成偏振计；利用向列相液晶的动态散射特性，可以制成数字显示板等。而温度测量技术中，正是利用了液晶的选择反射特性。为了弄清液晶测温的作用原理，我们先介绍液晶的选择反射特性。

胆甾相液晶，由于它的分子结构呈螺旋形排列，所以，当入射光的波长与入射角、反射角及螺旋形排列结构的螺旋距成一定关系时，就会产生强烈的选择反射。把夹在两片玻璃之间的胆甾相液晶放在黑纸上，在白光下观察液晶面上的反射光，若从不同的角度去观察，则可以看到不同颜色的反射光。例如，视线与玻璃表面的法线成很小夹角时，看到的是红色；视角逐渐增大时可以依次看到橙色、绿色和蓝色；如若在小视角时先看到绿色，那么随着视角加大可依次看到蓝色和紫色。由此可知，视角愈大，看到的反射光波长愈短。这就是说，液晶对于不同波长的光，具有选择反射的特性，波长越短，反射角越大。图 6-20 是液晶选择反射特性的示意图，θ 代表入射角、θ' 表示反射角，相当于上述试验中的视角。

研究表明，对于一定的视角，在白光照射下，反射光的波长将随着液晶的温度改变而变

化。液晶温度升高时,反射光的波长较短,温度降低时波长较长。而液晶的特征色是由反射光的波长决定的,所以当温度变化时,由于反射光波长的变化也就使液晶的特征色随之发生变化。例如,温度低时呈红色或橘红色,温度高时则呈绿色或蓝色。不同的特征色反映了温度的变化。胆甾相液晶的上述特点是与它的晶相组织有关的,在温度作用下,它的分子排列有规律地发生相变。不同温度时,其分子螺旋形排列结构的螺旋距也不同。

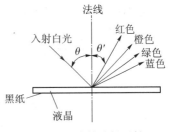

图 6-20 液晶选择反射特性的示意图

胆甾相液晶选择反射光颜色的温度效应是十分显著的,色别与温度之间具有稳定的对应关系,并且具有可逆性。它的灵敏度和色别变化的温度区间取决于胆甾相液晶材料的化学组分。选择不同组分的液晶材料(包含不同配比的若干种液晶材料的混合物)可以获得不同的测温区间和测温灵敏度。现在已经做到使用不同配比的液晶用以测量 $-30\,℃\sim300\,℃$ 范围的温度。灵敏度也可以做得很高,配比得当的液晶材料可以在 $1\,℃$ 的温差之内显示全部光谱的色别信息。

6.6.3　液晶体温计

液晶温度变换器就是基于上述色别-温度效应的原理设计的。生物医学上应用的液晶温度变换器类型很多,但无外于两种类别:一种是测量体表温度;另一种是插入式测量深部温度(口腔温或直肠温)。测量皮肤表面温度可以形象地反映体表温度分布,帮助诊断体表浅层肿瘤、测定烧伤度和烧伤面积、判断内部组织损伤及恢复进度、观察手术效果、测定药理反应、测定动/静脉位置、测定动脉血栓、等等。配合彩色摄影等方法,还可以清楚地显示体表温度分布梯度,安全可靠,分辨率可高达 $0.1\,℃$。近年来,也有人研究用液晶测温方法显示血流图形。还有把液晶测温方法用于计划生育,制成专门的液晶温度传感器,佩戴在妇女身上作为排卵期报警。

下面我们介绍两种液晶温度变换器。

1. 体表液晶测温膜

利用胆甾相液晶的温度效应测量体表温度,根据皮肤温度的差异诊断身体浅表肿瘤、炎症等。这项技术已经在国内外逐渐推广应用。

液晶测量体表温度的最初使用办法是涂抹法。常见的涂抹法又可分为两种:其一,先在患者的待测部位皮肤上涂上一层黑色聚醋酸乙烯酯混合物。这是一种成膜物质,待它干后就会在皮肤上形成一层黑色的薄膜;然后,再把液晶混合物涂抹在上面,观察液晶涂层的色泽变化,以此判断皮肤温度的差异、诊断病变。其二,将一块黑色的涤纶薄膜紧贴在待测部位的皮肤上,然后再在薄膜上涂抹液晶混合物。

这种涂抹法,无论是前者还是后者,都需要临时涂抹液晶,而且液晶材料使用后很难回收,所以既费时又费料,给实际使用尤其是门诊使用带来了很多不便。为了克服这些缺点,已研制了一种专用于体表测温的液晶膜。下面以我国武汉大学生物系研制成功的液晶膜为例,做一简单介绍:

液晶膜从构造上来说可以分为三层。最下一层称为底膜;中间一层为液晶树脂胶涂层;表面一层为树脂保护层。

底膜是用涤纶薄膜等材料制成的。事先用有机染料将底膜染成均匀的黑色。底膜起到了测温液晶膜的底基作用。中间的液晶树脂胶涂层是测温液晶膜的关键部分,它的作用是感受温度信息。液晶树脂胶涂料是用胆甾型液晶混合物、树脂、硝酸纤维素、有机溶剂(乙酸乙酯等)以及增塑剂等配合制成的。表 6-5 为 WQ-1 型液晶树脂胶涂料的成分及含量。

表 6-5　WQ-1 型液晶树脂胶涂料的成分

组分名称	含量(重量比)
胆甾型液晶混合物	1.0
树脂(WU-310)	1.5
硝酸纤维素	1.5
溶剂	16.0
增塑剂	适量

作为温敏材料的胆甾型液晶混合物是用胆甾醇油酰基碳酸酯(cholesteryl oleoy carbonate)、胆甾醇壬酸酯(cholesteryl nononate)和胆甾醇苯酸酯(cholesteryl benzoate)三种液晶材料混合制成的。每种胆甾醇的相变温度范围都不相同,胆甾醇壬酸酯是 85.5℃～92.0℃,胆甾醇苯酸酯为 150℃～178℃,而胆甾醇油酰基碳酸酯则低于室温。按照不同比例得到的这三种胆甾醇液晶混合物,可以具有不同的感温显色范围。所以,可以通过实验配制一个系列的不同配比的液晶混合物,从而使它们的感温显色效应置定在一般室温范围内,如 10℃～40℃,低温时为红色,随着温度增加而顺序变为绿色、蓝色和紫色等。表 6-6 列出了三种不同配比的胆甾醇液晶混合物的含量分配值和显色温度。

表 6-6　液晶混合物的配比与温度效应的关系

序号	液晶混合物配比(%)			显色温度(℃)				液晶混合物显色温度幅度
	胆甾醇壬酸酯	胆甾醇油酰基碳酸酯	胆甾醇苯酸酯	红色	绿色	蓝色	紫色	
1	48.0	48.0	4.0	10.5	11.5	12.2	14.5	4.0
2	59.2	37.0	3.8	16.5	17.5	18.5	21.0	4.5
3	69.0	27.5	3.5	27.0	29.0	30.0	32.0	5.0

由此可知,利用不同配比的液晶混合物作为液晶树脂胶涂料的原材料,可以制成一套敏感不同温度区间的测温液晶膜,便于使用时选择。

液晶树脂胶涂层厚度约 $20\sim30~\mu m$。它的上面再涂一层树脂层,作为表面保护层,保护层常用 WS-717 树脂制成。

使用液晶膜测温时,可以根据待测部位皮肤温度的大致范围选取合适的液晶膜,用聚乙烯醇溶液将其紧贴在待测部位上,然后就可以根据液晶膜的色泽分布方便地进行分析诊断。液晶膜使用简便、反应迅速、色泽鲜明、可以重复使用、成本较低,这些都是它的优点。

2. 液晶体温计

经研究还发现,某些液晶材料和液晶胆甾醇混合物(hystereti cholesteric liquid crystaline),其特征色随温度变化具有时间滞后的特征。这类液晶混合物有一个精确的临界温度,当液晶温度低于这个临界温度时,它呈现胆甾相,并具有某一特征色;而当液晶温度达到或超过该临界温度时,它就呈现为各向同性的助液相了,特征色立即消失,变成了无色透明体。但是当液晶温度重新降低,低于这个临界温度时,它仍能在一定时间内保持那种无色透明状态;也就是说,随着温度降低,这类液晶混合物由液相转化成胆甾相,其色泽由无色透明转化成某一特征色的这个过程中存在着一定的滞后时间。至于临界温度值的大小和滞后时间的长短则是由液晶混合物的组分确定的。改变液晶混合物的组分就可以获得不同的临界温度和不同的色泽变化滞后时间。

液晶混合物色泽变化的滞后特性给温度测量带来了方便。因为我们不仅可以用它来测定某一特定温度,而且可以保证有充分的时间在它脱离并低于该特定温度之后进行判读和研究。

图 6-21 是利用这类液晶混合物构成的一种体温计的结构示意图。此仪器的结构外形像一根带子。托板的一端排列着十个条孔,编号为 A-J。这十个条孔中分别注入了十种不同组分的具有色泽变化滞后特性的液晶胆甾醇混合物,构成了十个温度敏感元件。只要适当地选择液晶胆甾醇混合物的组分,就可以使这十个感温元件具有各自不同的、精确的临界温度值。这样,整个体温计就能精确地感受出某一温度区间来了。例如,经过恰当选择后,可以使 A-J 这

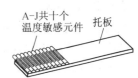

图 6-21 液晶体温计的结构示意图

十个温度敏感元件的临界温度分布在 98℉(约 36.7℃)到 102.5℉(约 39.2℃)这一范围内,每个相差 0.5℉,这个温度范围即人体正常体温到发高烧的温度区间。因为这类液晶材料从室温上升到体温并达到其临界温度的敏感速度很快,一般只需要几秒钟,所以用它制作的体温计测温反应时间远比普通水银温度计短,水银温度计一般需要 3~5 分钟。测温时,液晶混合物的温度上升,凡是温度达到或超过临界温度值的感温元件,其特征色将消失而变为无色透明状态。取出体温计后,尽管温度下降到体温以下,但因为液晶材料具有色泽变化的滞后特性,所以测量时转化的色泽状态将会保持一定时间,至少有几分钟,这就有足够的时间去读取和记录所取得的体温示值。

为了便于判读,每个温度敏感单元的上壁做成了透明的凸圆形状,这种圆形壁起到了放大作用,可以清楚地看到里面的液晶色泽。敏感单元底部的背景,一般采用深色(如黑色),这样凡是达到或超过临界温度而变化为无色透明状态的液晶敏感单元,就可透过液晶看到黑色背景,十分醒目。

温度敏感元件的数目可以根据测温范围和要求的测量精度任意选定。例如,可以用一个仅含一个温度敏感元件的液晶体温计作为越限报警,用于一般的医务监督,依靠它单纯地指示是否高于正常体温。这种单一感温元件的体温计使用和判读十分简便,在一般护理工作中很适用。只有当它指示高于正常体温时,才有必要对被测者作进一步测量。此时,可以再用一般的水银温度计测试,以求测得更精确的体温值。

液晶体温计(10 个感温元件)的典型尺寸约 50 mm 长、6.5 mm 宽,敏感元件的排列长度为 20 mm。这样的小型体温计用料很少,并容易插入患者口腔。

液晶体温计各感温元件的临界温度值的分档,实际上就表明了体温计的灵敏度,可以通过改变液晶材料的组分予以调整。组分适当,分辨率可达 0.1℉。

6.7　红外线热成像测温

红外线热成像技术在医学上的应用还是在 20 世纪 50 年代后期开始的,这些年来发展很快。目前有不少国家用于临床诊断和基础研究,有些国家已把它列为健康普查的一种常规手段。

红外热成像是一种非接触无损伤式的体表温度测量方法。它利用红外辐射成像的原理研究人体表面温度,能把体表某一部分的温度分布以热图像的形式显示或记录下来,温度分辨率高达 0.03℃~0.1℃,因此在临床上很有价值。可以用作早期发现近表皮恶性肿瘤及其转移情况(如皮肤癌、乳癌、甲状腺癌等);协助诊断一般良性肿瘤、各种炎症(如胆囊炎、关节炎等)、末梢血管疾病(如血管炎、血管闭塞)等;外科上可用以协助诊断烧伤、冻伤、骨折,观察皮肤移植、脏器移植效果等;产科中可用作早期发现妊娠、胎盘定位等;还可以用来观察某些药物的疗效。

6.7.1　红外热成像的基本原理

我们知道,任何物体温度只要高于绝对零度(即−273.16℃)就处于"热状态"。处于"热状态"的物质分子和原子不断地振动、转动和发生电子跃迁,从而产生电磁波。这些电磁波的波长处于可见光的红光之外,所以被称为"红外线"。物体与周围温度失去平衡时,就会发射红外线或吸收红外线,这就是常说的热辐射,即红外辐射。红外线在电磁波谱中处于可见光与微波之间,波长范围为 0.76~1 000 μm(图 6-22)。红外线又根据其不同波长范围可以分为近红外线(0.76~2.5 μm)、中红外线(2.5~25 μm)和远红外线(25~1 000 μm)三段。近、中、远红外线波长的划分范围是一个参考值,并不很严格,各种有关资料对此划分范围不很一致。物体红外辐射的强度和波长分布取决于物体的温度和辐射率。

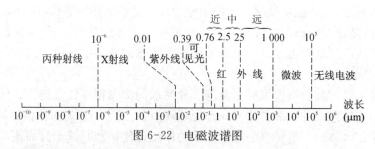

图 6-22　电磁波谱图

人体具有一定体温,它也以红外辐射的形式与外界交换热量。人体内部的热量通过皮肤消散时,主要有三种方式:对流、蒸发和辐射。在不通风条件下,环境温度18℃,相对湿度不超过50%时,人体大约有 45%的热是通过辐射发散的。人体的红外辐射波长范围约在3~16 μm 之间。本章 6.1 节已经讲过,人体表面各部分温度分布是不同的,并且可以受到很多因素的影响而发生变化。环境温度、湿度、气压、通风条件、辐射线等影响为外部因素。神经反射、情绪波动、物理性压迫等为内部间接因素;局部血流变化、组织变热、组织传热性不均匀等是影响表面温度的内部因素。当人体的近表某组织发生病理改变时往往会造成这些内部因素的变异,使体温及体表温度发生变化,于是导致体表红外辐射能量的改变。红外辐射虽然不能直接目视,但是通过特定的红外检测器可以感受人体红外辐射的能量;并使之转换成相应的电信号。这些电信号经过一定的电路处理后,就可以在显示装置上显现出与体表温度的变化相关的热图像,从而能连续地精确地测定出体表温度的分布状态及微小变化。这类仪器称作红外热成像仪。图 6-23 是一例乳房恶性肿瘤患者的红外热图像,可以看出右乳房存在着明显的病灶,该部分的皮肤温度比其他部位都高。

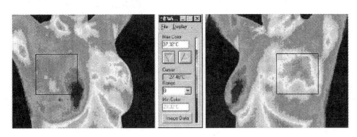

图 6-23 乳房恶性肿瘤患者的红外热图像

6.7.2 红外热成像仪的基本组成

红外热成像仪的品种很多,但基本组成是大体相同的。图 6-24 为一般红外热成像仪的原理方框图。

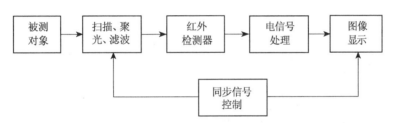

图 6-24 红外热成像仪的原理方框图

第一部分是扫描聚光部分。它的主要功能是对被测对象的体表各部分逐点进行扫描,并通过聚光透镜将红外辐射能汇聚到红外检测器上,使入射信息在红外检测器上成像。为了抑制无关的辐射(非体表辐射),而只允许透过体表辐射,入射的红外线是经过专门的红外薄膜滤光片传至检测器的。扫描系统的运转是由同步信号控制的。

红外检测器将接收到的红外辐射能量转换成电信号,它起到了换能器的功能。对红外检测器的一般要求如下:①灵敏度高;②在工作波长范围内有高的检测率;③时间常数小。

常用的医用红外检测器,根据它们的工作原理可以分成两类:光电红外检测器和热电红外检测器。

光电红外检测器利用了半导体由于红外线的照射而引起的特性变化的效应,将接收到的红外辐射能量中光量子变化转换成电量。这种检测器测量的波长范围一般都不宽,Hg-Cd-Te 检测器是检测波长较宽的一种,为 $3 \sim 17 \, \mu m$。光电式红外检测器的主要优点是时间常数很小,为数微秒,但其缺点是必须在低温条件下工作。

热电红外检测器是利用电阻温度系数大的半导体热敏电阻的热电阻效应。常用的热敏电阻是由钴、锰、镍等金属的氧化物的混合物经热处理制成的。这种检测器的主要优点是工作波段很宽,在整个测量波长范围内灵敏度几乎不变,并且能在常温条件下工作。其缺点是时间常数比光电式红外检测器大些,为数毫秒。

表 6-7 中列出了几种医用红外检测器的主要性能。

表 6-7　几种医用红外检测器的主要性能

检测器件	工作温度 (K)	波　长 (μm)		灵敏度 D cm(Hz)$^{\frac{1}{2}}$/W	时间常数
		峰　值	截止值		
热敏电阻检测器	295	平　坦	—	1.4×10^9	$1 \sim 10$ ms
In·Sb	77	5	5.5	8×10^{10}	$\leqslant 5\ \mu$s
Ge·Au	77	5	9	6×10^9	$< 1\ \mu$s
Hg·Cd·Te	77	$3 \sim 7$	$7 \sim 17$	5×10^9	$< 10\ m\mu$s

由红外检测器转换成的电信号,经电信号处理部分处理后送到显示部分。目前大部分采用阴极射线管作为显示器获得热图像的,但也有用辉光灯光直接在胶卷上扫描或直接在照相纸上扫描获得热图像的。用阴极射线管配备适当的照相或录相装置,也可以将显示的热图像长期记录备用。

下面我们以 JTG-MB 型热成像仪为例,对医用红外热成像仪的组成作一简介。

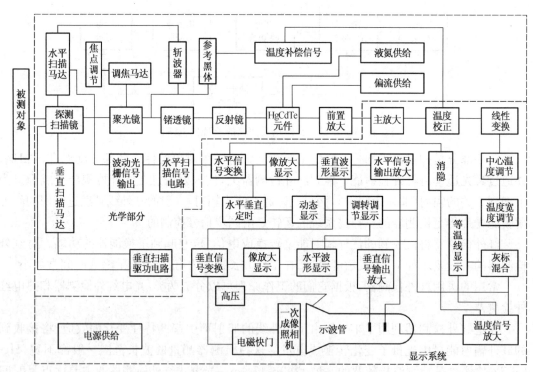

图 6-25　JTG-MB 型热成像仪的方框原理图

图 6-25 为 JTG-MB 型热成像仪的方框原理图。它的大体结构与工业电视很相似,可以分为两大部分。第一部分为光学部分,相当于红外图像摄像机。第二部分为显示部分,相当于红外图像显示器。现分述如下。

1. 光学部分

光学部分是一个红外辐射的接收系统。它的主要作用是对被测物体各部分逐点扫描,并通过光学系统将红外辐射能汇聚至红外检测器上。红外检测器将接收到的红外辐射能转换成电信号。

光学部分主要包括扫描系统、聚焦系统、参考黑体、红外检测器等部分。其结构如图 6-26 所示。

1) 扫描系统:扫描镜是一块直径约 70 mm 的平面反射镜,它用 1 mm 厚的玻璃胶合在铝块上,以便于机械连接。扫描镜被安装在一个框架上。一个约 30 W 的感应电机(即图 6-25 中的水平扫描马达)带动一个偏心轮,使扫描镜振动,实现水平方向扫描。扫描镜振动频率为 25 次/s。一个步进电动机(即图 6-25 中的垂直扫描马达)带动框架上下摆动,实现垂直方向扫描。扫描频率为 0.5 次/s、0.25 次/s 和 0.125 次/s 等。

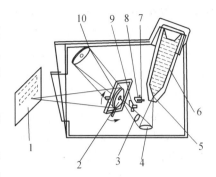

1—被测对象;2—扫描镜;
3—透镜;4—反射镜;5—红外探测器;
6—杜瓦瓶;7—测温元件;8—参考黑体;
9—调制盘;10—凹面反射镜
图 6-26　光学部分结构示意图

探测扫描镜进行水平扫描的同时,由波动光栅产生一个同步信号用以控制水平扫描信号电路,产生水平同步扫描信号,经线性校正和放大后送至示波管的水平偏转线圈。

探测扫描镜进行垂直扫描的同时,由垂直信号驱动电路输出垂直同步扫描信号,经线性校正和放大后送至示波管的垂直偏转线圈。

2) 聚焦系统:聚焦系统由一块凹面反射镜和一块锗透镜组成。凹面镜的口径约为 80 mm,焦距为 200 mm 左右,用一个步进电机(即图 6-25 中的调焦马达)带动进行自动调焦,并用一个精密电位计输出位置信号。

3) 参考黑体:参考黑体的功能是作为热成像仪的参考温度标准。用一个斩波器使探测器交替接收被测物体和参考黑体的辐射能,这样就有可能对环境温度的变化进行补偿,以实现温度的绝对测量。

参考黑体是用一块铜块,表面上涂上比辐射率 $\xi = 0.99$ 的涂料而制成的。黑体本身没有温度控制,它的温度随环境温度而变化。用一个温度变换器测量参考黑体的温度信号,送至放大器进行温度补偿。

4) 红外探测器:JTG-MB 型热成像仪采用了光电型碲镉汞(Hg、Cd、Te)红外检测器。这种检测器必须在低温(77K)下工作,所以被封装在一个小型杜瓦瓶内,灌注液氮进行冷却。一次灌注可以连续工作 3.5 小时。碲镉汞红外检测器将红外辐射能转换成电信号,经由前置放大器和主放大器放大,并和来自随环境温度变化的参考黑体所产生的温度补偿信号一并送至温度校正电路。校正后进行线性变换,经过放大后的温度信号和灰标信号混合送至示波管的阳极进行调辉,实现最基本的热图像显示。

2. 显示部分

在临床医学诊断中,不仅希望能通过热成像仪准确地确定病变的部位并及时显示病变部位的瞬时温度,而且还希望能反映出病变区域周围的血管热图、病变部位的温度梯度以及温度分布随时间的变化情况。为此,对热成像仪的显示方式提出了各种不同的要求。JTG-MB 型热成像仪具有六种显示方式,即热图显示、等温显示、偏转调制显示、图像放大显示、波形显示和动态显示。这六种形式都是黑白显示,它仍是由水平和垂直同步扫描信号经过复杂的逻辑变换后获得的。现分别介绍如下:

1) 热图显示:热图显示是以黑白辉度的分布来表示被测物体的温度分布的。黑白温度灵敏度是可调的,由 10℃～50℃分为 10 档。当黑白温度灵敏度调到 1℃时,能清楚地显示出细微的温度分布,JTG-MB 型热成像仪的标称温度分辨率为 0.03℃。

2) 等温显示:JTG-MB 型热成像仪的等温显示有两种方式,单一型和复合型。单一型等温显示仅仅将病变部位的温度的几何分布显示出来,因而影像清晰,突出了病变部位本身的温度情况。复合型等温显示则能进一步显示出病变部位与其他部位之间的温差关系。

3) 偏转调制显示:偏转调制显示方式以垂直幅度的形式来表示图像的温度分布。JTG-MB 型的偏转调制显示有 100 条扫描线和 25 条扫描线两种。25 条扫描线观察时比较清晰。在沿水平线上某一段背景的波形饱和的条件下,即背景温度<(中心温度$-\frac{1}{2}$黑白温度灵敏度),在同一偏转调制显示上能读出任何一点的温度。

4) 图像放大显示:在不改变物距的条件下,通过电信号放大可使热图像放大 1.5 倍或 2 倍,以便于仔细观察某部位热图分布。

5) 波形显示:JTG-MB 热成像仪具有水平波形显示和垂直波形显示两种。它们能分别较精确地读出沿某一水平线或垂直线的温度数值。调节垂直波形手动开关,还能突出沿任意曲线的温度分布。

6) 动态显示:动态显示能描绘任何水平线的温度分布随时间变化的情况。延续时间可调,最短 2 s,最长 1 600 s。这种显示方法对于观察末梢血管病及其疗效是很方便的。

JTG-MB 型热成像仪除了上述六种显示方式以外,还附有各种终端记录装置,为临床诊断提供了方便,终端记录装置有录像机、35 mm 照相机时间控制器和一次成像照相机等。

录像机是一架四通道数据记录器,可以同时录下热图信号、扫描同步信号和其他信号。录像机的输出信号仍可通过热成像仪的显示装置把录下来的热像图重新显示出来。这样就可以把一些温度变化较快、各部分温差较大的有研讨价值的热图像及时记录下来,便于重复观察,有利于诊断。

照相机系统可以按一定的时间间隔(12 s～60 min)连续自动地拍摄 250 张热像图。同时,每张热像图的拍摄时间可以自动记录下来,以小时、分秒为单位用数字标明在像片上。还可以用四位数字在像片上标上编号和数据等。利用照相系统可以得到每一时间间隔内热图像的变化情况。进行负荷试验或药物疗效试验时采用照相系统可以精确地获得负荷或药物的作用时间及次数与温度分布变化的关系。身体普查工作中不仅可以节省换片时间还便于数据的汇编。

一次成像照相机采用黑白底片,拍摄按钮位于热成像仪显示器面板上,可以随时拍摄感兴趣的热图像,并立即冲洗出像片便于现场诊断和分析。

JTG-MB 型热成像仪属于高精度式的红外热成像仪。它的温度分辨率高达 0.03℃,但画面速度并不高,最快约 2 s。目前使用的还有一种高速度式的热成像仪,帧时可达十几分之一或几十分之一秒。

图 6-27 是另一种热成像仪的光学部分结构示意图。由于它的横向扫描和纵向扫描均采用了多面棱镜,既可以延长信号利用时间又可以提高扫描速度。从被测物体辐射出来的

红外线通过聚光透镜,经纵向扫描用的八角棱镜作纵向扫描,再经过横向扫描用的八角棱镜作横向扫描,在圆形板的小孔上成像,然后再由聚光透镜聚光在 InSb 红外检测器上成像,并变换成电信号。电信号经信号处理后送到阴极射线管显示装置显示。采用这种扫描方式,画面速度可达 $1/16$ s,温度分辨率为 $0.2℃$。

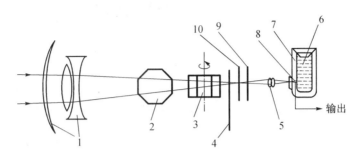

1—透镜;2—八角棱镜(纵向扫描用);3—八角棱镜(横向扫描用);4—扇形板;5—透镜;
6—液态氮;7—杜瓦瓶;8—红外检测器;9—圆形小孔板;10—圆形滤光片

图 6-27　高速度型红外热成像仪的光学部分结构示意图

通常将帧时小于 1 s 的热成像仪划为高速度型热成像仪。红外热成像仪的测温精度和温度分辨率与画面速度的关系是相反的。要提高一种性能,往往就不得不降低另一个性能。

近年来,有的热成像仪在等温显示方式中采用彩色显示,即用不同的颜色表示各种温度范围,这样可使温度分布图形更明显。但彩色显示失去了黑白显示能将高低温过渡情况即温度梯度反映出来的特点,所以黑白显示仍在热成像仪中占主要地位。

红外热成像仪有许多优点。因为它是一种无损伤性测量法,对人体没有任何痛苦,也不会像 X 线检查那样对人体产生副作用,因此可以连续作多次检查。它又是一种非接触测量法,使用时不与人体直接接触,对人体体表温度分布没有干扰,因此能比较正确地反映体表的真实温度。热成像仪温度分辨率高、灵敏度高、测量迅速,能快速扫描得到连续的温度分布图像。除了即时显示以外,还可以借助终端记录装置及时记录和储存资料,并可方便地复现出来,便于诊断和分析。但是,目前来说,红外热成像仪也有一些不足:一是造价昂贵;二是使用条件要求较高。如有些红外检测元件要求低温工作条件,必须有充分的液氮供给;又如对于检查工作室要求有空调装置,室温应维持在 $20℃\sim25℃$,以保证测量效果。这些缺点是影响红外热成像仪普及推广的重要原因。

但无论如何,红外热成像仪是一项新技术,很有发展前途。对于红外热成像仪的研究,国内外都很重视。例如,正在研制廉价的室温条件下工作的红外检测器;设法用电子扫描取代现有的机械扫描系统,并将扫描检测合为一体组成固体成像器件,从而大大减少成本和体积重量。将热成像仪与计算机配套,由计算机处理热像信息,构成热成像自动诊断、研究热图像数字化以提高分析诊断的效率和精度。

第 7 章

呼吸测量

7.1 概述

空气吸入和呼出，气体交换，氧进入组织细胞中以及从组织细胞中搜集二氧化碳的整个过程称为肺功能，在这个过程中各种成分的测试和评价称为肺功能测试。

正常肺功能是由肺流出的血液能保持动脉血中的 pO_2、pCO_2 及 pH 值在一正常值，若这过程不完全则称为肺不全。明显肺不全时，血液气体分析值异常。但肺功能障碍的存在，血液气体不一定异常。因为肺本身有储备力及另外机体的代偿作用，所以，必须要有各种仪器来检查呼吸系统的通气障碍和弥散障碍。

呼吸功能障碍有各种各样的病理表现，所以呼吸功能的检查项目很多，因而检查仪器也很多。表 7-1 表示所测定项目和使用的检查仪器。表中打有星号的是常规检查。当一种检查结果不能解决问题时，可选择另外的检查方法。第 1～3 项是肺活量和换气量检查，主要检查肺呼吸新鲜空气的功能。当测定数据不正常，确认为有功能性障碍时，第 4 项换气机构的检查可提供客观资料。在第 1～3 项检查正常而有气喘的情形，用第 5 项吸气分析检查、第 6 项肺扩散检查、第 7 项换气血流比分析检查，都可能发现异常，诊断病状。第 11 项左、右肺功能检查用以研究外科手术切除部分肺后，评价每个肺的氧消耗情况。第 8 项氧和二氧化碳的血气分析用以检查末梢循环及肺的弥散功能。在无肺病的患者由于中枢性的原因，怀疑换气不足而必须进行连续监护的场合，红外 CO_2 分析仪适于做呼气中 CO_2 成分的连续分析。在人工心肺机中肺被完全旁路，血液在体外氧合机中将静脉血变成动脉血。用以估计肺功能的参数，同样可以用作监视，并为这系统的外部控制提供客观的信息反馈。此外，呼吸状态的测量还广泛用于各种监护仪中，用以评定麻醉的程度和肺功能的状况。

呼吸功能的测量中，通气量测量的参数主要是流量、压力和容积。而弥散功能的参数主要是 pH 值、pO_2 和 pCO_2。在介绍这些参数测量方法之前，首先必须根据呼吸系统的功能及生理和物理效应，建立一个符合实际情况的物理数学模型，由此定出测量的变量和规定肺功能特征参数，并把它作为评价这些参数的实验设计的依据。

在进行呼吸测量时，最好使用对病人痛苦最小的非创伤性方法。开发非创伤性测量是医学仪器发展的一个重要方向。

表 7-1　肺功能检查项目与所用仪器

检查项目	检查仪器 I	检查仪器 II
1. 肺气量　1.1　肺活量* 　　　　　1.2　残气量* 　　　　　1.3　全肺气量* 　　　　　1.4　功能残肺气量	呼吸计 呼吸计＋He 计	肺活量计 呼吸计＋N_2 计
2. 肺换气　2.1　潮气量* 　　　　　2.2　时间换气量* 　　　　　2.3　气消耗量* 　　　　　2.4　肺泡换气量*	呼吸计 红外线 CO_2 分析器＋血液气体分析器	—
3. 换气能力　3.1　最大换气量 　　　　　　3.2　时间肺活量	呼吸计	肺活量计
4. 换气机构检查	气体速度描记器＋低压差压计	体积描记器
5. 吸气分析　5.1　N_2 间隙 　　　　　　5.2　He 闭锁回路法 　　　　　　5.3　O_2	N_2 计 呼吸计＋He 计 气体速度描记器＋N_2 计	—
6. 肺扩散检查　6.1　吸入 CO 法 　　　　　　　6.2　CO 恒定状态法	呼吸计（特殊）＋He 计＋CO 计 CO 计＋血液气体分析器	呼吸计（特殊）＋气体色谱法
7. 换气血流比分析	CO_2 计＋气体速度描记器	质量分析计＋气体速度描记器
8. 动脉血 O_2、CO_2 分析	电极分析计	Van Slyke 检压计
9. 动脉血 pH 测定	pH 计	—
10. 运动负荷试验	测力计＋量 O_2 计	踏车＋血气分析计
11. 左、右肺功能检查	双式呼吸计	—
12. 肺循环检查	体积描记器	闪烁扫描或 γ 照相机
13. 电气气体分析计校正	Shorand 微量气体分析器＋血压计	气体色谱仪

7.2　呼吸运动过程

　　人体的呼吸运动需要胸廓、横膈膜等器官协作完成。随着胸廓的扩张和回缩,空气经呼吸道进出肺称为呼吸运动。肺的舒缩完全靠胸廓的运动。胸廓扩张时,将肺向外方牵引,空气入肺,称为吸气运动。胸廓回缩时,肺内空气被排出体外,称为呼气运动。由于呼吸运动的不断进行,便保证肺泡内气体成分的相对恒定,使血液与肺泡内气体间的气体交换得以不断进行。正常成年人在安静状态下呼吸时,每次吸入或呼出的气量称为潮气,平均约为 400～500 mL。每分钟出入肺的气体总量称为每分通气量,它等于潮气量和呼吸频率的乘积。正常成年人在安静状态下的呼吸频率为 16～18 次/分,所以每分通气量约 6 000～

8 000 mL。适应体力活动需要而加强呼吸时,每分通气量可达 70 L。正常人在平和呼气之后,如再做最大呼气称为补呼气,约为 1 000~1 500 mL。在平和吸气之后,如再做最大吸气,称为补吸气,约为 1 000~1 800 mL。潮气、补呼气、补吸气三者之和称为肺活量,男性约为 3 500 mL,女性约为 2 500 mL。它是一次肺通气的最大范围,可以反映肺通气功能的储备力量及适应能力。肺活量的大小与人的身高、胸围、年龄、健康情况有关。肺活量并不等于肺内所容纳的全部气体量,即便在被呼气之后,肺内也还余留着一部分气体不能完全呼出,称为余气。健康青年人的余气约为 1 000~1 500 mL。人们每次吸入的空气,从鼻腔到细支气管这段呼吸道内的气体,不能与血液进行气体交换,为气体交换的无效腔,其容量在成人约为 150 mL。例如,每次吸入 500 mL 新鲜空气,实际上只有大约 350 mL 进入肺泡参加气体交换,其余的停留在无效腔中不起作用。因此从气体交换的效率来看,呼吸的深度极为重要。深而慢的呼吸,其效率要高于浅而快的呼吸。呼吸运动是许多呼吸肌的协同性活动。呼吸肌的活动受呼吸中枢通过有关的躯体神经来支配。正常人自动的、有节律性的呼吸是受呼吸中枢的反射性调节的。若呼吸中枢的兴奋状态发生改变,呼吸的节律和深度也会随之改变。

7.3 呼吸系统通气功能测量

呼吸测量是肺功能检查的重要组成部分。除了临床检查、体格普查中需要而外,在运动医学、军事医学以及医学科学研究中,呼吸测量都作为一项重要的生理指标得到重视。

7.3.1 呼吸测量的主要参数

表示呼吸功能的参数比较多,常用的主要参数如下:

1. 呼吸频率:单位时间内的呼吸次数,称为呼吸频率,也称呼吸率。计量单位为次/min。

2. 潮气量:平静呼吸中每次吸入或呼出的气量称为潮气量。计量单位为毫升(mL)。潮气量一般为 400~500 mL 左右,它与被测者的性别、年龄、呼吸习惯、体表面积、运动量以及精神状态等均有密切关系,因此个体差异较大。

3. 每分钟通气量(mL/min):潮气量与呼吸频率的乘积为每分钟通气量。

4. 补吸气量(mL):在平静吸气之后,用力做最大吸气所能吸入的气量为补吸气量。

5. 深吸气量(mL):在平静呼气后,作最大吸气所能吸入的气量,即为深吸气量。显然深吸气量等于潮气量与补吸气量之和。

6. 补呼气量(mL):在平静呼气后,用力做最大呼气所呼出的最大气量称为补呼气量。

7. 残气量和功能残气量(mL):用最大力量呼气以后肺内还存有的残留气体量称为残气量(亦称为余气量)。在平静呼气后存留在肺中的气量,称为功能残气量。

8. 肺活量(mL):在最大深吸气后作深呼气所能呼出的最大气量。肺活量等于深吸气量加补呼气量。

9. 时间肺活量:最大深吸气后用力作最大速度呼气,在一定时间内所能呼出的气量为时间肺活量。记录的时间取为 0.5 s、0.75 s、1 s、2 s、3 s 等,比较常用的是 1 s、2 s、3 s。时间肺活量的意义与肺活量不同,后者是深呼吸的气量,与呼吸的速度和时间无关,仅代表最大的呼吸幅度;而时间肺活量则要求以最大速度呼出气体,它是一项动态指标。据统计,健康成年人的时间肺活量 1 s 为肺活量的 82%～84%，2 s 约为 95%～97%，3 s 约为 99%。所以当健康成人做最大速度呼气时，在 3 s 之内基本上可呼出全部肺活量的气体。

10. 肺总量：深吸气后，肺内所含的气量称为肺总量。肺总量等于肺活量加残气量。

上述各项参数之间的相互关系可以归纳在肺量图中(图 7-1)，其中的曲线即为呼吸曲线。

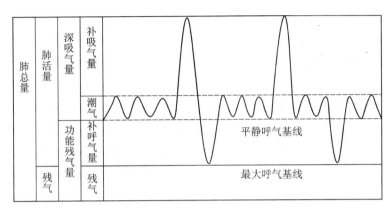

图 7-1　肺量图

表 7-2 列出了我国成年人肺容量的一项统计资料，可供参考。

表 7-2　我国成年人肺容量的统计

性别	平均年龄	身高(cm)	体重(kg)	体表面积(m^2)	肺总量(mL)	肺活量(mL)	深吸气量(mL)	补呼气量(mL)	功能残气量(mL)	残气量(mL)
男	37.1	170.0	61.38	1.7	5 020	3 570	2 660	910	2 330	1 530
女	32.6	153.1	56.11	1.55	3 460	2 440	1 900	560	1 580	1 020

注：引自吴绍青等著《肺功能测验在临床上的应用》。

11. 瞬时呼吸流量(L/min、mL/min)：单位时间内呼气(或吸气)的量，称为瞬时呼气(或吸气)流量。

12. 累计呼吸流量(L、mL)：一段时间内呼气(或吸气)的气体累积量称为累积呼气(或吸气)流量。它是瞬时呼吸流量的积分值。

13. 呼吸时间比：呼气时间占呼吸时间的百分比，计为呼吸时间比，表达式为：

$$\frac{呼气时间}{呼气时间＋吸气时间} \times 100\%$$

以上这些呼吸功能参数都可以从肺量计或其他呼吸测量仪上直接测定或者通过计算后间接测得，但残气量或功能残气量除外。残气量不可能用肺量计直接测定，一般是先求得功能残气量，然后从功能残气量中减去补呼气量得出残气量。

肺容量和呼吸流量常用肺活量计测定。对所得结果存在一个正确表示问题。肺内所处的条件是人体温度、大气压力、水蒸气处于饱和压力状态，这种条件用符号 BTPS 表示。在这样条件下所测得的气体容量用 V_{BTPS} 表示，单位为 mL，气流量用 mL/min 表示。用肺活量计做呼吸测试时，进入肺内的气体温度一般较体温低，大气压不变，但小的饱和蒸汽压力(肺活量计内)因温度的改变而不一样，这种条件用符号 ATPS 表示。ATPS(肺活量计的)容量和 BTPS(人体的)容量的转换公式可用下式表示：

$$V_{BTPS} = V_{ATPS}\left(\frac{273+37}{273+t_A}\right)\frac{P_{atm}-P_{H_2O}}{P_{atm}-47} \tag{7-1}$$

式中　P_{atm}——大气压力(mmHg)；

　　　t_A——(肺活量计所处的)环境温度(℃)；

　　　P_{H_2O}——t_A时的饱和水蒸气压力(mmHg)；

　　　47——正常体温时的饱和水蒸气压力(mmHg)；

　　　37——体温(℃)；

　　　273——热力学温度(K)对应的摄氏度(℃)。

有时气体容积按标准温度、压力、干燥气体的条件来表示。在代谢报告中使用这些条件，对测定氧和二氧化碳吸进和呼出特别有用。把容积以 STPD 的条件表示，再利用 1 摩尔(moL)理想气体占有 22.4 L 的容积的关系，可方便地计算摩尔数。要把 ATPS 容积转换为 STPD 容积，可用下面公式：

$$V_{STPD} = V_{ATPS}\left(\frac{273}{273+t_A}\right)\frac{P_{atm}-P_{H_2O}}{760} \tag{7-2}$$

在仪器测量中有一类生理参数是在持续 12 s 快而深的呼吸中获得的。

1. 换气量(maximum ventilation volume，MVV)：指 12 s 内所产生的以最大努力得到最大换气量的 5 倍即换算成一分钟内的最大换气量。

2. 表面积最大换气量 MVV/BSA，其中 BSA(body surface area)为身体表面积，可用 Dubois 公式求得：BSA(m^2)＝体重×0.425×身高×0.725×71.8。

3. 基于指示剂冲洗稀释方法的测量：对于呼气后，残留气体所占的空间有残气量(RV)、功能残气量(FRC)及与 RV 有关的肺总量(TLC)的测量，可采用指示剂稀释法测定。

1）氮冲洗法

测量 FRC 的装置和气体包括肺活量计，吸气、排气的单向阀管道，氮分析仪和 100% 的纯氧，如图 7-2 所示。受试者在平和呼气的终末与该装置接通(对应于 FRC 时刻)。开始吸入 100% 的氧，呼出的 N_2、CO_2、O_2 和水蒸气经单向阀由肺活量计收集，对装置平和呼吸约 7~8 min，当氮分析仪指示氮摩尔数近于零或<2% 时，表明肺内 N_2 已被全部冲洗，则试验结束。

冲洗法和稀释法都是基于静态质量平衡原理，可用理想气体状态方程。试验气体的计算公式通常是根据混合气体中试验气体所占容积的百分比大小(即容积分量)推导得出的。试验气体 x 容积分量的另一种表示法是用它的摩尔数 N_x 所包含气体 x 的混合气体的总摩尔数 N 的百分比大小——摩尔分数 F_x 来表示。两者在数值上是等效的。对容

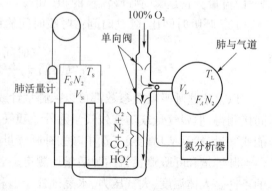

V_L、V_S—容积；T_L、T_S—绝对温度；
F_A、F_S—摩尔分数

图 7-2　N_2 冲洗法装置原理图

器内的气体 x 和包含 x 的混合气体,根据理想气体定律:

$$P = \frac{N}{V}RT = \rho RT \tag{7-3}$$

用气体 x 的分压 P_x 的大小来表示气体 x 所含的摩尔分数,即:

$$F_x = \frac{N_x}{N} = \left(\frac{P_x V}{RT}\right)\left(\frac{RT}{PV}\right) = \frac{P_x}{P} \tag{7-4}$$

根据道尔顿分压定律,在混合气体中,各种气体应看成是具有相同的温度和占有相同的容积。另一方面,容积分量的概念本身又引出了在一定温度和压力条件下,使用肺活量计测量一定质量的气体所占据的容积的问题。假设在温度 T、压力 P 时,N_x 摩尔数的气体 x 所占据的容积为 V_x,包含气体 x 在内的混合气体的总容积为 V,总摩尔数为 N,则摩尔分数 F_x 为:

$$F_x = \frac{N_x}{N} = \left(\frac{PV_x}{RT}\right)\left(\frac{RT}{PV}\right) = \frac{V_x}{V} \tag{7-5}$$

因此,摩尔既可用分压力表示,也可用等效容积百分比来表示,但两种表示法所指的温度必须相同。

假设在试验期间从肺组织和毛细血管扩散到肺泡气体中的 N_2 可以忽略,并假设测试前肺活量计内无 N_2,则冲洗后肺内 N_2 的减少等于肺活量计内 N_2 数量。因 $F_x = N_x/N$,$N_x = NF_x = \frac{PV}{RT}F_x$。根据静态 N_2 质量平衡关系得:

$$F_{AN_2}(t_1)\frac{V_L(t_1)}{T_L} - F_{AN_2}(t_2)\frac{V_L(t_2)}{T_L} = F_{SN_2}(t_2)\frac{V_S(t_2)}{T_S} \tag{7-6}$$

如果冲洗开始时刻 t_1 和结束时刻 t_2 的肺容量相等,即 $V_L(t_1) = V_L(t_2)$,则上式可写为:

$$V_L = \frac{T_L}{T_S}\left[\frac{F_{SN_2}(t_2)V_S(t_2)}{F_{AN_2}(t_1) - F_{AN_1}(t_2)}\right] \tag{7-7}$$

当 V_L 为平和呼气终末的容量时,即为功能残气量 FRC。

上式右边括号内分子代表肺活量计在测试条件下所收集到的氮容量,分母为肺部呼出的氮摩尔分数,式中所有变量均可测定。若用于干燥气体而不是用于湿气,则上式右边还应乘干燥气体分压比 $(P_{atm} - P_{SH_2O})/(P_{atm} - P_{AH_2O})$,$P_{atm}$ 为大气压,P_{SH_2O}、P_{AH_2O} 分别为肺中的水蒸气分压。测定了功能残气量 FRC,由此减去保存呼气量,就得到残气量 RV;而 FRC 加上深吸气量 IC,就得到肺总量 TLC。

2)氦稀释测定功能残气量

在图 7-2 所示的肺活量计中,充入已知浓度、已知容量(等于肺活量计具有的初始容量)的无毒不溶解气体,如氦气、氩气或氖气。受试者在平和呼气的终末,即在 FRC 时刻,对着肺活量计做平和呼吸,几分钟后,当气道口的氦分析仪在两次呼吸期间氦含量的指示值变化极小时,可认为肺内和肺活量计中的气体已完全混合,即 $F_{AHe}(t_2) = F_{SHe}(t_2)$。在达到平衡后,可对系统加氧,以使肺活量计的平均容积保持与初始容积 $V_S(t_1)$ 相同,以补偿被血液吸收的氧气。此时在平和呼气终末(FRC)时刻停止试验。在试验中,氦在肺内和肺活量计内不断混合和重新分布,但其总量因没有扩散到组织中去而基本保持不变。用钠石灰吸除呼

吸气体中排出的 CO_2，O_2 减少也可以得到补充，这样系统中干燥气体的平衡摩尔总数固定不变。所以，对试验气体氦来说，可认为该系统是封闭的。

为此，氦气按湿气法测定，同静态质量平衡式，即可求出 FRC：

$$F_{SHe}(t_1)\frac{V_S(t_1)}{T_S(t_1)} = F_{SHe}(t_2)\frac{V_S(t_1)}{T_S(t_2)} + F_{AHe}(t_2)\frac{V_L(t_2)}{T_L} \tag{7-8}$$

当氦的摩尔分数在肺和肺活量计中相等而 $V_S(t_1)$ 保持不变时，$V_L(t_2) = V_L = FRC$，则可写成：

$$V_L = \frac{V_S(t_1)}{F_{SHe}(t_2)} \cdot \left[\frac{T_L}{T_S(t_1)}F_{SHe}(t_1) - \frac{T_L}{T_S(t_2)}F_{SHe}(t_2) \right] \tag{7-9}$$

V_L 即为稀释法测定的功能残气量；通常式(7-9)中 $V_S(t_1)$ 用原来加到装置中去的氦容积 V_{SHe} 即 $V_S(t_1) = \frac{V_{SHe}}{F_{SHe}(t_1)}V_S(t_1)$ 来表示，则：

$$V_L = \frac{T_L}{T_S(t_1)} \cdot \frac{V_{SHe}}{F_{SHe}(t_2)} - \frac{T_L}{T_S(t_2)} \cdot \frac{V_{SHe}}{F_{SHe}(t_1)} \tag{7-10}$$

如果用于干燥气体测定摩尔分数，则式(7-10)中的温度 T_L 和 T_S 应分别乘上干燥气体分压比，即分别乘上 $[P_{atm} - P_{SH_2O}(t_1)]/(P_{atm} - P_{AH_2O})$ 和 $[P_{atm} - P_{SH_2O}(t_2)]/(P_{atm} - P_{AH_2O})$。由式(7-9)和式(7-10)即可直接求出功能残气量 FRC。

7.3.2 呼吸测量的主要方法

呼吸测量在很大程度上是属于气体流量的测量，所以我们先在这里介绍一下有关流量测量的一般原理和方法。

用来连续测定单位时间内流过多少体积流量的仪表称为流量计。因为它所测定的是体积流量，所以这样的流量计又特别称作体积流量计。设某一瞬间的体积流量为 Q，一定时间 t 内流过的流体的全部体积（积算值）为 V，则有：

$$V = \int_0^t Q\mathrm{d}t$$

或

$$Q = \mathrm{d}V/\mathrm{d}t \tag{7-11}$$

如果流体流过截面积为 A 的管路时，流体在该截面上的流速为 v，则式(7-11)可以表达为：

$$Q = Av \tag{7-12}$$

需要说明一点，由于流体黏性的影响，实际上流体速度在管路截面上的分布是不均匀的，中心即管路轴线位置上的流速最大，越接近管壁流速越小。式(7-12)中的 v 表示的是截面上各点流速的平均值。

流体的流量还有另一种定义，即单位时间内流过的流体质量，称作质量流量。如果用 G 表示质量流量，用 ρ 表示流体的密度，则有：

$$G = Q \cdot \rho = A \cdot v \cdot \rho \tag{7-13}$$

但是,生物医学上测定流量(包捉呼吸流量和血流量)通常只要求体积流量,而不要求质量流量。所以关于质量流量的测量方法和测量仪器、传感器就不在此介绍了。并且,若不作特殊说明时,本书提到的流量都是指体积流量而言。流量测量仪器或传感器,若不作特殊说明,也是指体积流量测试仪或传感器。

根据式(7-11)和式(7-12)给出的体积流量的定义,流量计大致可以分为两种基本测量原理:容积式流量计和速度式流量计。

1. 容积式流量计

容积式流量计是依据式(7-11)进行测量的,先测出流体的体积 V,而后再得出流量 Q。这种流量计具有一定容积的计量室,当流体流过这个计量室时,由于流体压力的作用而使计量标度的指示机构动作,也就是说,它是借助流体本身的动量对流体体积的增量进行连续测定的,其计量值为 ΔV。正因为容积式流量计是直接测定流体的体积的,所以它也被称为直接测量式流量计。

容积式流量计的种类很多,如活塞式流量计、摇摆式流量计、薄膜式流量计、回转式容积流量计等等。医学上常用以测定肺活量的湿式气量计、钟罩式气量计就是属于容积式流量计一类的。

2. 速度式流量计

速度式流量计与容积式流量计不同,它是根据式(7-12)先测出流经截面积一定的管路的流体速度 v,然后得出流量 Q 的。所以这种流量计也称为间接测量式流量计。

速度式流量计的种类也很多,它们的具体作用原理各不相同。在生物医学中已经得到比较广泛应用的速度式流量测量仪器或传感器有:差压式流量计、时轮式流量计、电磁式流量计、热式流量计、转子式流量计、涡轮式流量计和超声多普勒流量计等。其中电磁式流量计和超声多普勒流量计主要用于血液流量的测量,将在第 8 章中详细阐述。

既然呼吸测量离不开气体流量的测定,所以从基本的测量原理上讲,呼吸测量的方法无外乎容积式测量法和速度式测量法两种。但是呼吸频率的测量有例外,因为呼吸频率作为一项单项指标,除了可以敏感呼吸气流变化进行测量外,还可以敏感呼吸运动时胸廓位移量、胸腔组织阻抗等参数,即可以采用位移测量、阻抗测量的方法测得。不同形式的呼吸测试仪器和传感器具有不同的工作原理,所测定的呼吸参数也各有侧重,我们将在以下各节中结合具体的仪器分别加以说明。

7.4 呼吸频率测量

在临床或研究工作中,有时并不需要测量全部的呼吸参数,而只要求测量呼吸频率,以此作为一种监视指标。这种单一功能的传感器因为不要求它作严格的定量测量,所以方法原理都比较简单。下面介绍的几种是比较常见的呼吸频率传感器。

7.4.1 热敏电阻式呼吸率传感器

热敏电阻式呼吸频率传感器就是依据这一特性设计的。所以从原理上来讲,这种呼吸率传感器属于热式气体流速传感器。呼吸气流流过热敏电阻时,改变了传热条件,使热敏电阻的温度随呼吸周期发生周期性变化，从而使热敏电阻的阻值发生周期性的变化。因为热敏电阻具有较高的温度灵敏度，易受环境温度的影响，环境温度不同时，热敏电阻的静态阻值也不一样，所以每次使用时都应该事先根据环境温度的变化调节电阻。图 7-3(a)是热敏电阻式呼吸率传感器的结构示意图。热敏电阻安放在夹子的平直片前端外侧，使用时，只要将夹子轻轻夹住鼻翼，并使热敏电阻置于鼻孔之中就行了，见图 7-3(b)。

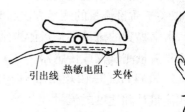
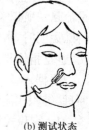

引出线　热敏电阻　夹体

(a) 传感器结构示意图　　　(b) 测试状态

图 7-3　热敏电阻式呼吸率传感器的结构示意图

7.4.2　应变式呼吸传感器

　　呼吸运动时，随着呼气和吸气的周期性变换，胸部或腹部又会产生周期性形变。应变式呼吸频率传感器就是从这个现象出发，设法感受呼吸时胸廓或腹部的这种周期性形变，以此测定呼吸频率的。

　　水银带或电介质呼吸带是一种比较常用的应变式呼吸频率传感器。如图 7-4(a)所示将水银或其他电介液(如硫酸铜溶液)密封在一根细而软的弹性橡皮管内，两端用充当电极的金属塞堵住，管内水银或电介液的电阻 R 可用下式表示：

$$R = \rho \frac{L}{S} \tag{7-14}$$

式中　ρ——管内介质的电阻率；

　　　L——管子的有效长度(即充有电介质部分的长度)；

　　　S——管子内腔的有效横截面。

设管子内充填的介质体积为 V，因为 V 是不变的，所以有：

$$S = V/L$$

　　以此代入式(7-14)中，得：

$$R = \rho \frac{L^2}{V} \tag{7-15}$$

　　实际使用时，将上述橡皮软管装在一条特制的带子上，缠绕在被测量者的胸部或腹部如图 7-4(c)所示，通过橡皮管两端的电极引出线将管内介质电阻引至一个测量电桥，构成该桥路的测量臂。为了使呼气和吸气时呼吸带都能正常工作，在往被试者身上固定时应该使呼吸带有一定的预紧度，也就是使橡皮软管预先延伸一定的长度；随着被测者的呼吸动作，呼吸带的长度发生周期性的变化，管内介质电阻的阻值也随之出现周期性改变。经过输出电桥的转换，将从电桥输出端获得一个与呼吸运动同步的交变电压信号。记录下电桥的这一输出信号，就可以得到一条呼吸曲线了。显然这条呼吸曲线的波形变化频率即为被测者的呼吸频率。输出曲线波形的幅值大小可定性地反映被测者的呼吸深度。

　　水银或电介质呼吸带常用医用硅橡胶管制作，导管外径通常取 2 mm，内径取 0.5 mm，原始长度一般约 100 mm。

除了用水银或某些电介质作为呼吸带导电介质外,也有采用碳粉充填于橡胶管内作为导电介质的。但是,不论水银、电介质溶液还是碳粉制作的呼吸带都有共同的缺点,即制作麻烦,而且当应变量较大时内部介质容易出现断裂缝隙,相当于导电介质电阻开路,使呼吸带失效。近年来研制了一种导电橡胶带,可以取代水银、电介质溶液或碳粉呼吸带。所谓导电橡胶是一种特殊配方的橡胶制品,具有一定的电阻率,能允许电流通过。将导电橡胶制成带状,不仅具有良好的弹性伸缩能力,而且其电阻值的大小与其长度呈正比关系。所以用这样的导电橡胶

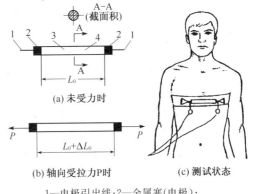

(a) 未受力时

(b) 轴向受拉力P时   (c) 测试状态

1—电极引出线;2—金属塞(电极);
3—橡皮软管;4—导电介质(水银或电介质)

图 7-4 呼吸带示意图

制成的呼吸带,其工作原理与上述几种呼吸带完全相同。但是导电橡胶带不存在中间断裂失效的现象,因此使用起来更为简便可靠。

7.4.3 阻抗式呼吸频率传感器

呼吸运动时,随着胸壁肌肉张弛,胸廓交替形变等现象,机体组织的电阻抗也将出现交替的变化。试验证明,呼吸阻抗(也称肺阻抗)与肺容积之间存在着一定的对应关系,呼吸阻抗值随肺容积的增大而增大。阻抗式呼吸频率传感器就是依据这一特性设计的。

图 7-5(b)是在不同部位上测得的呼吸阻抗与肺容积增量的关系曲线。电极的安放位置不同,见图 7-5(a),所得的阻抗-容积曲线是不同的。而且,不同的被试者由于机体组织、体形等个体差异,其阻抗-容积曲线也将不同。但是这些差异,对于呼吸频率的测量都不会有明显的影响。如果对被测者的呼吸阻抗与肺容积进行定量标定,那么除了测定呼吸频率外,还可以对其他呼吸参数作出定量分析。

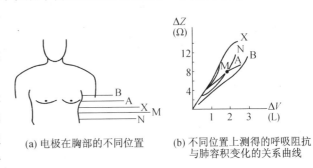

(a) 电极在胸部的不同位置   (b) 不同位置上测得的呼吸阻抗与肺容积变化的关系曲线

图 7-5 呼吸阻抗与肺容积增量的关系

测量呼吸频率除了以上方法外,还有一些使用于特殊情况下的插入式测量法,如食道内压检测法和中心静脉压检法。前者是将一个长约 18 cm、直径约 1 cm 的橡胶薄壁气囊插入食道内,通过测定气囊内压来感受胸腔内压力的波动,从而计量呼吸频率。这种方法会给被测者带来不适,所以只在特殊情况下使用。后者依据中心静脉压与呼吸运动的依从关系,将心导管插入静脉,通过感受静脉压的波动来计量呼吸频率。此方法属于有损伤性测量,一般只在必须插管以连续测定中心静脉压的严重病人身上附带使用。中心静脉压是右心房和胸腔内大静脉的血压,正常范围 4～12 cmH_2O,可判断病人的血容量、心功能与血管张力的综合情况。

7.4.4 变压器式婴儿呼吸监视器

这是一种用来监视婴儿呼吸是否正常的装置,可以及时发现婴儿呼吸暂时间断的现象,并向护理人员发出警报。它的传感器部分是采用变压器原理设计的。如图 7-6 所示,两个独立的带有铁氧体磁芯的线圈相对放置,间隔距离为 d,轴线保持同心。当第一个线圈(原边线圈)中通以正弦电源以后,将在第二个线圈(副边线圈)中感应出一个电势。如果两个线圈的几何形状相同,中心轴线同心,并且加之于原边线圈的正弦电源的幅值和频率也保持不变,那么,第二个线圈中所感应出的电势信号仅与两个线圈的间距 d 有关。也就是说,感应电势信号仅是间距 d 的函数。

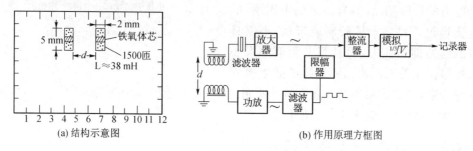

(a) 结构示意图　　　　　　　(b) 作用原理方框图

图 7-6　双线圈变压器式传感器原理

图 7-7 是利用上述双线圈变压器式传感器原理设计的婴儿呼吸监视器的方框图。两个带有铁氧体磁芯的线圈对称地放置在婴儿的两侧肋骨的边缘上。原边线圈由一个振荡源供电,电源频率为 3 kHz。婴儿呼吸时,由于肺容量的变化周期性地改变了两个线圈之间的距离,使副边线圈中的感应电势出现相应的周期性变化。副边线圈与一个调谐放大器和解调器系统对接。线路中还组合了一个响应时间为 30 s 的自动增益控制器,用以调节信号电平以补偿非呼吸运动所造成的伪差,从而保持正常的呼吸波形。自动增益控制还有另一个作用,即消除了每次测量时因传感器安放位置的差别所造成的传感器灵敏度的差异。

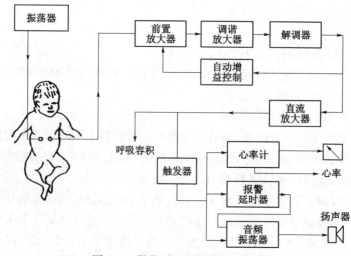

图 7-7　婴儿呼吸监视器的方框图

为了解决由非呼吸运动产生的假象而引起的假警报,触发器线路是用呼吸信号的节律变化而不是用其幅值来触发的。由触发线路来的脉冲作用于心率计和一个报警系统,当在预定的时间间隔内没有得到触发线路来的脉冲时,报警系统就会通过扬声器发出声响警报,表明婴儿上一个呼吸循环过去的时间过长,呼吸循环已不正常,出现了暂时间断的现象。

因为变压器副边线圈感应电势信号与肋骨边缘间距,也即与肺容量有关,所以这个系统还可以用来近似地反映呼吸容积量。

7.5 肺活量测量

肺活量(包括时间肺活量)也是呼吸测量的重要参数,经常作为一项单项指标加以考核,特别在体检普查工作中更常使用。测量肺活量单项指标的仪器种类不少,但从测量原理上看,以容积式测量为主。这里介绍其中比较常见的几种。

7.5.1 湿式气量计

湿式气量计是一种容积式测试仪器,因为它具有测量准确、灵敏度高、显示直观、使用方便等优点,所以在科研、生产的很多领域中广泛得到应用。医学测量中常用来测定肺活量和时间肺活量。

图 7-8(a)是湿式气量计的结构示意图。气量计主要由壳体、鼓轮器和传动记数机构等组成。鼓轮器是由圆筒和四个弯曲形状的叶片构成的,这四个叶片将鼓轮器分成四个形状及容积均相等的小气室,即气体计量室。由于气量计内部充了略过于一半的水,所以每个小气室和与它邻近的两个小气室彼此间是被水隔离的,形成互相闭锁的状态。

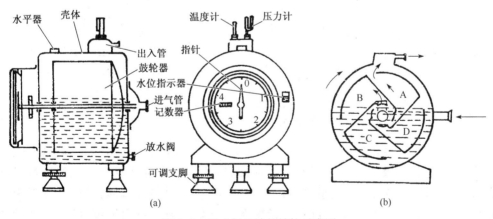

图 7-8　湿式气量计的结构示意图

湿式气量计的工作原理很简单。如图 7-8(b)所示,工作时,被测者的呼出气体经口承和连接管路进入小气室 B,推动该气室沿顺时针方向转动,于是小气室 A 的气体经出气孔排出,小气室 C 将开始充气,而小气室 D 内的气体即将排空。就这样在气流的作用下,各气室连续地循序动作,使鼓轮器不断旋转。鼓轮器的转轴带动了计数机构,从而显示出通过气量计的气体的累积流量。

使用时应该注意,湿式气量计中充入的水量应恒定在水位指示器所给定的位置上,若水量不足时应及时充注,水量超出时应通过排水阀将多余部分放出。还应该使湿式气量计的工作位置保持水平。仪器的水平状态可以通过可调支脚及水准器加以调整。

7.5.2 钟罩式呼吸代谢率测定器

这是一种与钟罩式肺活量计基本作用原理相似的仪器,由于增加了二氧化碳吸收器和记录系统,其功能大大扩展了,除了测定肺活量外,还可以测定呼吸率、潮气量以及呼吸代谢率等指标。

图 7-9 是钟罩式呼吸代谢率测定器的结构示意图。它是由测量和记录两个大部分组成的。测量部分与钟罩式肺活量计相似,主体是一个钟罩式标准容积器,所不同的是增加了呼吸活瓣和二氧化碳吸收器两个部件,中心气管扩大成为一个气室。呼吸活瓣取代了钟罩式肺活量计的排气进气阀门、它是由两个开启方向不同的单向活瓣构成的,分别控制吸气气流和呼气气流。记录系统由导索、滑轮、重锤、记录笔和记纹鼓等组成。在滑轮系和重锤作用下,记录笔能随着钟罩的升降而上下移动,其位移量与钟罩的升降行程成正比,即与钟罩内的气体体积的增量成正比。记纹鼓是一个圆柱形卷筒,记录纸就覆盖在它的圆柱表面上。记纹鼓可以在电机或弹簧发条驱动下匀速转动,这样,当记录笔上下运动时就会在记录纸上描记出一条曲线来。记录纸上沿记纹鼓圆柱面的母线方向为该曲线的纵坐标,表示钟罩内气体体积的增量,即呼吸容积量;记纹鼓圆周方向为该曲线的横坐标,表示时间。

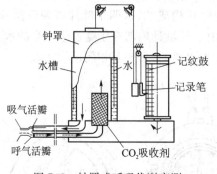

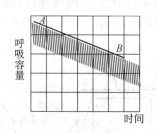

图 7-9　钟罩式呼吸代谢率测定器的结构示意图

图 7-10　呼吸代谢率测定器描记的呼吸曲线

测量前,在钟罩容积器内充满氧气,钟罩上升到最高位置。被测试者通过呼吸活瓣进行呼吸。吸气时,吸气活瓣打开而呼气活瓣自行关闭,这时钟罩内的氧气经过吸气活瓣进入人体,钟罩徐徐下降,记录笔也随之往下移动。呼气时,情形相反,呼气活瓣打开而吸气活瓣关闭,呼出的气体经过呼气活瓣和二氧化碳吸收器到钟罩气室内,使钟罩回升。但因为呼出气体中所含有的二氧化碳被吸收剂所吸收,使呼出气体实际返回钟罩的气量小于吸气时所吸入的纯氧气量,所以呼气时钟罩虽有回升,但不可能回升到吸气前的高度。钟罩气室中的氧气总量随着每次呼吸逐渐减少,每次呼吸的减少量即为该次呼吸中人体的氧耗量。图 7-10 是呼吸代谢率测定器描记的呼吸曲线,从图上我们可以得到呼吸率、潮气量等呼吸参数值。记录笔在纵轴方向的下移量即为同一时间内的氧耗量,直线 AB 的斜率即为耗氧速度。

7.6　肺顺应性测量

肺的顺应性表征肺扩张难易程度,而肺扩张是呼吸过程肺通气的动力,因而肺的顺应性是呼吸功能的重要指标之一。肺的顺应性是肺内气体容量的变化与相应胸腔内压力变化之比,需在一定的呼吸条件下同步测量肺容量和胸腔内压力,经运算处理后求得。

7.6.1　肺顺应性测量系统

肺容量的测量可采用压力差式呼吸流量计算方法。直接测量胸腔内压力是困难的,故一般是将一根顶端带有乳胶气囊的充气导管从鼻腔插入食管,导管外端与压力传感器相接,测量呼吸过程食管内压的变化,用以代替胸腔内压的变化。压力差呼吸流量计的"压力差-流量变换器"产生的气体流量信号经积分器后得到肺容量信号,它与食管内压信号同步测量,可经运算电路进行数据处理后获得肺顺应性数据,也可用 X - Y 记录器或双道记录器同步记录,由容积-压力曲线即 V - P 曲线或容积、压力波形来计算肺顺应性。一种测量肺顺应性的系统组成如图 7-11 所示。

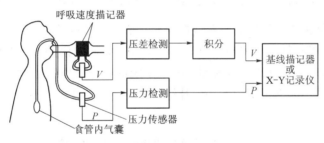

图 7-11　一种肺顺应性测量系统

7.6.2　肺顺应性的计算

计算肺静态顺应性的方法是:在徐缓吸气的过程中描记容积-压力曲线,如图 7-12 所示。在 V - P 曲线的线性区段读取 ΔV 和 ΔP,进而计算出曲线的斜率,即肺静态顺应性 C_s 为:

$$C_s = \frac{\Delta V}{\Delta P}$$

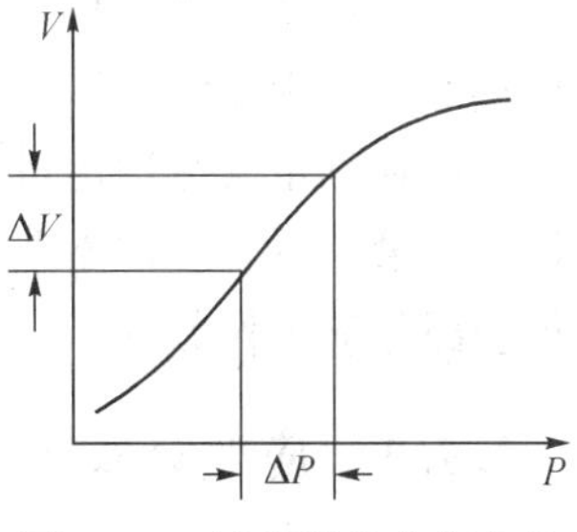

式中　V——肺容积;

　　　P——胸腔压力。

图 7-12　计算肺静态顺应性
　　　　　的 V - P 曲线

计算肺动态顺应性的方法是:在急速往复呼吸的过程中描记容积-压力曲线,或同步描记肺容积和胸腔压力随时间变化的动态波形(图 7-13)。按图示可计算出肺动态顺应性 C_d,即:

$$C_d = \frac{\Delta V}{\Delta P_1} \text{ 或 } C_d = \tan\theta_1$$

由于实际的肺容积和胸腔压力测量系统均为导管内充气的振动系统,两种信号在传输过程中均会产生相位滞后,其滞后程度随信号频率增高而增大,即随呼吸速率的增加而增大,而当两个测量系统的相位特性不同导致两种信号的相位滞后程度不同时,则将产生呼吸过程中容积信号与压力信号间的相位差,如图 7-13 中虚线所示的情况,即实际计算出的肺动态顺应性 C_d' 为:

$$C_d' = \frac{\Delta V}{\Delta P_2} \text{ 或 } C_d' = \tan \theta_2$$

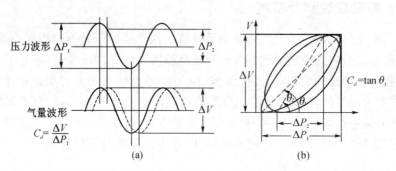

图 7-13　同步描记的容积、压力波形(a)和 V-P 曲线(b)及肺动态顺应性的计算方法

显然,其计算结果将大于肺动态顺应性的真实值 C_d',形成计算误差。为消除这种误差,应设法保证急速呼吸条件下容积和压力测量系统具有相同的谐振频率和阻力,以使两个系统的相位特性相同。一种办法是首先测定两个系统的相位特性,然后增加相位超前系统的阻力,从而实现在适当频率范围内的相位补偿。

7.7　应变计式呼吸传感器

应变计式呼吸测量仪由呼吸流量传感器和显示记录器两部分组成;其中应变式呼吸流量传感器是实现呼吸参数电测的关键部分。它是一种速度式气体流量传感器,通过感受气流动量达到测量气流速度进而测定气体流量的目的。显示或记录用的二次仪表可采用通用的显示记录仪器。所以本节只介绍应变式传感器及其测量线路的组成、原理和主要性能,二次仪表部分就不作叙述了。

7.7.1　应变计式呼吸传感器结构和工作原理

图 7-14(a)、(b)是应变计式呼吸传感器的结构示意图。它是由壳体、滤网、垫片、接线端子和敏感元件等构成的,敏感元件是八个金属簧片式电阻丝应变计。这种应变计是用不锈钢弹簧片制作的,片厚约 0.05 mm,簧片形状见图 7-14(c)。弹簧片的一个面上粘贴着一个应变计,应变计中电阻丝为漆包康铜丝,丝径约 0.02~0.03 mm,丝长约 80 mm,电阻值约 100 Ω。这八个应变计采用胶接方法固定在玻璃钢材料的环形框架上,沿圆周均匀排列。贴有应变计的那面一上一下交错布放,如图 7-15 所示,其中 A、B、C、D 四个应变计的电阻丝朝下,E、F、G、H 四个应变计的电阻丝朝上。为了使应变计能够获得较大的气流动量,

以提高传感器的灵敏度,在应变计中间放置了三角形的不锈钢片,这些三角形薄片的形状如图 7-14(d)所示,片厚约 0.05 mm。各应变计的电阻丝引出线焊接在环形框架的接线端上,然后按一定序列结合成两组,分别接入测量桥路的两个测量桥臂上。

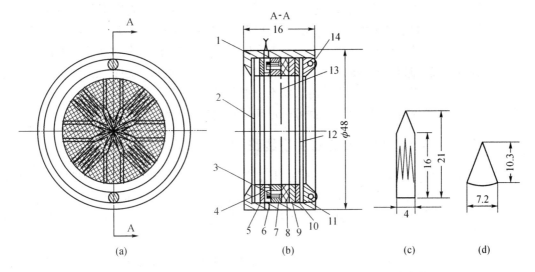

1—壳体;2、12—滤网;3—接线端子;4、9、10—垫圈;5—橡胶垫圈;6—接线端子垫圈;

7—应变计框架;8—橡胶垫圈;11—压紧螺圈;13—应变计;14—固定螺钉

图 7-14　应变计式呼吸传感器的结构示意图

　　传感器的壳体一般采用铝合金一类轻金属制作。壳体两端有滤网,起到保护应变传感器的作用。组装完毕的传感器直接安装在一个专用面罩上,使用起来很方便。

　　应变计式呼吸传感器的作用原理并不复杂。8 个弹簧片电阻应变计的根部固定在玻璃钢框架上,构成了 8 个悬臂梁。当呼吸气流通过时,由于气流的作用,悬臂梁将出现弯曲变形,于是在其面对气流的那个面上会产生拉伸应变,而另一面上会产生压缩应变(参看图 7-15),粘贴在弹簧片上的电阻丝在这一作用下也发生同样的应变,使其长度 L 和截面积 S 出现相应的变化。粘贴在正对气流面上的电阻丝因受拉伸应变的作用,长度增加,而截面积

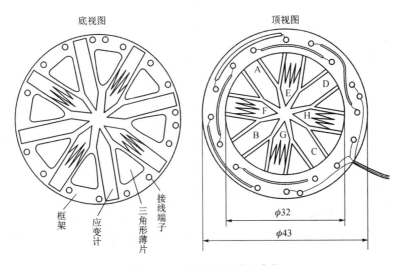

图 7-15　电阻丝应变计组合件

减少。相反,粘贴在另一面上的电阻丝,因受压缩应变的作用,其长度减小而截面积增加。我们知道,电阻丝的电阻值是与其长度成正比,而与其截面积成反比的,受拉伸一面的电阻丝阻值增加,受压缩一面的电阻丝阻值减小。显然,气体的流量越大,弹簧片的弯曲越厉害,应变电阻丝的阻值变量也越大。通过测量电桥,可以将应变计在气流作用下出现的电阻值变化量转换成桥路的不平衡电信号输出,实行电测。因为八个应变计上所粘贴的应变电阻丝的位置是上下交错着布放的,两个方向上各有四个,并且作为两组分接在测量电桥的两个测量臂上,当气流方向改变时,这两组应变电阻丝阻值变化量的极性也改变,从而使电桥输出信号的极性也相应变化,所以这种传感器不仅能定量感受气体流量的大小,而且还能敏感气流的方向。这样,进行呼吸测量时就可以正确地判别呼吸的呼气或吸气过程。

7.7.2　应变计式呼吸传感器测量线路

应变计式呼吸传感器测量电桥的线路图见图7-16。桥臂3和桥臂4为测量臂,弹簧片电阻应变计 A、B、C、D 的应变电阻丝串联起来后接入桥臂3,其总阻值为 R_3;应变计 E、F、G、H 的应变电阻丝串联起来后接入桥臂4,其总阻值为 R_4。桥臂1和桥臂2上的电阻 R_1 和 R_2,为固定电阻,且 $R_1 = R_2$。当气流流量为零时,应变计应变量为零,电桥处于平衡状态,输出信号为零。有气流通过时,电桥将失去平衡。我们设正对着应变计 A、B、C、D 上应变电阻丝的方向为气流的正方向,另一方向即为气流的反方向。当有正方向气流通过时,应变计 A、B、C、D 的电阻丝被拉伸,使桥臂电阻 R_3 增大;而应变计 E、F、G、H 的电阻丝被压缩,使桥臂电阻 R_4 减小,此时电桥失去平衡,有正向信号输出。反过来,当反向气流通过时,R_3 减小而 R_4 增大,电桥出现负向信号输出。线路中的电阻 R_6 和 R_5 为调零电阻,因为制作工艺上的困难,桥臂电阻 R_3 和 R_4 的初始值(即流量为零时的电阻值)不可能完全相等,出现这种情况时可以用调零电阻来调节电桥的零输出。电桥输出信号的大小与气体流量大小成正比,经过恰当的计算和调试,可以在一定的流量范围内获得良好的测量电桥的线性输出特性。

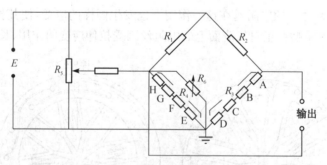

图7-16　应变计式呼吸传感器测量电桥的线路图

应变计式呼吸传感器的输出信号可用适当的二次仪表予以记录和显示。图 7-17 即为描记下来的传感器的输出曲线,这条曲线即被测者的呼吸曲线。从图7-17(a)可以看出,记录图线的 Ⅰ 段为水平线,表明气流流量为零,被测者不作呼吸动作。这条水平线以上为传感器的正输出,相应于呼气过程;水平线以下为传感器负输出,相应于吸气过程。Ⅱ 段为深呼气,Ⅲ 段为正常呼吸波形,Ⅳ 段为深吸气。图7-17(b)是快速呼吸的记录曲线。

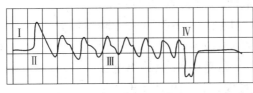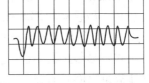

(a) 正常呼吸的记录曲线　　　　　　　(b) 快速呼吸的记录曲线

图 7-17　应变计式呼吸流量计的记录曲线

金属应变电阻丝特性比较稳定,加工方便,成本较低,但是灵敏度不高。为了克服这个不足,通常采用多个应变计串联的形式,使总灵敏度提高。随着电子技术发展,半导体应变片已经得到广泛应用,也可以采用半导体应变片作为应变式呼吸传感器的敏感元件。与金属应变电阻丝相比,高灵敏度是半导体应变片的显著优点。有关半导体应变片的内容可参阅本书第 5 章。

7.8　叶轮式和涡轮式呼吸传感器

叶轮式和涡轮式呼吸传感器都属于速度式流量传感器,它们都是利用转动部件(叶轮或涡轮)的转动速度与流体流速成正比的特性测量流量的。

7.8.1　叶轮式呼吸传感器

图 7-18 是叶轮式呼吸传感器的结构示意图。

设图 7-18 中箭头所表示的气流方向为呼气时的气流方向。气流经直导流架被导直后进入螺旋导流架。螺旋导流架是一块开缝的圆盘,气流经过后被迫以螺旋线形状围绕中心轴线旋转,并吹动叶轮转动。叶轮是传感器的一次变换器,它将气体的流速变换为叶轮的转速,在一定的测量范围内,气体流速与叶轮转速成正比。旋转强化器的作用在于缩小管径,加速气流的旋转。气流离开第二个螺旋导流架后,重新被直导流架导直。计数组件由发光二极管、遮断器圆板和晶体光电管三部分构成,它是传感器的二次变换器,将叶轮的转速变换为一定频率的交变电信号,实现非电量的电测。具体途径如下:遮

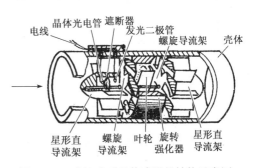

图 7-18　叶轮式呼吸传感器的结构示意图

断器圆板安装在叶轮的旋转轴上,随叶轮一起旋转。该圆板上有八个扇形叶片,当叶轮带动遮断器圆板旋转一周时,它就八次遮断由发光二极管照射到晶体光电管上的光线,使光电管线路输出八个电脉冲信号。显然,电脉冲信号的频率是与遮断器圆板的转速,也就是与叶轮转速成正比的,而叶轮转速又与呼吸气流的流速成正比。这样,就可以通过测定光电线路的电脉冲频率达到测定呼吸流量的目的。

叶轮旋转的方向取决于呼吸的呼气还是吸气,用光电线路检测叶轮旋转方向,就可以检测出气流的方向,从而判断呼吸的呼气或吸气过程。

叶轮的叶片是用特种塑料箔片制成的,既轻又薄,重约5 mg,因此灵敏度较高。传感器内部的死腔空间很小,小于70 mL。阻力损失也不大,流量为 60 L/min 时,阻力损失约 0.6 mbar。设计良好的叶轮式呼吸传感器,在一定的流量范围内,其输出电脉冲频率与气体流量之间具有良好的线性度,图 7-19 是叶轮式呼吸传感器输出特性校准曲线的示例。直角坐标系的横坐标代表气体流量,计量单位为 L/min;纵坐标代表传感器输出的电脉冲信号频率,单位为次/s。这是在单向稳定气流条件下进行标定得到的校准曲线。气体流量的上限值一般为 360 L/min(即6 L/s),可测流量峰值达 700 L/min。

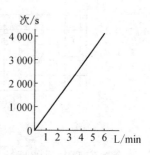

图 7-19　叶轮式呼吸传感器输出特性

传感器输出的脉冲频率信号经过专门的运算线路处理后输送给显示记录仪器,可以分别得到呼吸曲线和呼吸频率、潮气量、呼气流量及最大流量等参数。

由于叶轮的运动惯性及叶轮转轴与轴承间摩擦力矩等因素的存在,将会影响到传感器动态使用时的精度。例如,测定潮气量时,当潮气量较小、呼吸频率又较低时,测量值将略低于实际值,出现负偏差;而潮气量较大,呼吸频率也较高(大于 25 次/min)时,测量值将略高于实际值,出现正偏差。但是这种误差基本上可以通过电子线路予以补偿。见图 7-20,采取补偿措施后达到了较好的效果。图中"×"表示未经补偿的测试值,"·"则是补偿后的值。另外,呼气和吸气时,由于气流方向改变也会出现微小的误差,这种误差也可以通过电子线路予以修正。

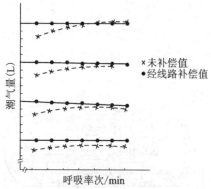

图 7-20　叶轮式呼吸传感器动态校验曲线

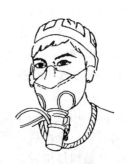

图 7-21　装配在特制的半式面罩上的叶轮式呼吸传感器

叶轮式呼吸传感器装配在一个特制的半式面罩中,使用起来比较方便(图 7-21)。如果在设计时把氧分压测量探头和温度测量探头组合在叶轮式呼吸传感器中,就可以实现多功能测量。测氧电极和测温用的热敏电阻通常安装在与叶轮位置相对应的壳体壁内,并与叶轮所在的气室相通,这样就可以同时测出呼吸、氧耗量和温度三方面的数据了。

7.8.2　涡轮式呼吸传感器

图 7-22 是涡轮式呼吸传感器的结构示意图。传感器可以分成两个主要部分:涡轮旋转

系统(包括导流架、轴承、涡轮等)和磁电变换器(包括永久磁铁和感应线圈等)。

涡轮式呼吸传感器的作用原理与叶轮式呼吸传感器有相似之处。涡轮旋转系统构成传感器的一次变换器。在气流作用下涡轮发生旋转。将气流的一部分动能转换成涡轮旋转的机械能,实现了气体流速到涡轮转速的变换。同叶轮式传感器一样,在一定的测量范围内,即气流的雷诺数在一定范围之内,涡轮的旋转速度与气流速度成正比。磁电变换器构成了传感器的二次变换器,实现机械能到电能的转换,将涡轮旋转的转速变换为可以电测的电信号。涡轮是用导磁性能较高的材料制作的,其他部分(壳体、导流架等)是用非导磁材料制作的。涡轮

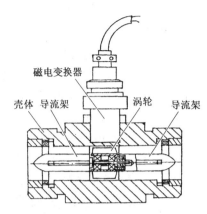

图 7-22　涡轮式呼吸传感器的结构

在气流作用下旋转时,涡轮叶片转过安在壳体上方的永久磁铁,周期性地改变了磁路磁阻,使通过感应线圈的磁通量随之发生周期性的变化,从而在线圈中感应出脉动电信号。因为涡轮转速与气体流量成正比,所以感应线圈中感应电势信号的脉动频率也与流量成正比。气体流量 Q、感应电势信号频率 f 之间的关系可表达为:

$$Q = \frac{f}{\xi} \tag{7-16}$$

式中,ξ 为传感器的仪表常数,在一定的流量范围内 ξ 是个常值。

感应电势信号一般都比较微弱,传输过程中易受外界干扰。所以本着信号"就近处理"的原则,可采用一个简单的前置放大线路(图 7-23)将磁电变换器感应线圈的电势信号加以放大,然后再输送给相应的显示或记录仪器。感应电势信号一般为毫伏级(有效值),经过前置放大器放大后可达伏级。前置放大器的体积很小,可以与磁电变换器组装在同一个壳体内。

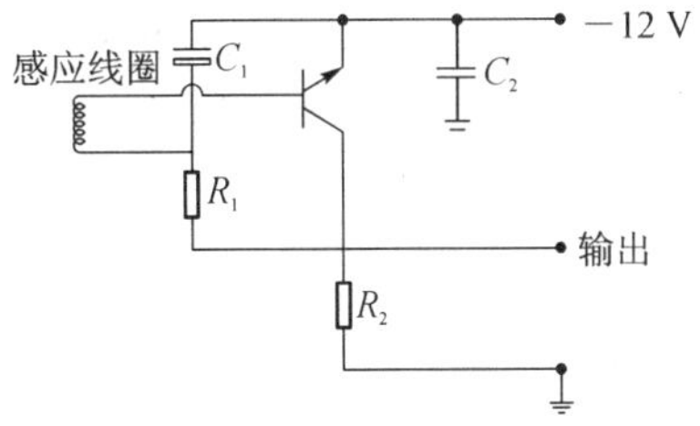

图 7-23　前置放大器的原理图

与上述叶轮式传感器相比较,它们的一次变换原理是相同的,但是二次变换原理不一样。叶轮式传感器采用光电调制原理,通过光电效应把叶轮的机械转动变换成电信号输出。涡轮传感器则采用磁电调制原理,通过磁电效应把涡轮的转动变换成电信号。光电调制法对叶轮的转动不产生阻尼效应,但结构比较复杂,并需要为光电元件和线路配备专门电源。磁电调制法结构相对简单些,磁电变换部分不需电源,但因为磁路系统的存在,对涡轮转动有一定阻尼作用。

二次变换的方式,除了光电、磁电原理外,还有其他一些方法,如霍尔效应法、放射性同位素检测法等。因为这些方法使用不很普遍,这里就不予阐述了。

7.8.3　便携式叶轮呼吸计

图 7-24 也是一种利用叶轮为换能元件的呼吸计。它是由壳体、导流管、叶轮、减速齿轮系及指示表等部件组成的。壳体分成前后两部分,即两个小室,第一室内装有叶

轮及其转轴,当气体经导流管进入该室时,将以切线方向吹动叶轮旋转。气体的出口是壳体边沿上的一系列排气孔,这些排气孔的另一作用是方便清洗和消毒,当把呼吸计浸入清洁消毒液时,液体可以从排气孔进入。叶轮的转轴穿过两室之间的隔板进入壳体的第二室,带动减速齿轮系运转。经减速后,齿轮系驱动指示表的指针转动。指针的转角表示了叶轮的旋转数,显然叶轮旋转的速度与气体流量直接相关。设计良好的叶轮呼吸计可以用来测定用力呼气的一秒钟肺活量,即最大限度深吸气后用力呼气时第一秒钟的通气量,通常用 FEV_1 代表。该项指标是衡量肺功能的比较有价值的参数。当然,这种便携式叶轮呼吸计的测量精度不如标准肺量计一类的仪器,但对于一般精度要求不很高的测量来说,是可以满足的。它还具有一些明显的优点:体积小、便于携带;不需要附加能源和设备;读数直观,使用方便;成本低。因此,很适合于临床或家庭使用,可以作为患者自我检查的工具,如哮喘病、慢性支气管炎等患者可用它来观察药物疗效。

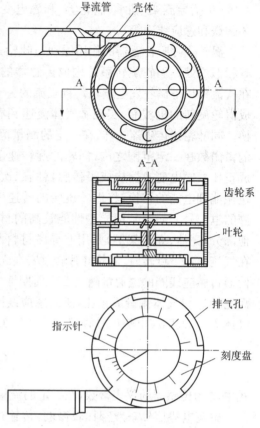

图 7-24　便携式叶轮呼吸计结构示意图

7.9　压差式呼吸传感器

　　压差式呼吸传感器也是一种速度式流量传感器,它是利用在一定形状的流通管路中气流的压力降落与流速的依从关系测定流量的。压差式呼吸传感器包括两个主要组成部分:流量变换器和压差变换器。流量变换器的功能是实现气体流速(间接地体现气体流量)与压差的一次变换,根据流经该变换器的气流速度大小不同、在变换器两端敏感出相应的压力差,即压差信号。压差变换器的功能是完成二次变换,将与流量成一定比例关系的压差信号转换成一定的电信号,然后输入二次仪表处理和显示,实现非电量的测量。

7.9.1　层流元件式流量变换器

　　利用压差来敏感流体流量的变换器种类很多,如孔板式流量变换器,文丘利管式流量变换器等。但是这些变换器中流量与压差的关系是非线性的,变换器两端的压力差与流量的平方成正比,这样对于测量数据的处理很不方便。这里介绍一种由层流元件构成的流量变换器,它的主要特点是压力差与流量呈线性关系。

　　层流元件式流量变换器的结构见图 7-25(a)、(b)。实现流量与压差变换的关键部分是安装在变换器壳体内的层流元件,它们是由一簇三角形的通道构成的,其放大图如 7-25(c) 所示。

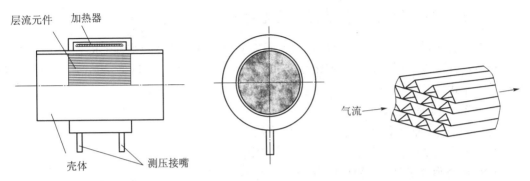

层流元件　加热器

气流

壳体　　　测压接嘴

(a) 层流元件式流量变换器结构示意图　(b) 层流元件在变换器中的排列　(c) 层流元件的放大图

图 7-25　层流元件式流量变换器

三角形通道的截面积很小,流经通道的气流保持为层流的形式。根据层流理论的有关定律,此时层流元件两端造成的气流的压力降落,即压力差是与气流的流速成正比的。因为流通截面积一定,所以该压力差值也就与气流的流量成正比,这就是层流元件式流量变换器的工作原理。因为层流元件中每个三角形通道的截面积很小,仅一平方毫米左右,所以也有人把这种变换器称为毛细管式流量变换器(或传感器)。

对于一定口径的变换器来说,如果气体流量超过了一定范围,通过层流元件的气流速度加大,从而使气流的雷诺数超过了一定的临界值,这时三角形通道内气流流动的形式不再维持层流,这样就会破坏流量与压差间的良好线性关系。为了保持流量与压差的良好线性关系,应根据流量大小不同,设计不同口径的变换器。(雷诺数可用下式表示: $R_e = \rho v I / \mu$。其中, ρ 为远前方气流密度; μ 为远前方气流黏性系数; v 为气流速度; I 为物体有代表意义的尺寸。)

表 7-3 列出 Fleisch 型流量变换器系列规格,可与呼吸测量仪配套。此系列产品压差值保持的线性范围为 8 mmH$_2$O,工作范围为 (6 ± 2)mmH$_2$O。

表 7-3　Fleisch 型流量变换器产品系列规格

系列号	4/0	3/0	2/0	1/0	1	2	3	4
量程(L/min)	0.9	2.4	6	18	60	120	300	600
口径(mm)	7	7	7	11	19	30	45	60

环境温度的变化对层流元件式流量变换器的测量精度是有一定影响的。尤其是体内呼出的气体含湿量很大,其温度又接近于体温,一般都要高于环境温度,湿热气体遇冷后易出现结露现象,只要环境温度低于呼出气流的露点温度时就会有水滴析出,这样不仅影响测量精度,严重时水滴还可能堵塞层流元件的毛细管,致使变换器失效。为了避免这种情况的发生,通常在变换器设计中附设了一个恒温器。恒温器做成环状形式在变换器的气体流通管路外壁,用电热丝作为加温元件,并由热敏电阻测量元件和开关元件等组成温度自动调节器,控制管内温度为 37℃ 左右,温度波动范围不超过

±3℃。这样,就可以使被测呼吸气流的温度保持在露点温度之上而不出现结露现象,保证变换器正常工作。

7.9.2 电容式和差动变压器式压差变换器

用于压差测量的换能原理不少,根据不同换能原理制作的压差变换器的种类也较多,这里只介绍两种可以与层流元件式流量变换器配套使用的压差变换器:电容式压差变换器和差动变压器式压差变换器。

1. 电容式压差变换器

图 7-26 是这种类型变换器的原理示意图。

电容式压差变换器有两个压力腔Ⅰ和Ⅱ,中间用一个高灵敏度的膜片分隔,互相保持气密。电容器 C_1 和 C_2 串联连接,电容极片 1 和 2 对称地固定安装在膜片两侧,与膜片保持相等的距离。电容极片 3 固定在膜片中央,它可以随着膜片左右移动,构成了一个可动极片。流量变换器层流元件两侧的压力 P_1 和 P_2 分别通过细软的塑料管路接到压力腔Ⅰ和Ⅱ中。

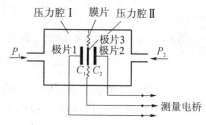

图 7-26 电容式压差变换器

当呼吸流量为零时,$P_1 = P_2$,膜片处于平衡位置,电容极片 3 恰好位于电容极片 1 和 2 的正中,电容 $C_1 = C_2$。这时以电容器 C_1 和 C_2 为测量臂的交流电桥处于平衡状态,输出为零。呼吸时,气流经过流量变换器的层流元件,在其两端产生一个交变的压力差,膜片敏感压差而发生偏移。吸气时,气流方向自右向左流过层流元件,此时 $P_1 < P_2$,膜片在压差作用下带动电容极片 3 向左移动。对于平板式电容器来说,电容量大小与极板面积成正比而与极板之间的距离成反比。所以当极片 3 左移时,电容 $C_1 > C_2$,于是测量电桥失去平衡并输出相应的电信号。相反在呼气过程中,气流方向自左向右,此时 $P_1 > P_2$,膜片向右移动,电容 $C_1 < C_2$,电桥的输出信号极性反向。因为压差与气体流量成正比,只要膜片的位移量、电容器电容和测量电桥等参数设计得当,就可以在电容式压差变换器输出端获得与流量成正比的电信号。电信号的极性表示了呼吸气流的方向,据此可以判断呼吸的呼气或吸气过程。

2. 差动变压器式压差变换器

图 7-27 是这种类型变换器的原理示意图。

差动变压器式压差变换器的工作原理与电容式压差变换器有相同之处,感受压差变量的敏感元件同样是一个膜片,所不同的是,非电量(压差)-电量的变换方式不一样。图 7-27 中,件 1 是个固定安装的差动变压器线包,变压器铁芯件 2 由压差敏感膜片件 3 带动。当呼吸气流通过流量变换器的层流元件时,膜片在层流元件两端的压差作用下产生位移,并带动铁芯在线圈内移动。

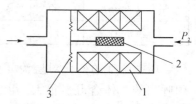

图 7-27 差动变压器式压差变换器

由于铁芯的位移,在差动变压器的次级绕组内产生一个不平衡电势信号。只要设计恰当,可以使不平衡电势信号的大小与流量成正比,它的极性将随呼气或吸气过程而变化。

以上介绍了压差式呼吸传感器的两个基本组成部分。传感器再加上二次仪表就构成了一台完整的呼吸测量仪,其方框图见图7-28。

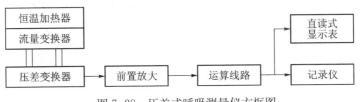

图 7-28　压差式呼吸测量仪方框图

传感器的输出电信号经前置放大器放大后送给运算线路进行处理。运算线路包括越过零检测器、流量换算线路(将传感器的输出信号还原为相应的呼吸气流流量模拟值)及一系列积分运算线路。运算处理后可以得到各有关的呼吸参数数据,一般包括呼吸频率、吸气和呼气的瞬时流量、吸气累积量、每分钟通气量、潮气量、呼吸时间比等。通过选择开关,可以在直读式显示表上分别读出以上这些数据,也可以在记录仪器上描记呼吸曲线。

7.9.3　阻挡块式压差呼吸传感器

这是一种新型的压差式呼吸传感器,原理上也是一种节流式压差气体流量传感器,具有灵敏度高、尺寸小、重量轻、结构简单等特点。图7-29是它的结构示意图。

传感器由壳体、阻挡块、压差测头等组成。壳体是其他元件的安装基础,也是气体的流通管路。阻挡块和压差测头安装在壳体中段同一截面的上下相对的位置上。阻挡块是能够上下移动的,其位移量可以根据需要进行调整。压差测头具有两个测压孔,分别测取气流上、下游端的压力。压力通过软管传送给压差计或压差传感器。气流经过阻挡块和压差测头所在的截

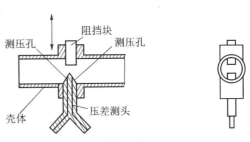

图 7-29　阻挡块式压差呼吸传感器

面时,由于这两个元件的节流作用,流速加大,并且在它们的两端形成一定的压力差,上游端的压力大于下游端的压力。压差的大小与气体流速也即与流量有关,具有一定的单值函数关系。调整阻挡块的上下位置,阻挡块与压差测头的相对位置变化了,改变了气流速度在横截面上的分布,使侧压孔附近区域的压力分布发生变化。所以改变阻挡块的位移量,可以获得传感器不同的灵敏度。从理论上说,压差与流量之间的关系是非线性的,近似于抛物线。线性输出特性,可以经过线性化放大线路进行线性化和放大处理。气流管路的形状一般是圆柱形的。为了进一步减小阻力损失,气流管路测量段的前后部位可以呈现发散状,例如,做成文丘利管形式,这样测量管路收缩部位的相当一部分运动能量可以以压力形式得到回收,减少了阻力损失。

图 7-30 给出了阻挡块与压差测头的不同结构形式。图 7-30(a)～(d)是阻挡块结构。它们的下端可以装有附加片,做成一定形状的刀片状,刀片边缘具有一定的角度,其中图7-30(c)所示的结构,其下端附加片是用薄钢片制作的,呈Ⅱ字型,安装时以其两侧包围着压差测头。阻挡块的本体是用刚性棒料制作的,棒料的截面可以是圆形,也可以是正多边形。阻挡块安装时,其下端刀片的宽度方向应与壳体内管的轴线正交。图7-30(e)～(g)是压差测头的结构。测头的上端也都做成一定形状和一定角度的刀片。如图7-30(f)所示,上端采

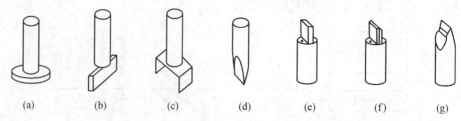

图 7-30　阻挡块与压差测头的不同结构形式

用薄钢片材料制成,插在测头本体的两个测压小孔的中央。如图 7-30(g)所示,上端刀刃两侧有两条平行的缝隙,测压小孔的入口则隐藏在缝隙内,这样可以避免测压孔被黏液一类的污染物所堵塞。压差测头安装时,应保持两个测压小孔的连线与壳体内管道轴线平行。其刃片的宽度方向应与阻挡块的刃片宽度方向一致。阻挡块刃片的宽度尺寸至少应与压差测头的刃片宽度相等。

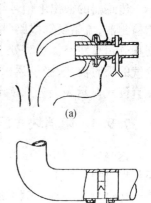

图 7-31　传感器安装形式

用于呼吸测量时,为了减少无效空间,可以将传感器直接插入一个特制的呼吸口承之中,如图 7-31(a)所示。使用时呼吸口承置于被测者口中,这样既便于使用,也便于消毒。

因为呼吸气体是热而潮湿的,为了防止气体冷却后在压差测头或阻挡块上凝结水珠,可以在传感器壳体外采用加热措施,如采用电阻丝加热,并配备适当的控温线路,使温度维持在 37℃ ±3℃。

如果在生物医学试验中,需要用该传感器测定气体流量,则可采用图 7-31(b)所示结构,将传感器壳体组装于被测管路之中。

7.10　热式呼吸传感器

热式呼吸传感器也是一种速度型气体流量传感器:它是依据热量传导与气体流量相关的原理设计的。气流经过热式流量传感器内的热源时将会带走一部分热量,流量越大,交换的热量也越大。由于气流所造成的热量的变化量可用下式表达:

$$\Delta Q = Aq + Bq^2 + \cdots \tag{7-17}$$

式中　ΔQ——气体流动造成的热量变化量;

A 和 B——热量变化系数;

q——气体比热与气体质量流量的乘积,即 q=气体比热×质量流量。

对于一般气体来说,在相当大的压力和温度范围内(压力与大气压相比不太高;温度与室温相比不太低),其比热与压力和温度无关,可以在此范围内把气体比热当作常数。因此,由式(7-30)可知,热式流量传感器的热量变化量仅是气体质量流量的函数,也就是说,它是一种质量流量传感器。

但是,对于呼吸测量来说,一般都是测定体积流量,所以实际使用的热式呼吸传感器仍采用体积流量的量纲来标定其输出特性。如果实际使用时的温度和压力与标定时的温度和压力相差较多时,为保证测量精度以获得准确的体积流量,应该对测量值作压力和温度修正。但通常情况下,呼吸测量都是在常温常压条件下进行的,可以不做修正。

7.10.1　热管式呼吸流量传感器

热管式呼吸流量传感器的结构示意图见图 7-32(a)。

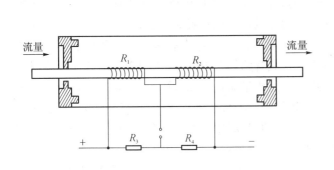
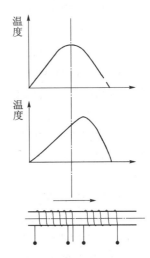

(a) 传感器的结构方案1　　　　(b) 方案1中气流管路上温度的分布图形

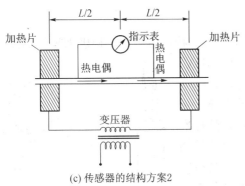
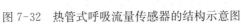
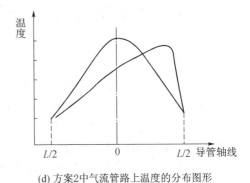

(c) 传感器的结构方案2　　　　(d) 方案2中气流管路上温度的分布图形

图 7-32　热管式呼吸流量传感器的结构示意图

气流通路是一个薄壁的金属直管,它被安装在圆柱形的绝热室之中,以防止热量向外界散失。在气流管路的外壁上,以管子中点为中心,左右对称地、均匀地缠绕着两根相同的热电阻丝,即 R_1 和 R_2。热电阻丝采用高电阻温度系数的材料制成。非工作状态时,它们的电阻值相等,即 $R_1 = R_2$。这两根电阻丝被组装在一个测量电桥中,构成了电桥的两个测量臂。电桥的另外两臂 R_3 和 R_4 均为固定电阻,采用低电阻温度系数的材料制成,其阻值可认为与温度变化无关,且 $R_3 = R_4$。测量电桥通电后,电热丝 R_1 和 R_2 在电流作用下被加热到一定温度,它们的电阻值也随温度升高而增大。因为热电阻丝是缠绕在气流管路外壁的,所以随着热电阻丝温度上升的同时,气流管路也被均匀地加热。当气流管路中没有气体流动时,沿管路中心轴向的热分布是对称的，R_1和R_2处的温度相等，其电阻值也相等，所以测量电桥处于平衡状态，输出信号为零。图 7-32(b)上图即为流量为零时气流管路上温度的分布图形。但是，当管路中有气体流动时，由于气流的热交换作用破坏了管路轴向热分布的对称性，使管路下游段的温度略高于上游段的温度，见图 7-32(b)下图。温度分布的变化引起了电阻R_1和R_2的变化，R_1减小而R_2增加，使电桥失去平衡。电桥输出信号的大小与管路内流过的气体所带走的热量成正比，而这部分热量又正比于气体的质量流量。由以上分析可知，当有气流流通时，热管式气体流量传感器输出的电信号与气体质量流量成正比。又因为气流管路上的热电阻丝R_1和R_2是对称分布的，所以当气体的流向改变时，管路上温度分布图形的峰值将向左移动，使R_1值增大而R_2值减小，传感器输出信号的极性也将随之反向。这样，就可以在测定呼吸流量时区别出呼吸气流的方向，从而判断呼吸的呼气或吸气过程。配备适当的二次仪表和记录仪，就可以得到有关的呼吸参数和呼吸曲线了。

图 7-32(c)是又一种热管式气体流量传感器示意图。它的基本工作原理与上面一种传感器相同，所不同的是它采用两个加热片使气流管路均匀加热，采用两个热电偶作为测温元件来测量管路温度的分布变化，从而敏感气体的质量流量。在这里，加热和感温是由两个独立的元件分别执行的，从这一意义上分类，我们把这类传感器称为旁热式流量传感器。而上面一种传感器则利用热电阻丝作为加热元件，同时又利用它的热电阻效应感受温度变量，当作测温元件，加热和感温采用同一元件，所以可称为自热式流量传感器。

图 7-32(d)是该传感器管路内沿轴线方向的温度分布图线。流量为零时，以管子中点为中心，两边的温度分布是对称的。有流量时，改变了管内的传热条件，使管内下游段的温度高于上游段，温度分布曲线不再维持对称，其峰值向下游段偏移。

7.10.2　热丝式呼吸流量传感器

图 7-33 是一种热丝式气体流量传感器探头的结构示意图。一根极细极短的热电丝装在叉式探针的前端。热丝一般用镀铂钨丝材料制成，直径为微米级，长约 5～6 mm。热电丝被连接在一个测量桥路中，作为电桥的测量桥臂，其阻值设为R_1，见图 7-33(b)。桥路的另外三个桥臂均采用固定的标准电阻，其中$R_2 = R_4$。使用时，传感器探头插入气流管路中。静态即没有气流通过时，热电阻丝阻值R_1与桥臂电阻R_2相等，这时电桥平衡，无信号输出。当有气流通过时，在气流作用下热电丝的温度降低，其电阻值R_1减小，引起测量电桥不平衡，产生相应的输出信号。热电

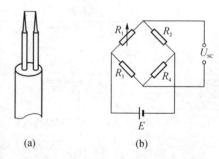

图 7-33　热丝式气体流量传感器探头

丝温度的变化量取决于气流所带走的热量，直接与气体的质量流量有关，而热电丝的阻值又与其温度成正比，所以测量电桥的输出信号值与气体的流量之间存在着确定的对应关系，只要测出电桥输出量，就可以得出气体流量了。在这种形式的传感器中，因为热丝探头兼顾了加热和测量两个功能，所以它是一种自热式的热式流量传感器。热丝式流量传感器结构简单，使用比较方便。但是从以上结构可知，它不能敏感气流的方向，因此用作呼吸测量时，只能测定呼吸的呼气或吸气单过程的气体流量。

7.10.3 热线式呼吸流量传感器

为了判断呼吸气流的方向,克服上述热丝式传感器的不足,可以采用图7-34(a)所示方案,该方案较好地解决了识别呼气和吸气气流方向的难点。气体流通管路的中间位置上放置了一个铂丝线框,作为自身加热的恒温式流量敏感元件,用来感受气体流量的大小。在气流的上、下游段,即铂丝线框的两侧对称地布放了两个钨丝线框,它们分别构成了一个测量电桥的两个相邻的测量臂,用以识别气流的方向。铂丝的线径约为 26 μm,钨丝的线径约为 5 μm。铂丝和钨丝分别以十字形式固定在印刷线路板制作的圆形框架上。

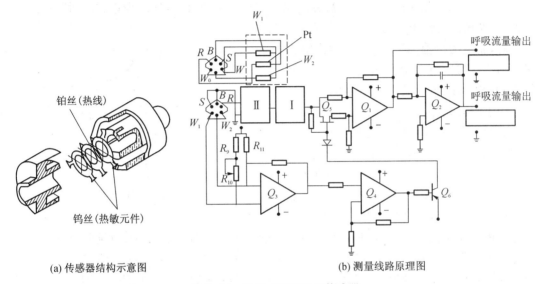

(a) 传感器结构示意图   (b) 测量线路原理图

图 7-34 热线式呼吸流量传感器

图7-34(b)是热线式呼吸气体流量传感器的测量线路原理图。图7-34(b)中方框 I 为线性化放大器,方框 II 为热线(铂丝)桥式线路。外部接线图,表示铂丝和钨丝的接线方式,通过转接插头,可以将它们接入测量线路。铂丝(图中用 Pt 表示)接入专门的桥式线路,即图示方框 II,工作时铂丝的温度将恒定为400℃。流量变化时,桥式线路将自动地调节加之于铂丝两端的电压,使铂丝温度恒定。该线路的输出值与气体流量大小成一定的函数关系,经过图中方框 I 所示的线性化放大器处理后,将得到与流量成线性的电压输出信号。此信号输入运算放大器 Q_1。两个钨丝电阻(图中用 W_1 和 W_2 表示)与电阻(R_9+R_{10})、R_{11} 构成一个测量电桥,W_1 和 W_2 是它的两个测量臂。R_{10} 为调节电阻,可以用它调节初始状态(即流量为零)时的电桥平衡输出。因为 W_1 和 W_2 分别位于铂丝线框的上、下游端,所以可用它们检测上、下游气流的温差。显然,流量为零时,传感器管路内的热量分布是以铂丝线框为中心,上、下游对称分布的,此时两边的温差为零,钨丝测量电桥处于平衡状态,输出也为零;当有气流通过时,热量分布的对称性被破坏,电桥也就失去平衡。试验表明,气流对于热量分布情况的影响主要体现在铂丝线框的下游段,而基本上不影响其上游段。若呼气时,W_1 位于气流上游,W_2 位于气流下游,则 W_2 处的温度将高于 W_1 处的温度,于是钨丝阻值 $W_2>W_1$,测量电桥将输出正信号。吸气时,情形正好与呼气相反,$W_1>W_2$,电桥输出负信号。钨丝桥路的输出信号经 Q_3、Q_4 放大、整形后驱动由 Q_5 和 Q_6 组成的场效应管开关线路,控制运算

放大器 Q_1 的工作状态,使吸气时, Q_1 起到了反相放大器的作用;而呼气时, Q_1 起到了同相放大器的作用。这样就可以在呼吸过程中使线性化放大器的输出信号经 Q_1 放大后获得不同的极性,从而区别出呼气和吸气两个方向的气流流量。

Q_1 的输出分成两路。一路直接给出呼吸流量信号,另一路输入由运算放大器 Q_2 组成积分电路,对流量信号进行积分,得出呼吸量。配合相应的二次仪表,可以分别显示潮气量、一定时间间隔的累积呼吸量、呼吸次数等等。若预先置定某一时间间隔的累积呼吸量及呼吸次数的上、下限,则仪器可以实现越限报警。例如,停止呼吸超过 15 秒时,仪器就可以给出警告信号,通知医护人员检查。

图 7-35 为钨丝桥路提供的气流方向识别信号。由图可知,气流为正方向时,其流量为正值,钨丝桥路的输出恒为正信号。气流为负方向时,流量为负值,钨丝桥路的输出恒为负值。这样就可以有效地利用它们的正负极性控制 Q_1 ,达到识别气流方向的目的。

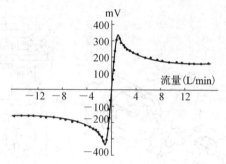

图 7-35　钨丝桥路提供的气流方向识别信号

由于测温元件有一定的时间常数,热丝与钨丝之间也有一定距离,会使呼气和吸气切换时出现某些滞后。但是测温钨丝的直径仅 $5~\mu m$,且直接放置在被测气流之中,热丝与钨丝的间距也很小,经适当调整后,实测的滞后时间仅 1 ms,不影响使用。与上述热管式呼吸流量传感器相比,这是一个明显的优点。热管式传感器因测温线圈在气流管路外壁,时间常数不可能很小,必然影响测量精度。至于呼吸产生的温、湿度对热线式传感器的影响,采取适当措施后可以有效地得以补偿。传感器死腔容积约 10.7 mL,流阻也不大。传感器输出稳定,适于长时间连续使用。

第8章
心血管系统参数的测量

8.1 心血管系统参数的测量概述

血液循环是维持机体新陈代谢所必不可少的运输系统。由心脏和各种血管组成了血液循环的完整回路,所以血液循环系统又称作心血管系统。心脏处于血液循环系统的中心位置,是整个系统的动力源,它类似于一个水泵或唧筒,能够自动地、有节律地产生兴奋和收缩,推动血液的循环流动。

血液循环分为体循环和肺循环两大部分,如图 8-1 所示。体循环的血液从左心室经各种血管最后回到右心房。当心室收缩时,主动脉瓣开放,三尖瓣关闭。此时血液从左心室射出,动脉开始分枝,从主动脉分枝成大动脉,再从大动脉分枝成小动脉直到微动脉、微血管,然后再分枝成近四十亿根毛细血管分散到身体各部分。而后又通过静脉毛细管逐渐汇合到小静脉、腔静脉。当心脏舒张时,腔静脉的血液经过右心房冲开三尖瓣回到右心室。肺循环部分,当心脏收缩时,右心室的血液冲开肺动脉瓣进入肺动脉,通过肺部毛细血管进行气体交换后汇集到肺静脉。当心脏舒张时,二尖瓣开放,血液经左心房流入左心室。血液按照上述循环回路不断地流动。

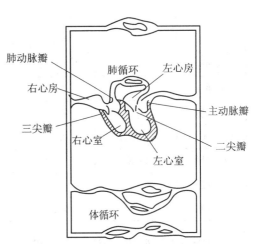

图 8-1   人体血液循环系统示意图

每根毛细血管的横截面积非常小,约为 5×10^{-7} cm^2。由于动脉和毛细血管的总横截面积相差十分悬殊,自主动脉到微循环,其面积增加约近 500 倍。微循环系统的特性要求平均血流量保持不变。由于血流量等于血液的平均线速度和横截面积的乘积,所以在毛细血管床的血流线速度必然相应地减小。毛细血管中血流的平均速度是 $0.05 \sim 0.15$ cm/s 左右,相应血流量为 5×10^{-8} cm^3/s。图 8-2 为心血管系统中的平均血流速度、总横截面积、血液容积的百分率分布图。表 8-1 列出心血管系统的一些典型数值。

血液在循环中把氧、营养物质和水及无机物等供应全身组织,以供新陈代谢的需要;而把机体的代谢物通过血液排泄到体外。机体各组织、细胞之间代谢产物的互相交换也是依靠血液流动传递。可见,血液流动对于机体生命是十分重要的。所以血流量的测量对了解机体各部分功能来说是十分重要的。

215

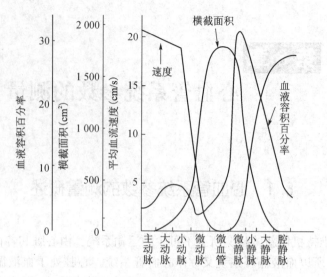

图 8-2 心血管系统在备区段内的平均血流速度、血管
横截面积和血液容积百分率分布图

表 8-1 心血管系统参数的典型数据

脉 管	以千计	直径(mm)	长度(mm)	平均速度(cm/s)	压力(mmHg)
主动脉	—	10.50	400	40.0	100
中动脉	1.8	0.60	10	＜10	40
小动脉	40 000	0.02	2	0.5	40～25
毛细血管	＞百万	0.008	1	＜0.1	25～12
小静脉	80 000	0.03	2	＜0.3	18～8
中静脉	1.8	1.50	100	1.0	＜8
腔静脉	—	12.50	400	20.0	3～2

血管是血液循环系统运输回路的通道,单位时间内血管中流通的血量为血流量。血流量的大小,首先决定于心脏输出量的大小,同时也决定于血管对血流的阻力。血液正常的流通量标志着心血管系统的正常功能,心脏和血管的病变都会影响血流正常运行,因此血流的测定对于检查心血管功能、诊断血管疾病等都有实际价值。

除了临床诊断需要外,在一些外科手术特别是需要施行体外循环的心脏手术中,以及人在剧烈运动或处于某些环境因素影响下(如高温、重力……)时,心血管系统负荷明显加大。为了研究心血管系统的调节反应,血流量测量就更重要。

在循环系统中,任一处的血流量是单位时间内通过该截面的血量,通常用 mL/min 或 L/min 来度量。在肺动脉和主动脉中的血流量为最高,因为它是刚离开心脏处,所以把此血流量称为心输出量,它是心脏功能状态的一个重要指标。静息状态下,正常人在 3.5～5 L/min 之间;另一方面,在毛细血管内血流速度很慢,要得到 1 mL 的血流量,如果只从一根毛细血表管通过,就得花六个小时,所以在显微镜下可以看单个细胞的移动。心输出量被每分钟心搏数除,得到每次心搏的血液输出量,即为每搏输出量;若已知循环血流总量,它被心输出量除,就得到平均循环时间;而一根血管的血流量被血管横截面积除,称为该测量点的平均速度。

在动脉中,血流是脉动性的。在某些血管中于心周期的某一时刻会出现倒流。血管壁的弹性可以起平滑血流和减少血压脉动性的作用。

血流量与血管中的流阻和血压有关。毛细管床的流阻可在一较宽的范围内变化。例如,在低温或某些药物的影响下,毛细血管收缩,导致流阻增加,血流量减少;其他因素如加热、刺激或局部炎症,可以引起毛细血管扩张,则导致局部的血流量增加。由于流阻在很宽范围内变化,所以仅有血压指标是不能充分估计血流循环系统的状态的。

通过血管的血流速度在血管横截面上各点不是恒定值,而是离开管壁表面的函数。由于血液的黏滞性,所以存在内部摩擦力。血管中心具有最大的速度,而在管壁上的速度接近于零。大多数血流计是测量平均速度,而不是瞬时速度。如果局部血流速度超过某一限度(如血管狭窄情况),可以出现小漩涡。这样就把层流形式改变成涡流模式,流速就更难以确定。

临床上很少在血管内进行血流直接的定量测量,因为目前直接测量的有效方法是要求暴露血管。所以,一般采用非侵入性的方法测量血管或身体局部血流的存在情况。每搏输出量、心输出量、循环血液总容量及平均循环时间在临床上都是常规参数,常需进行测量。

除了动脉状况影响血流量之外,血液凝块所造成血管的栓塞更影响心血管的功能。例如,血凝块造成的静脉栓塞,更有甚者血凝块可以通过右心房、右心室进入肺动脉,使血液不能进入肺泡或造成冠状动脉、脑血管循环的栓塞。所以,栓塞的检测在临床上也具有很重要的意义。

单位时间内血液在血管中流过的距离,称为血流速度,通常以 cm/s 表示。血流速度在血管横截面的各处并不是常数;在血管中心处速度最大,在血管壁处速度减小至零。流过血管某一截面的血流量被该截面积除,即得到该处的血流平均速度。通常血流计所测量的是平均速度,而不是瞬时速度。

血流量大小,首先取决于心输出量大小,同时也取决于被测血管的直径和血流速度,血流速度的测量范围一般为 0～1 cm/s;血流量测量的频率范围一般为 0～20 Hz,在血流动力学研究中,频率范围往往取 0～30 Hz 或更宽。

8.1.1 血管中的血流

血管中的血流速度或平均速度,可以用血管的大小粗略估计,因为这个大小反映了血管对血流速度的适应性。在动脉系统中,血流速度与动脉直径的关系见图 8-3。血管的流量(mL/min)大约与血管直径的三次方成正比,而平均流速(cm/s)则与血管直径成正比。直

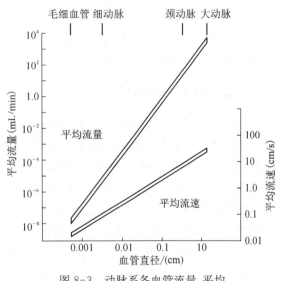

图 8-3　动脉系各血管流量、平均
流速与血管直径的关系

径 2 cm 大动脉管中的血流量是直径 6 μm 毛细管血流量的 10^9 倍,前者流量达到 200 mL/min。迄今还没有任何仪器可以对整个血液系统的流量进行测量,一般针对不同流量或流速范围设计出不同的测量仪器。

在血管中,或任何导管中的流体,在某一断面的速度不会是恒定的,而存在一个流速分布。假如导管是一个长的直管,具有圆形的断面,且假设液体是稳定的和具有层次的,则可建立一个如图 8-4 所示的抛物形速度分布。其中 $U(r)$ 为对应于距离管中心为 r 的流体的速度:

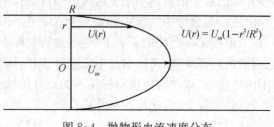

图 8-4 抛物形血流速度分布

$$U(r) = U_m(1 - r^2/R^2) \tag{8-1}$$

式中　R——管内半径;

　　U_m——最大速度。

于是该断面的流量为:

$$Q = \int_0^R U(r) \times 2\pi r \mathrm{d}r = \frac{1}{2}\pi R^2 U_m \tag{8-2}$$

将上式流量 Q 除以断面面积 πR^2,可得 $U_m/2$,即当速度分布呈抛物状时,平均流量为最大流速的一半。

但在实际血管中,血流速度并非稳定,而是呈脉动状,其速度分布并非严格呈抛物状。在大动脉中,会突然出现高的流速,因此造成涡流,严格的速度动态分布较难确定。图 8-5 是在一个心动周期内大动脉管中的血流速度分布情况。其中速度反向的成分随时可以看到。在小动脉中对

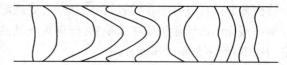

图 8-5　一个心动周期内大动脉管中的血流速度分布图

流体方向的确定,需要通过瞬态速度的测量来决定,回流一般出现在心动收缩期末端。然而对于动脉瓣缺陷的病人,回流则是固有的。

8.1.2　组织中的血流

组织中的血流在不同的组织中和不同的生理状态下是不相同的。图 8-6 是人体不同器官组织中血流的正常范围。组织中的血流量通常是用单位质量的组织中的流量来表示的。如果对某一范围内的组织均匀地灌注,则组织中的血流量等于该范围灌注的总量除以该组织的总重量。

如果血流在组织中非均匀分布,则以平均血流量用以作为对该范围内血液循环状态的评估。例如,流过某一段肢体组织的平均血流,可以作为对外周循环功能评价的指征。

在动脉中,血流是脉动性的。在某些血管中,于心周期的某一时刻会出现倒流。血管壁的弹性可以起平滑血流和减少血压脉动性的作用。

工业上使用的透平式和转子式流量计,由于需要切断血管,并易造成血栓,所以不适用于血流的测量。目前临床上和研究中血流测量有下述几种方法。

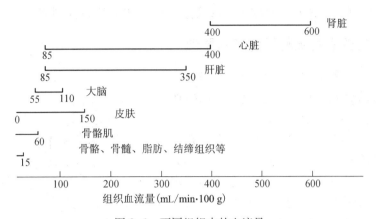

图 8-6 不同组织中的血流量

(标在各组织的数据表示从静态到最大舒张时血流量的变化范围)

测量血流量的方法很多,主要有电磁法、超声多普勒法、压力梯度法、热传导法、容积法、费克氏法和核磁共振法等。前四种方法可以测量单个血管特定部位的瞬时血流量,记录连续的血流波形;因而在临床和生理研究中,多用作血流动力学检查。稀释法和容积法一般只用于测量平均血流量,其中稀释法多用于常规心输出量检查,而容积法常用于测量局部肢体的平均血流量。

上述一些测量方法中,超声波多普勒法、核磁共振法是后来发展的新技术,测量时对人体没有损伤,能对浅表血管和较深部位血管做有效的测量,精度也较高。随着电子技术的进展,这两种方法比较有发展前途,越来越受到人们的重视。因此逐年来发展迅速,应用日益广泛,已受到普遍重视。容积法也是一种无创伤性血流测量法,它在心输出量的连续监护和肢体血流量的动态检查中用得较多。

电磁法血流测量是 20 世纪 50 年代发展起来的一种测量方法,虽然这也是一种有损伤的方法,但不需要切断待测血管,测量精度比较高,所以在临床和科研工作中得到了广泛应用。

另外,在医学中还有几种间接测量血流量的方法,如费克氏法、稀释法和容积法。这些方法曾在心血管研究中起过较大作用,目前也仍有使用。费克氏法和稀释法也属于有损测量,但可以不进行外科手术,不需进行影响人体正常生理功能的操作。容积法是一种无损测量法。这三种方法因为是通过间接测量和推算的方法测定血流的,所以测量精度都不太高。

8.2 电磁法血流测量

电磁法血流测量是常用的测量方法之一,自 20 世纪 30 年代首次使用以来,做了大量的研究工作,进展较快。利用电磁法能够连续地测量血管内血液的瞬时流速或平均流速,也能够用来测量人工心肺机、人工肾等工作时的血液流速。在知道血管内径的条件下,可以很容易地换算出流量,在测量人体较大血管的血流量时,测量精度可达±5%。但是电磁血流测量是一种有损伤性测量法,测量血管内血液流量时探头必须与血管壁贴合,这一点是电磁法的主要缺点。近年来发展了一些微型电磁血流探头,如心导管型和穿刺型电磁血流探头,可用来进行血管内测量。还有一些探头，可以借助于注射针头进行穿刺测量。

8.2.1　电磁法血流测量的基本原理

由物理学电磁感应定律可知，导体在磁场中切割磁力线运动会发生电磁感应效应。电磁血流测量就是基于电磁感应原理实现的。

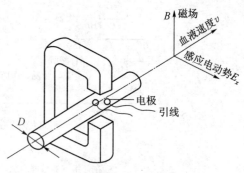

图 8-7　电磁法血流量测量原理

参见图 8-7，含有离子的液体——血液在非磁性材料的管道——血管中以速度 v 流动，其方向与磁场的磁力线方向垂直。根据电磁感应定律，将会产生一个感应电动势 E_x。E_x 的方向与流体速度方向及磁力线方向正交，符合右手定则。感应电动势由一对电极片及导线引出。E_x 的大小可以用下式表示：

$$E_x = BDv \cdot 10^{-4}(\text{V}) \tag{8-3}$$

式中　B——磁感应强度（G）；

D——两电极间的距离，若忽略血管壁厚，则此处的 D 即为血管的直径（cm）；

v——血管内血流的速度（cm/s）。

前已述及血管内血液的流速在血管横截面上的分布是不均匀的，血管轴心处的速度最快、越靠近血管壁流速越小，并以血管轴线为对称。式(8-3)中的 v 指的是截面上的平均速度。可以证明，对于在横截面上流速分布不均匀但相对于管轴对称分布的流体，所产生的感应电势正比于该横截面上流体平均速度。由此说明，电磁法血流测量，其灵敏度与血液流速分布形态无关，这是电磁法测量的优点之一。但对于某些插入血管内测量的电磁血流量传感器则例外。

根据流体体积流量的定义可知，血管内血液的体积流量等于血管横截面面积与该截面上血液的平均流速的乘积。所以，如果不计血管壁厚，则直径为 D 的血管内的血液流量为：

$$Q = \frac{1}{4}\pi D^2 \cdot v(\text{cm}^3/\text{s}) \tag{8-4}$$

式中，Q 为血液流量（血液流量均指体积流量，下同）。

由式(8-3)和式(8-4)可得：

$$E_x = \frac{4}{\pi} \cdot \frac{B}{D}Q \cdot 10^{-4}(\text{V})$$

或

$$Q = \frac{\pi}{4} \cdot \frac{D}{B}E_x \cdot 10^4(\text{cm}^3/\text{s})$$

当磁感应强度 B 与血管直径 D 确定时，上式可以写成：

$$Q = KE_x \tag{8-5}$$

其中，$K = \frac{\pi}{4} \cdot \frac{D}{B} \cdot 10^4$。

由式(8-5)可知，血流量 Q 与感应电动势 E_x 成正比，只要测得感应电动势 E_x，就可以

得到血液流量 Q。这就是电磁法测量血液流量的基本原理。

如果需要考虑血管壁的影响时,可以做如下修正:

$$Q' = \frac{D'}{D} \cdot Q \tag{8-6}$$

式中　D——血管外径,相当于电磁血流探头两电极间的距离;

　　　D'——血管内径;

　　　Q——测得的血流量值;

　　　Q'——血管内实际血流量。

8.2.2　电磁血流量计的组成和工作原理

电磁血流量计由传感器和仪器主机两大部分组成。

1. 电磁血流量传感器

电磁血流量传感器的功能是将血流量转换成相应的感应电势信号,所以也称作换能器或探头。主机的功能主要有两点:其一,产生并控制激磁电流,提供传感器激磁使用;其二,处理传感器的输出信号,使之显示并供给记录器记录。图 8-8 是电磁式血流量计的原理方框图。

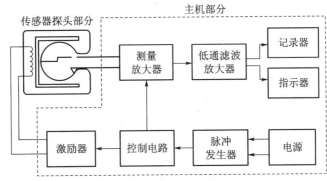

图 8-8　电磁式血流量计的原理方框图

电磁血流量探头常用的电磁血流量探头有管形和钳形两种,如图 8-9 所示。这两类探头的外形不同,但基本结构是一致的。图 8-10 是钳形电磁血流探头的结构示意图。激励电流通过激磁线圈在铁芯中形成磁场,血管被套在钳形环口内、血管中的血液流动切割磁力线产生感应势,经电极引线送至测量线路,由测量线路换算成血液流量予以显示或记录。

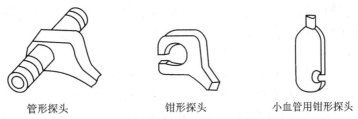

管形探头　　　　钳形探头　　　　小血管用钳形探头

图 8-9　常用的电磁血流量探头外形

两个电极所在位置的连线与磁场磁力线方向垂直。

钳形电磁血流量探头用于测量机体血管内血液流量。根据机体不同粗细的血管,设计了一系列不同规格的钳形探头,钳形环口的直径从 $1\sim30$ mm 不等,其中比较常用的为 $2\sim8$ mm。实际使用时,所选用的钳形探头直径一般应略小于被测血管的直径,这样当血管卡入探头后,依靠血管壁的弹性可以使血管与探头电极之间具有良好的接触,配合得更加贴切。但是钳形探头的直径也不能选得太小,否则会使血管产生附加压力,截面积变小,影响测量的精度。根据实际经验,钳形探头的直径比待测血管直径小 5% 比较适宜(上限不能超过 10%)。

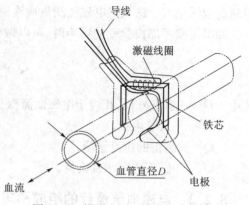

图 8-10 钳形电磁血流量探头结构

临床上有时需要在手术后的较长时间内连续监视并测量患者的心脏输出情况,并希望在手术过程中预先将探头安放在主动脉外围,用来测量主动脉血流,使用完毕后又能够方便地将它取出。测量探头的安放和取出,要求安全简便,尽可能地减少危险性和被测者的不适感。

管形电磁血流量探头一般是用于测量人工脏器导管内的血液流量。测量时,将导管形探头串接在待测管路中,血液直接流经探头的导管,并与导管内的白金电极直接接触。此探头使用方便,测量精确。

采用电磁法测定血液流量,正确选择和使用探头是很重要的,它对于测量精度有很大影响。除了上述的血管与测量探头直径配合得当外,还应特别注意两点:① 测量前,应将被测血管上的脂肪等剥去,并使被测血管距离机体组织一定距离;测量时,探头位置应与血管轴线垂直,保证探头激励磁场的磁力线方向与待测血流的流速方向正交。② 测量前,可以将测量探头浸在生理盐水中约五分钟,这样有利于电极的稳定,并可以消除气泡;测量时,可以在探头的电极和血管壁接触部分滴入少许生理盐水,使之接触良好。

从原理上讲,电磁血流量探头的激磁电流可以是直流的,也可以是交流的。但使用直流激磁存在一些不易解决的问题。①探头电极的极化现象难以消除。虽然可以在电极材料上作适当选择,如选用 $Zn-ZnSO_4$ 电极,以尽量减少电极极化,但是电极极化现象总不会完全排除,由于测量探头电极极化造成电极不稳定,使噪声电势和流量电势相串联,而这两种电势又不能被分离,就会给测量带来难以预测的误差,这是一个很大的难题。②其他生物电信号对血流量信号的干扰。其他生物电信号如心电(ECG)、脑电(EEG)等的存在,它们的幅度可能比流量信号大得多,有可能出现这些信号与测量电极相耦合,特别当测量探头接近心脏时,会造成对流量信号的严重干扰。③测量探头的直流输出信号的放大比较困难,特别是对于小流量信号更困难。由于存在以上问题,所以设计电磁血流量探头时一般都不采用直流激磁,而采用交流激磁。

常用的交流激磁电流的波形有正弦波、方波和梯形波,如图 8-11(a)~(c)所示。正弦波是最早采用的交流激磁电流波形。使用正弦激磁电流虽然大大改进了直流激磁所遇到的问题,但是由于正弦激磁的基线不稳定,需要在使用过程中经常校准零点,所以仍然不很方便。方波激磁的基线比正弦波稳定得多,只是在小流量时才体现出基线不稳定的影响。为了进一步改善基线的稳定性,采用了梯形波激磁电流。

方波激磁电流还有一个优点,可以比较方便地将它扩展用于若干个相邻测量探头的多

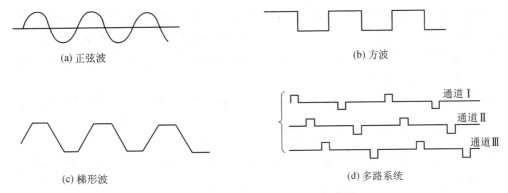

图 8-11　常用的交流激磁电流的波形

路操作,如图 8-11(d)所示。同一时刻只对其中一个探头激磁,这样可以避免各路测量探头磁场的相互干扰。因此,方波激磁电流的应用比较广泛。

交流激磁电流的频率通常可在 200～1 000 Hz 范围内选择。该频率范围的下限应该比任何干扰信号如 ECG 等生物电干扰、市电电源干扰等的频率高得多,该频率范围的上限主要是根据变压器电势来限制的,因为变压器电势的幅值将随激磁频率增加而增大。一般测量脉动式血流的激磁频率选在 400～500 Hz。多路探头测量系统或用于高心率动物(如老鼠)的测量探头,其激磁频率可选高些。对于测定人工脏器如人工心肺机、人工肾脏等导管内比较稳定的血流量时,探头的激磁频率可以较低,常用 50 Hz。

使用交流激磁电流避免了直流激磁所遇到的困难问题,但也存在着一个明显的不足,即所谓变压器电势问题。测量探头电极的引出线及电极之间因血液而构成的导电通路,这两部分形成了一个电回路,它不可避免地切割某些磁力线。对于直流激磁探头而言,激励磁场是不变的;但对于交流激磁探头来说,激励磁场是交变的。由于交变磁场磁通密度的交替变化将在这一回路中感应一个附加电势,其幅值与磁通变化率和切割磁力线数的乘积成比例。这个附加感应电势可以比血流量信号电势大好几个数量级,因此必须予以重视。一方面,合理安排电极导线布线,可有效地减少变压器电势;另一方面,选用合理的激磁电流波形(如方波、梯形波),并在电子线路上采取适当措施,也可以达到很好的效果。

2. 电磁血流量计主机

电磁血流量计主机部分包括电源、脉冲信号发生器、控制线路、激励器、测量放大器、低通滤波放大器、指示表等。另外,仪器主机一般都配备专门的信号输出线,将信号输送给相应的记录仪器记录。

电源是电磁血流量计的能源,它供给整机各部分以不同电源。

脉冲发生器产生的脉冲信号,经控制线路和激励器后供给电磁测量探头的激磁线圈,以产生交变激励磁场。

控制线路实际上是一个门电路,它发出不同的控制脉冲,除了控制激励电流外,还控制放大器的采样门,使之得以协调。

测量放大器一般包括前置放大器和主放大器等。前置放大器的增益并不大,主要起阻抗变换的作用(高输入阻抗、低输出阻抗),使传感器即测量探头同主放大器匹配起来。主放大器起主要放大作用,放大倍数约 10^3 数量级,并含有低通负反馈网络,使放大器具有高通特性。测量探头的电极所采集的电势除血流信号电势外,尚有各种低频干扰信号,如心电信

223

号、极化电压信号、电网干扰等。这些干扰信号通过主放大器时都将被衰减。而使被激励磁场频率所调制的血流量信号得到放大。在交变磁场换向时所感应出的所谓尖峰电压,其频谱甚宽,不能采用滤波的办法消除,则可采用特别设计的采样门来消除,待尖峰脉冲过后打开门,把尖峰脉冲排除在外。

低通滤波器使放大了的血流量信号进一步平滑,以供指示表显示或其他仪器记录。

8.2.3 插入式电磁血流量测量探头

常用的电磁血流量探头都在血管外面使用,下面介绍两种用于血管内部测量的插入型电磁血流量探头。

1. 心导管型电磁血流量探头

这种探头的结构如图 8-12 所示。整个探头装配在外径 3 mm 的心导管端部,包括一个长方形线圈和一对安装在导管表面两侧相对应位置上的电极。电极所处位置上磁场的径向分量为零。激磁电流用 975 Hz 正弦波,频响可平坦到 35 Hz,灵敏度约为 13 μV/100 cm/s。

因为这种测量探头是插入到血管内部进行测量的,只与所测血管截面上有限部分的血液流速有关,所以它对血流速度在血管截面上的分布形态是敏感的,对此应该作一适当估计。试验表明,由于测量探头插入血管,对于血管中的层流形式有一定影响,使之速度分布趋于平坦。使探头测量得到的血液流速值,大约是从探头表面向外约一倍探头半径处的环形区的平均流速。

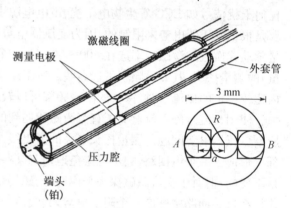

图 8-12 心导管型电磁血流量探头

测量时,可以用 X 射线检测出血管的横截面积。由于探头插入血管后,血管的有效截面减少,流速一定会变大,为此,计算血液流量时,应按血管的有效截面积计算。血管的有效截面积为血管真实截面积与探头截面积的差值。

这种心导管式的探头中心有一个中心压力腔,通常组装有压力敏感元件,所以可以同时测量血流和血压两个参数。

2. 外部磁场式穿刺型血流量探头

这也是一种插入血管内部进行测量的电磁式血流量探头。与上述心导管型探头的主要不同点是激励磁场不在探头内部,而是从体外加入的。这样就减去了探头中产生磁场的所有部件,可以使探头结构大大简化。其结构如图 8-13 所示,流量探头是一个柔性的细管结构,直径约为 0.5 mm,装在

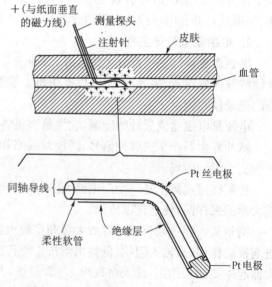

图 8-13 外部磁场式穿刺型血流量探头

注射器的针管内。使用时,通过皮下穿刺技术将针管插入血管,然后通过针管使测量探头进入血管内部。因为探头细管可以弯曲,易于适应血管形状,使探头上的两个电极分别与血管内壁相对应的两个部位接触。当外部加上磁场时,电极上就输出与血流速度成正比的感应信号。适当转动探头,直到信号最大时为止。信号最大即说明探头两电极的连线与磁场磁力线正交。测量时同时用 X 射线检测出血管直径。这样可以计算出该血管内的血液流量。探头电极引出线采用同轴结构,可以有效地减少变压器电势影响。

8.3　超声多普勒法血流测量

随着现代电子学的发展,超声技术在生物医学诊断和测量中的应用日益广泛。超声多普勒血流测试仪是一种利用超声波的多普勒效应测定血液流量和诊断某些血管变异疾病的仪器。这项技术是 20 世纪 50 年代末、60 年代初期开始发展起来的。因为它是一种无损伤测量方法,具备电磁血流量计所没有的显著优点,所以更加受到人们的重视。

8.3.1　超声波的发生及其主要特点

通常所谓超声即是超声波。超声波和声波在本质上是一致的,都是机械振动在弹性体(媒质或称介质)中传播所形成的一种机械波,是机械能的一种表现形式。所谓声波,一般是指振动频率在 $16\sim20\,000$ Hz 之间的机械波,这个频率范围被称作音频范围,人的耳朵可以听到。超出音频范围,人耳就听不见了,所以把高于 $20\,000$ Hz 的机械波称之为超声波;一般定超声波的频率范围为 $2\times10^4\sim5\times10^8$ Hz。相反,低于声波频率范围的机械波被称为亚声波或次声波,它的频率范围为 $10^{-4}\sim20$ Hz。

由于超声波的频率比通常的声音高得多,所以它的产生方法也与音频振动不同,一般都是通过电磁振动和机械振动的相互转换来实现的。实现这种转换的常见方法有压电效应和磁致伸缩效应两种。生物医学测量中常用的超声波都是利用压电晶体的压电效应发生的。

利用压电晶体的逆压电效应把电能转变成机械能,使晶体片产生超声振动,并通过周围介质以纵波形式传导出去,形成超声波。反过来,也可以使超声振动作用到晶体片上,利用压电晶体的正压电效应在晶片上产生交变的高频电压信号,实现机械能变电能的转换。这就是超声换能器的工作原理。

超声波具有普通声波类似的物理性质,但因为它的频率很高,所以又有着与普通声波十分不同的特点。①超声波的能量大。声波的能流密度取决于频率和振幅,所以对于振幅相同的声波来说,超声波因其频率高,所携带的能量要比普通声波大得多。②超声波具有良好的定向性。超声波的方向性主要是由波长决定的。因为它的频率高、波长极短,衍射现象不严重,在反射、折射、聚焦性能等方面与光波相类似,尤其是超声波的聚焦特性,使它具有极强的方向性。超声波的这两个特点是很有用的,它能够使超声波形成能量十分集中的定向波束,使之具有重要的使用价值(表 8-2)。

表 8-2　常用超声波频率与波长对照表

(在人体软组织内,超声波平均传播速度按 1 500 m/s 计)

超声频率(MHz)	0.8	1.25	2.0	2.5	3.0	5.0	8.0	10.0
超声波长(mm)	1.88	1.2	0.75	0.6	0.5	0.3	0.188	0.15

8.3.2　超声多普勒效应

超声法测定血流量是根据超声波的多普勒效应的原理,在生物医学中,还可以利用超声多普勒原理进行心脏、血管、横隔、胎儿等可动体的探查,也可以进行血压、心音、胎儿心音等指标的测量。

简单地说,多普勒效应是这样一种物理现象:即在连续介质中,当波源相对于接收体(如接收仪器)运动时,接收体所接收到的波的频率发生了变化,不同于波源所发出的频率,两者的频率差值即所谓频移的大小与波源同接收体相对运动的速度大小有关。这一现象是由奥地利物理学家 C. Doppler 于 1842 年首先发现的,并因此而定名为多普勒效应。实验证明,声波、超声波和电磁波都存在多普勒效应。下面就声波的传播规律对多普勒效应的基本原理作一分析。

为使问题比较简化,只讨论波源和接收体的相对运动仅发生在两者的连线上这一种情形。设波源发射波的频率为 f、波长为 λ、波速为 c、波的周期为 T;设波源相对于介质的运动速度为 u,并以趋近于接收体为正,反之为负;设接收体相对于介质的运动速度为 v,并且以趋近于波源为正,反之为负。波速 c 是波在介质中的传播速度,它与波源和接收体相对于介质的运动速度无关。这里,多普勒效应可以表现为以下几种情况:

1. 波源和接收体相对于介质静止,即 $u=0$、$v=0$。接收体所接收到的波的频率,用 f' 来表示。根据定义可知,f' 等于接收体在单位时间内接收到的波数,也等于行进中的波在单位时间内通过接收体所在位置的波数。因为波速 c 是波在介质中的传播速度,也表示单位时间内原来位于接收体处的波阵面向前行进了 c 的距离。因此接收波频率 f' 与波速 c 和波长 λ 的关系可用下式表示:

$$f' = c/\lambda$$

又因为:

$$\lambda = c \cdot T$$

所以:

$$f' = c/c \cdot T = 1/T = f \tag{8-7}$$

式(8-7)表示当 $u=0$、$v=0$ 时,接收体所接收到的波的频率 f' 与波源发射频率 f 是相同的。图 8-14(a)形象地说明了如上关系。图中的各个波阵面对应的都是波的相同振动状态,都代表波峰或者都代表波谷,而且每间隔一个波长画一个圆。

2. 波源不动,接收体以速度 v 相对于介质运动,即 $u=0$、$v \neq 0$,参看图 8-14(b)。先讨论接收体朝向波源运动的情形,此时 $v>0$,在单位时间内原来处在接收体处的波阵面向右传播了 c 的距离,与此同时接收体向左移动了 v 的距离,这就相当于单位时间内波通过接收体的总距离为 $c+v$。因此,单位时间内通过接收体所在处的波长数为:

$$f' = (c+v)/\lambda = (c+v)/c \cdot T = (1+v/c)f \tag{8-8}$$

此式表明,当 $u=0$、$v>0$ 时,接收体所接收的波的频率是波源发射频率的 $(1+v/c)$ 倍。

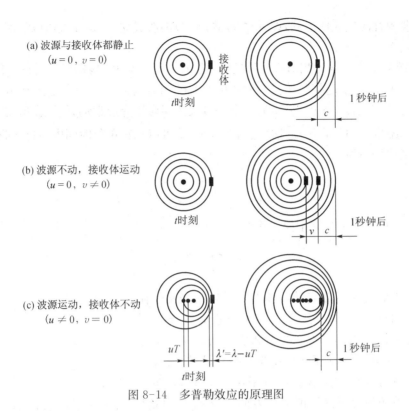

(a) 波源与接收体都静止
$(u = 0, v = 0)$

接收体

t时刻

1秒钟后

c

(b) 波源不动,接收体运动
$(u = 0, v \neq 0)$

t时刻

1秒钟后

v | c

(c) 波源运动,接收体不动
$(u \neq 0, v = 0)$

uT

$\lambda' = \lambda - uT$

t时刻

1秒钟后

c

图 8-14   多普勒效应的原理图

当接收体背向波源运动时,$v < 0$,式(8-8)仍然成立;只要 v 以负值代入即可。此时接收波的频率将减小。

3. 接收体静止,波源以速度 u 相对于介质运动,即 $u \neq 0$、$v = 0$。先讨论波源朝向接收体运动的情形,此时 $u > 0$。因为波在介质中的传播速度与波源的运动无关,振动自波源发出后,它就在介质中以球面波的形式向四周传播,其球心就在发出该振动时波源所处的位置上。当下一个振动自波源发出时,波源已经从原来的位置上向前移动了一个距离 uT,所以这一振动所形成的波阵面的球心也相应地向右移动了 uT 的距离,如图 8-14(c)所示,以后发出的每一振动所形成的波阵面的球心也依次向右移动 uT 距离,这就相当于通过接收体所在位置的波的波长比原来的波长缩短了,缩小的数值为 uT,即:

$$\lambda' = \lambda - uT$$

这样一来,在单位时间内原来位于接收体位置上的波阵面虽然仍然向前移动了 c 的距离,但是由于实际的波长比原来缩短了,所以 uT 通过接收体的波长数增加了。

$$f' = \frac{c}{\lambda - uT}$$

又因为 $\lambda = cT$,$1/T = f$,所以有:

$$f' = \frac{c}{c - u} \cdot f \tag{8-9}$$

上式表明,接收体所接收到的波的频率比波源的发射频率增加了,为原发射频率的 $c/c - u$ 倍。

如果波源背向接收体运动，即 $u < 0$，式(8-9)仍然成立，只是 u 应该以负值代入。此时接收波的频率 f' 将减少。

4. 波源与接收体同时相对于介质运动，即 $u \neq 0$、$v \neq 0$。根据以上讨论的结果得知，u 和 v 都不等于零时，引起接收体接收波频率改变的因素有两个。一个是波源相对于介质的运动，使波长缩短为 $\lambda' = \lambda - uT$；另一个是接收体相对于介质运动，使波在单位时间内通过接收体的总距离增加为 $c + v$。综合这两个因素，就可以求得单位时间内通过接收体的波数，即接收体接收频率为：

$$f' = \frac{c + v}{\lambda - uT}$$

以 $\lambda = cT$ 及 $f = 1/T$ 代入，得：

$$f' = \frac{c + v}{c - u} \cdot f \qquad (8\text{-}10)$$

以上分析的是波源或者接收体的相对运动仅发生在两者连线上的情形。如果运动方向不与它们的连线一致，而是成一定的角度，那么怎样分析多普勒效应呢？方法很简单，只要求得运动速度在连线上的分量，然后代入式(8-10)，就可以得到接收波的频率 f' 了。例如，如图 8-15 所示，波源相对于介质的运动方向与波源和接收体连线的夹角为 θ，则 u 在连线上的分量为 $u\cos\theta$。计算 f' 时，只要将 $u\cos\theta$ 代替 u 代入式(8-10)就行了。

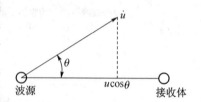

图 8-15 波源相对于介质的运动方向与波源和接收体连线不共线

8.3.3 超声多普勒法测定血流的基本原理

如图 8-16 所示，两块平行并列放置的压电晶体，其中一块作为发射极，另一块作为接收极。作为发射极的压电晶体片在高频电压信号作用下，因逆压电效应而发生高频振动，发射出超声波。入射到血管内运动着的血液颗粒上的超声波，经过血液颗粒散射后被接收极接收。作为接收极的压电晶体片，在所接收到的超声波作用下，因正压电效应而转换成高频电压信号。

根据多普勒效应的发生原理，得知上述超声波的传播过程中将出现两次多普勒频移现象。当超声波入射到达血管内的血液颗粒时，作为超声

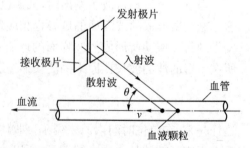

图 8-16 超声多普勒法测定血流的原理

波接收体的血液颗粒是运动着的，这时就出现了第一次多普勒现象，而被血液颗粒散射的超声波返回到接收极时，作为散射体的血液颗粒相当于超声波的波源，它也是运动着的，于是就出现了第二次多普勒现象。

为了计算方便，作两点假设：①假定超声波的入射线和散射线对于血流方向的倾角相同，都等于 θ；②假定血液颗粒是向着发射极和接收极运动的。

设 f 为发射极发射的超声波频率，f' 为血液颗粒接收到的超声波的频率，f'' 为接收极

接收到血液颗粒散射回来的超声波的频率;c 为超声波在血液中的传播速度;v 为血液颗粒的运动速度,显然血液颗粒的运动速度在超声波入射线或散射线方向上的分量为 $v\cos\theta$。

出现第一次多普勒频移时,相当于波源静止、接收体运动的情形。根据式(8-8)可知:

$$f' = \left(1 + \frac{v\cos\theta}{c}\right)f = \frac{c + v\cos\theta}{c} \cdot f$$

出现第二次多普勒频移时,相当于波源运动、接收体静止的情形,根据式(8-9),可知:

$$f'' = \frac{c}{c - v\cos\theta} \cdot f' = \frac{c + v\cos\theta}{c - v\cos\theta} \cdot f$$

令 Δf 为超声发射极发射频率 f 与超声接收极接收频率 f'' 之差,即:

$$\Delta f = f'' - f = \frac{c + v\cos\theta}{c - v\cos\theta}f - f$$

整理后得:

$$\Delta f = \frac{2v\cos\theta}{c - v\cos\theta} \cdot f$$

因为超声波在血液中的传播速度较大(超声在血液中的传播速度约 1 570 m/s,在人体内的平均传播速度为 1 500 m/s),而血液的流速并不大(人体静息时,主动脉内的血液的平均流速约 0.18~0.22 m/s),c 和 v 两者相比,$c \gg v\cos\theta$,所以上式中分母项的 $v\cos\theta$ 可以略去,于是有:

$$\Delta f \approx \frac{2v\cos\theta}{c} \cdot f \tag{8-11}$$

式(8-11)表明,当 f、c 和 θ 一定时,多普勒频移信号 Δf 仅与血液颗粒的流动速度 v 有关。反之,只要测得 Δf 就可以求得相应的血液流动速度。

上述的第一个假设,设超声波的入射线和散射线与血流速度 v 的方向的夹角均为 θ,但实际使用中,这两个角度往往不完全一样,譬如入射线夹角为 θ、散射线夹角为 β。此时,f'' 应变为:

$$f'' = \frac{c + v\cos\theta}{c - v\cos\beta} \cdot f$$

于是:

$$\Delta f = \left(\frac{c + v\cos\theta}{c - v\cos\beta} - 1\right)f$$

因为 $c \gg v$,所以有:

$$\Delta f \approx \frac{fv}{c}(\cos\theta + \cos\beta) \tag{8-12}$$

以上讨论中还作了第二个假设,即血流方向是朝向超声发射极片及接收极片的,此方向为 v 的正方向。如果实际测量时,血流方向背离发射极和接收极则怎样呢?显然,这时 v 为负值,代入式(8-11)或式(8-12),得出的多普勒频移信号 Δf 亦为负值。这就是说,超声接收极所接收到的频率将小于发射极的发射频率。超声多普勒法测定血流速度时,正是根据正负极性来判别血流方向的。

8.3.4 超声多普勒血流测试仪的基本组成和分类

根据超声法血流测定的基本工作原理可知,超声多普勒血流计应该具备以下主要功能:①实现血流速度 v 与超声多普勒频移信号的转换;②测出多普勒频移信号 Δf;③判别血流的方向。

图 8-17 超声多普勒血流测试仪的原理方框图。它是由超声多普勒换能器(探头)和测试主机两大部分组成的。

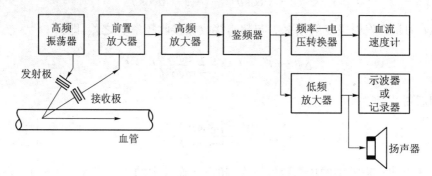

图 8-17　超声多普勒血流测试仪的原理方框图

超声多普勒换能器的作用在于实现血流速度与超声多普勒频移的转换。具体来说,它包括超声波发射极和接收极两部分。发射极将高频振荡器发出的高频电压信号转换成机械振动,向被测血管发射定向超声波束。接收极则接收经血液颗粒散射回来并已发生了多普勒频移的散射波,然后将它重新转换成高频电压信号输入测量主机进行处理。显然,作为换能元件,超声多普勒探头是实现超声法血流测量的重要环节。测试主机,一般应该包括高频振荡器、前置放大器、高频放大器、信号检出系统及显示系统等几大部分。高频振荡器是产生超声波的信号源,它产生的高频正弦波电压信号(通常取其频率 $f_c = 5$ MHz)输送给超声多普勒换能器的发射极压电晶片,使之产生相同频率的超声波。前置放大器和高频放大器是对换能器接收极转换而成的高频电压信号进行放大,而后输送给信号检出系统,由信号检出系统检测多普勒频移信号 Δf。最后,由显示系统转换成一定的电压模拟信号进行显示或记录。

自从 1957 年首次提出利用超声多普勒效应测定血管横截面上的平均血流速度后,超声多普勒法血流测量技术发展很快,继出现了各种不同类型的超声多普勒血流计。这些仪器由简单到复杂,由定性到定量,性能指标日趋完善。常见的超声多普勒血流测试仪根据其具体的工作原理和性能指标,可以作如下分类:

1. 连续波式超声多普勒血流测试仪:所谓连续波式测试仪,是指它的超声波束的发射和接收都是连续进行的。这类仪器又可以分为定性测量、定量非定向测量和定量定向测量三种。

1) 定性测量仪:这种仪器只能定性地感受多普勒频移信号 Δf,并将 Δf 信号转换成扬声器或耳机的声音讯号,或接至示波器、笔式记录仪等仪器描记其波形。但是它不能定量地检测出血流值的大小和正负极性,所以只能定性地判断血管内血液的流动状态,而无法测出血液的流速或流量。这种仪器是早期研究的产品,因其线路简单、便于普及,所以仍在临床上广泛应用。例如,临床上用它来监听血管内的血流声,判断血管内有无血流通过或者血流是否异常,以帮助诊断急性动脉阻塞、急性静脉血栓、大隐静脉曲张等疾病。又如用来监听胎盘的动、静脉血流声,以确定胎盘部位。另外,还可以用这类仪器开展胎心探测、血压测量等方面的工作。

2) 定量非定向测量仪:这类仪器可以定量地测出多普勒频移信号 Δf,并可以根据式(8-11)求得血液的平均流速:

$$v = \frac{c}{2f \cos\theta} \Delta f$$

但是,因为它没有鉴别 Δf 正负极性的功能,所以不能判断血管内血液流动的方向。

3) 定量定向式测量仪:这种仪器增加了血流定向检测系统,除了可以定量地测出 Δf 值外,还能鉴别 Δf 的正负极性,从而确定血管内血液流动的方向。定量定向式测试仪比较前述两种有了较大发展,但是它同样存在着连续波式超声多普勒血流计的共有局限性,即这种仪器也无法测量血管内血流速度在血管横截面上的分布图,无法确定血管的内径,而只能测量血管内血流的平均速度,再根据这个平均速度值和血管内径的估计值,推算出血流量。这样得出的流量数据的精确度显然不会很高。

2. 脉冲波式超声多普勒血流量测试仪:脉冲式测试仪的超声波束的发射和接收不是连续地而是脉冲式地进行。它除了能够测出 Δf、鉴别血流方向、测出血管内平均流速外,还能测出血流速度沿血管直径方向上的分布图,能够测量血管的内径,从而可以比较精确地得出血管内血液的流量。这后两点是连续波式仪器所不具备的显著优点。脉冲超声多普勒血流测试仪增加了脉冲超声发射及接收的控制部分,线路比较复杂,但是它有明显的优点,是超声血流测量技术的发展方向,下面将着重介绍。其中关于血流方向检测技术和频谱处理技术等,也同样适用于连续波超声多普勒测试系统。

8.3.5 脉冲波式超声多普勒血流量测试仪的工作原理

脉冲超声多普勒测试系统一般由脉冲超声波发射器、接收器、距离选通系统方向性血流检测系统及后处理系统等组成。其中方向性血流检测系统和后处理系统也可用于连续波式超声多普勒血流仪,而距离选通系统是连续波式仪器所没有的,是一个比较关键的部件。

1. 脉冲多普勒原理——距离选通

为了能够测定血管内直径方向上各点的血流速度,采用了脉冲多普勒原理。脉冲多普勒原理,又称为距离选通,其示意图为图 8-18。

脉冲超声波发射器通过换能器探头的发射极发出一组组短脉冲群,形成一个个小的采样体积,以获得距离的分辨能力。当每个短脉冲群入射到血管后,经过红细胞散射,就有回波信号不断地返回接收器。这些先后到达接收器的回波信号,反映了血管直径方向上不同点即不同测量距离上的血细胞运动状况。如果接收器延迟适当的时间 T 后再短暂地开启,那么它所接收到的回波信号就是某一距离上的血细胞散射信号。

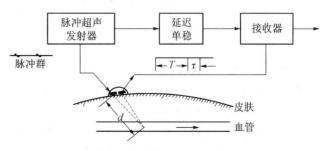

图 8-18 脉冲超声多普勒测试系统的原理方框图

若调整延迟时间,使 $T = 2d/c$,就可以测出距离为 d 处的血流信号。改变 T 值,d 值也就相应地变化,这样重复上述过程,就能得到不同距离上的血细胞散射信号。这就是脉冲多普勒原理,也称为距离选通原理。

前面讲过,血液的流动速度在血管管径上的分布是不均匀的,而且随着心脏搏动而周期性地变化。所以要准确地测定血液流量,就必须测得血管中的实时流速分布图,即通常所称的实时流速截面。为此目的,设计了专门的多通道系统(图 8-19)。恰当地设计各通道的延迟时间,使各通道依次对应于不同的检测距离 d,即对应于血管直径方向上的各点,并以很高的速率采样,这样就可以获得实时的流速截面。如果以心电信号进行同步,就可以进行多次重复测量,并得到不同时相的流速截面。

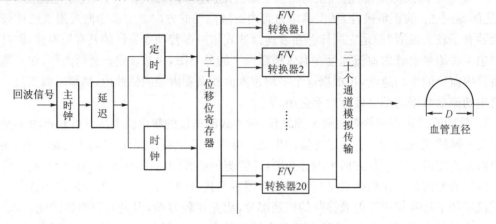

图 8-19 20 通道脉冲多普勒系统

在脉冲多普勒系统中,最大检测距离 d_{max} 与可检测的最大流速之间存在着相互制约的关系。这是因为,一方面,在选择脉冲群的重复频率 $p \cdot r \cdot f$ 时,应该考虑到不发生距离模糊,这就需要使两个接续脉冲群之间的时间间隔至少要等于超声波到达最大检测距离并返回到接收极所需的时间,即:

$$\frac{1}{p \cdot r \cdot f} \geqslant \frac{2d_{max}}{c} \tag{8-13}$$

另一方面,根据采样定理,可分辨的最高频率 $f_{D_{max}}$ 是采样频率的一半。脉冲多普勒系统中的采样频率就是重复频率 $p \cdot r \cdot f$,于是有:

$$\frac{1}{2}(p \cdot r \cdot f) \geqslant f_{D_{max}} \tag{8-14}$$

将式(8-13)和式(8-14)相乘,整理后得:

$$d_{max} \cdot f_{D_{max}} \leqslant \frac{c}{4} \tag{8-15}$$

由于 $f_{D_{max}}$ 正比于最大流速,所以由式(8-15)可知,不发生模糊的最大检测距离与最大流速之间存在着制约关系。这也就是脉冲多普勒系统在理论上的局限性。

2. 血流方向性检测的原理

血管内血液流动的方向是不同的,而且经实验证实,同一血管内可以同时存在着正反两个方向的血流。已知血流方向改变时,超声多普勒频移信号的极性也随之改变。因此,在正反血流同时存在的情况下进行测量时,多普勒系统接收器接收到的信号是一个以载频 f_c (f_c 即发射极发出的超声波的频率)为中心的向两边扩展的信号,该信号具有一定的频宽,如图 8-20 所示,可以用数学式表示为:

$$A_f \cos (\omega_c + \omega_f) t + A_r \cos (\omega_c - \omega_r) t$$

式中 A_f 和 A_r——分别为正向血流信号和反向血流信号的幅度衰减系数;

ω_f 和 ω_r——分别为正向血流和反向血流所引起的多普勒角频移;

ω_c——频率为 f_c 的超声波角频率。

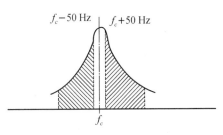

图 8-20 超声多普勒频移信号的频谱

但是,由于测量时固定界面的反射杂波及血管壁的蠕动和搏动等缓慢运动的影响,引起了一些干扰信号,它们较多地分布在载波 f_c 邻近的一个区间内,一般为 $f_c \pm 50 \sim 100$ Hz。这些干扰信号是血流测量所不希望的,而它们要比血细胞散射信号更强些,所以必须加以去除。从图 8-20 看,只有阴影线部分才是所要检测的真正的血流信号。

显然,只有鉴别出多普勒频移信号的正负极性,也就是把信号频谱图的上下边带分离开,才能检测血流的方向。分离上下边带的方法常有以下三种:

1) 单边带直接分离法:这是一种最简单的分离方法,但是它对于边带滤波器的要求较高。例如,若载频 f_c 取为 5 Hz,则要求上边带滤波器(高通滤波器)不衰减地通过 5 000 050 Hz 信号,而把 4 999 950 Hz 信号至少衰减 40 dB,这是比较困难的。而且,还要求载频 f_0 的稳定性较高。

2) 外差式分离法:是把超声多普勒频移信号的整个频谱从射频段平移到音频段,然后再进行边带分离。如图 8-21(a)所示,音频段的中心频率取为 5 kHz。由于载频降低,而频谱宽度保持不变,实现边带分离比较容易。外差式分离法系统的关键是要产生一个稳定的参考频率 ω_0。ω_0 的产生一般是采用由锁相环组成的偏差频率发生器实现的。

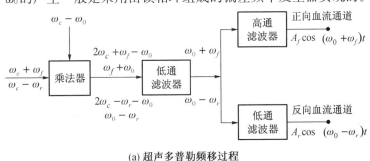

(a) 超声多普勒频移过程

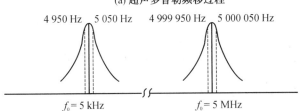

(b) 频移频谱

图 8-21 外差式分离法系统

3) 正交相位分离法:这种检测方法的原理如图 8-22 所示。

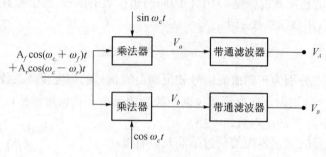

图 8-22　正交相位检测原理图

由图可知:

$$V_a = \sin\omega_c t [A_f \cos(\omega_c + \omega_f)t + A_r \cos(\omega_c - \omega_r)t]$$

$$V_b = \cos\omega_c t [A_f \cos(\omega_c + \omega_f)t + A_r \cos(\omega_c - \omega_r)t]$$

经过带通滤波器后,得出:

$$V_A = -\frac{1}{2}A_f \sin\omega_f t + \frac{1}{2}A_r \sin\omega_r t$$

$$V_B = -\frac{1}{2}A_f \cos\omega_f t + \frac{1}{2}A_r \cos\omega_r t$$

然后再从 V_A 和 V_B 来分离正反向血流信号就比较容易了。常见的处理方法有如下几种:

(1) 时域处理(图 8-23):输入该系统的信号为 V_A 和 V_B,当只有正向血流存在时,$V_r = 0$,于是:

$$V_A = -\frac{1}{2}A_f \cdot \sin\omega_f t$$

$$V_B = \frac{1}{2}A_f \cdot \cos\omega_f t$$

这时,V_A 在时间上超前 V_B,所以 V_A 和 V_B 经过过零检测器后由逻辑电路判断为正向血流信号,于是合上 K_A 使 V_A 通过,这就在正向血流通道中输出 $V_A = -\frac{1}{2}A_f \sin\omega_f t$,而反向血流通道中则无输出。

同样道理,若只有反向血流存在时,正向血流通道中将无输出,而反向血流通道中输出为 $V_B = \frac{1}{2}A_r \cos\omega_r t$。

从时域处理法的原理可知,只有当血管中的血流是单方向时,该系统才适用。若血管中同时存在着正反血流时,时域处理系统就不能用。

(2) 相域处理:相域处理法的原理如图 8-24(a)所示,由图可知:

$$V'_A = -\frac{1}{2}A_f \cdot \cos\omega_f t + \frac{1}{2}A_r \cdot \cos\omega_r t$$

$$V'_B = -\frac{1}{2}A_f \cdot \sin\omega_f t - \frac{1}{2}A_r \cdot \sin\omega_r t$$

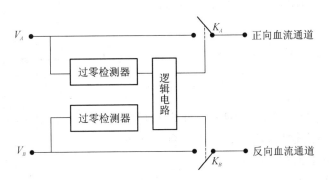

图 8-23　时域处理系统原理图

于是，经过加法器之后得：

$$V_A + V_B' = -A_f \sin \omega_f t$$
$$V_B + V_A' = A_r \cos \omega_r t$$

$(V_A + V_B')$ 即为正向血流信号，$(V_B + V_A')$ 即为反向血流信号。

实现上述原理，需要设计一个宽带 $90°$ 移相器，这是比较困难的。因此，采用了一种比较现实的方案，如图 8-24(b) 所示。使图中每个移相网络的相移与频率成对数关系，这样做是比较容易的。于是有：

$$\phi_1 = c_1 + \lg k_1 f$$
$$\phi_2 = c_2 + \lg k_2 f$$

其中 c_1、c_2、k_1、k_2 均为常数，则两个网络的输出间的相位差为：

$$\phi_1 - \phi_2 = c_1 - c_2 + \lg \frac{k_1}{k_2} = 常数$$

只要适当选择 c_1、c_2、k_1、k_2 就可以使 $\phi_1 - \phi_2 = 90°$。然后再进行加法运算，就可以分别获得正向血流信号和反向血流信号了。但是如果两个移相器的相位差不是 $90°$，那么就会在两个通道中产生交扰，这是不希望遇到的情形。

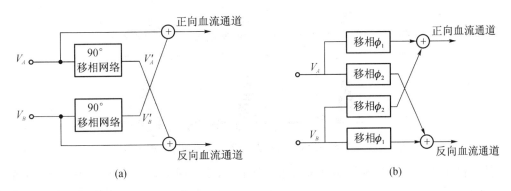

图 8-24　相域处理法原理图

235

（3）频域处理：由图 8-25 可知，输出 V_o 为：

$$V_o = V_a' + V_b'$$

$$= V_A \cdot \sin\omega_p t + V_B \cos\omega_p t$$

$$= \frac{1}{2}[A_f \cos(\omega_p + \omega_f)t + A_r \cos(\omega_p - \omega_r)t]$$

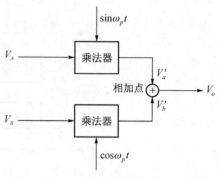

图 8-25　频域处理原理方框图

这样，就将信号移到了 ω_p 的两边。正向和反向血流信号从一个通道输出，所以只要用一台频谱分析仪就能指示正向血流和反向血流信号。即 $\omega > \omega_p$ 的信号相当于正向血流，而 $\omega < \omega_p$ 的信号相当于反向血流。

采用正交相位检测加频域处理系统进行血流方向检测，可以不要锐截止滤波器和宽带 90°相移网络，这是一个有利的特点。

3. 频谱处理的方式

采用距离选通系统和方向性血流检测系统就可以获得血管一定深度的红细胞散射的多普勒频移信号。该信号实际上是来自采样体积中许许多多个血细胞散射的多普勒频移信号的总和。由于血流速度在血管内分布是不均匀的，一个采样体积中的血细胞流速也各有差异，所以测量仪的输出信号是一个频谱，而不是单一频率。对于频谱的处理，通常有三种方式：

1）声谱图

利用频谱分析仪记录下测量仪输出频谱的声谱图形，以便于进行分析。图 8-26 自上而下所示声谱图是分别从人的大腿部、膝腘部和胫骨后部等浅表动脉上记录的多普勒频移信号频谱的图形。描迹的深浅或亮暗程度则为该频率成分在某瞬间的强弱。

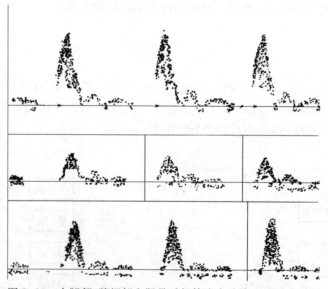

图 8-26　大腿部、膝腘部和胫骨后部等浅表动脉上记录声谱图

声谱图可以比较完整地把信息显示和记录下来，便于深入分析，但是这种显示所需的频谱分析仪比较昂贵。一般在仅需测得采样体积的平均流速时，采用过零检测法及平均频率解调法。用这些方法所获得的是采样体积的多普勒频移的平均值，该值正比于采样体积的

平均速度。

　　2）过零检测法和平均频率解调法

　　（1）过零检测法：过零检测法的基本原理是测量波形的过零间隔，并转换成频率。严格地说，过零检测法的测量结果不代表平均多普勒频移，一般都偏大些。因此用这种方法处理具有一定带宽的随机信号时就会产生误差。但是过零检测法比较简单，在对于定量要求不很高的场合，作为一种近似方法还是可取的。

　　（2）平均频率解调器：为了准确地测定采样体积的平均多普勒频移，可以采用图 8-27 所示解调器。

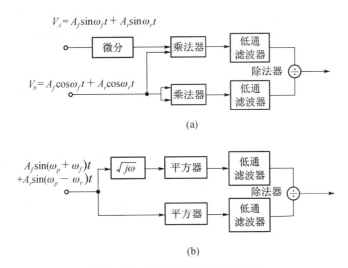

图 8-27　平均频率解调器方案图

　　图 8-27(a)所示解调器方案适用于解调上述正交相域处理的双通道输出。V_A 经微分电路后得 $-\omega_f A_f \cos\omega_f t + \omega_r A_r \cos\omega_r t$，经两个乘法器运算后，再用低通滤波器取出乘积中的直流分量：

下通道为
$$\frac{1}{2}A_f^2 + \frac{1}{2}A_r^2$$

上通道为
$$\frac{1}{2}\omega_f A_f^2 - \frac{1}{2}\omega_r A_r^2$$

经过除法运算后便是平均多普勒频移。

　　图 8-27(b)是另一种平均频率解调器方案的方框图，图中加入了一个传递函数为 $\sqrt{j\omega}$ 的线性电路。该方案适合于解调单通道的方向性血流检测系统的输出信号。若正交频域处理系统的输出信号输入该解调器，经平方运算后再用低通滤波器取出直流分量：

下通道为
$$\frac{1}{2}A_f^2 + \frac{1}{2}A_r^2$$

上通道为
$$\frac{1}{2}(\omega_p + \omega_f)A_f^2 + \frac{1}{2}(\omega_p - \omega_r)A_r^2$$

经除法运算便得到平均频率值。平均频率与 ω_p 之差就是所需要的平均多普勒频移值。

　　平均频率解调器的输出将正比于采样体积的平均速度，这就使得流量计算大为简化。

对于小血管的血流量测量,如果加大采样体积,使它覆盖整个被测血管,并满足声束照射均匀及采样体积内各散射血液颗粒对回波的能量贡献相同两个条件,那么用平均频移值乘以血管截面积即可直接换算出待测血流量,而不用再去测量该血管的速度截面。

3) 监听声讯号

利用耳机或扬声器,将频谱信号转换成声讯号供监听,这是一种与图形显示和记录相辅助的方式,便于进行即时分析判断。理论上,正常血流以层流形式流动,采样体积中所有血细胞的流速和方向虽有不同,但基本一致,故输出频谱的频带很窄,与之相应的声讯号呈乐音样比较单纯的音调。由于某种原因(包括生理的、病理的或外界机械因素)造成血管腔径的较大改变,会使血流紊乱并出现湍流形式,这时采样体积内的每个血细胞的速度和方向都很不相同,故输出频谱的频带变得很宽,与之相应的声讯号呈现出粗糙的搔抓样噪音。所以根据湍流声和层流声的明显区别,可以判断血管内的血流状态。

连续波式的超声多普勒血流量测试仪虽然也可以进行血流声监听,但因为它没有距离分辨能力,所以一般只能作浅表血管的测定。脉冲式仪器则进了一步,它可以进行深部血管特别是心脏和大血管的检测。例如,与标准 M 型超声心动图机配合使用,首先根据超声心动图显示的心脏解剖学层次,选定其中需要探测的深度范围,然后调节脉冲多普勒的检测距离(相当于调节脉冲发射后一定的时间间隔),就能获得来自心脏和大血管内部的多普勒频移信息及相应的声讯号,起到了"心内心音"探测器的作用。这种测量完全是无损伤性的,而以往只有采用心导管技术才有可能进行。将超声多普勒频移信息与心电图、心容图、心搏描记等同步记录,可以进行多种生理参数的相关研究。

8.3.6 超声多普勒换能器

超声多普勒换能器,通常称为探头,是用压电晶体材料制成的。压电晶体属于电致伸缩类材料,品种很多。石英晶体具有很稳定的性能,但是机电耦合系数(灵敏度)较低,使用时需采用高电压,而且加工要求也比较严格,所以一般不用石英晶体制作医用超声探头。目前生物医学上常用的超声多普勒探头都采用人工合成的压电晶体材料,如钛酸钡、锆钛酸铅、锆钛锡酸铅、硫酸锂单晶、铌酸锂单晶等。经过磨粉、烧结等工艺处理制成陶瓷片,并在 1 200～1 600℃的高温绝缘油中进行极化处理。极化电压为 3 500～6 000 V/mm,极化处理时间约 30 分钟,在其缓慢冷却后去电场。极化前,它们是各向同性的多晶体。极化后,晶体内部的分子依照电场的方向强迫排列整齐,呈现出鲜明的压电特性。应该注意,经过极化处理后获得压电特性的压电陶瓷,如果在使用过程中温度超过一定界限时,由于晶体内部的分子运动加剧,有可能使已经排列整齐的分子重新杂乱无序,从而失去压电特性。

人工合成的压电晶体具有良好的压电性能,同时具有工作电压低、机电耦合系数高、物理性能可以适当控制和改善以及成本较低等优点。人工合成材料的机加工性能也较好,易于加工制作成各种形状和厚薄的片子。压电晶片的厚度不同将决定它的自然频率,片子越薄,自然频率越高。经常使用的有 0.8 MHz、1.25 MHz、2.5 MHz、5 MHz、7.5 MHz、10 MHz 等规格。但是,人工合成材料的物理性质不如石英晶体稳定,受温度的影响较大,这是它们的缺点。目前采用得比较多的是锆钛酸铅压电晶体,此外也有用钛酸钡的。其他许多新材料也正逐渐得到研究和应用。超声多普勒探头是超声法血流测量的关键部件,它的质量直接影响血流检测的效果和精度,所以对于它的研究和改进已引起人们的注意。

超声探头的换能原理是建立在压电晶体的正压电效应和逆压电效应原理上的,对此前文已作了阐述。超声多普勒探头和普通的医用超声探头在结构上不完全相同,但两者的基本组成是一致的。图 8-28 是普通医用超声探头的结构示意图。探头的前端为一压电晶体片,晶片两面涂以薄薄的银层,银层上焊接导线作为电极。与人体相接触的一面的电极导线同接触座的外金属圈相连,并与仪器机壳(地线)接通。不接触人体的一面的电极导线与接触座中心相连,作为仪器的电脉冲输出端并作为回波转换成的电信号对仪器的输入端。晶片装在塑料的空心外壳中,通常将晶片与人体接触的一面称为"面",不接触人体的一面称为"背"。为了保护银层,在晶片的面上涂了一层环氧树脂薄膜。理论上,这层薄膜应该控制在一定的厚度,约为传播于其中的超声波波长的二分之一。实际上都是先适当涂厚些,然后边磨边测其灵敏度,直至取得最佳点为止。晶片的背面,一般填充一层吸声材料,以增加声阻尼、吸收杂波和获得较窄的发射脉冲。常用的吸声材料有树脂镍粉、树脂氧化汞、二硫化铂等。也有的超声探头不加吸声材料而直接充以空气,这种结构称为"空气背"。普通超声探头的压电晶片只有一片,交替地充作发射极和接收极。

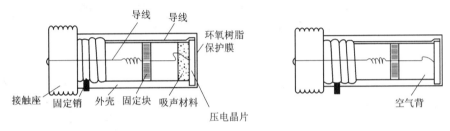

图 8-28　普通医用超声探头的结构示意图

超声多普勒探头与普通探头的最主要区别在于它把发射极和接收极晶片分离或分隔开来,但组装在一个探头之中。根据两晶片安排的方式不同,超声多普勒探头又可分成分隔型和分离型两种。

图 8-29 是分隔型探头晶片的结构图。这种类型的探头采用了一个压电晶片。晶体的一面是共用的接地端,与被测者皮肤接触。另一面镀以银层,银层中间剥离开,使之形成发射和接收相互绝缘的两半片。晶体片分隔形式有直线式、同心圆式、S 式和古钱式等。两个半片中,作为发射极的半片通过连接导线接至高频振荡器,在高频交变电压信号作用下产生超声波。作为接收极的半片接至高频放大器的输入端。这种探头的发射极和接收极之间虽然采取了分隔措施,但它们还都在同一晶片上,当发射极半片在高频电压作用下发射超声波讯号时,又会有一部分直接耦合至接收片,形成输出信号,称为基底信号,简称基底。如果基底信号较大,就容易使放大器前级饱和,从而使经血细胞散射回来的多普勒信号得不到有效的放大,甚至让高频杂音掩盖了多普勒信号。为了减少底基信号的影响,进而设计了分离型超声多普勒探头。

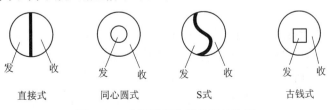

图 8-29　分隔型探头晶片的结构图

　　图 8-30 是分离型超声多普勒探头的晶片结构示意图。这种探头是把一片晶体片切成同面积的接收和发射两个部分。接收和发射两部分之间用很薄的绝缘和隔声材料分离。与人体接触的一面为共用地点，另一面分别接至高频振荡器和高频放大器，作为发射极和接收极，如图 8-31(a)所示。由于采取了电和声的隔离措施，大大减小了基底信号的影响，提高了灵敏度。基底信号的影响，可减少到毫伏或微伏级。通常分离型超声多普勒探头的发射极和接收极晶片面积是做成基本相等的，并共面安装，这样使用时可以互换。但也有的分离型探头收发两片不能互换使用，并且两片不安装在同一平面上，两者间具有一定的角度，如图 8-31(b)所示。

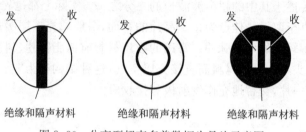

图 8-30　分离型超声多普勒探头晶片示意图

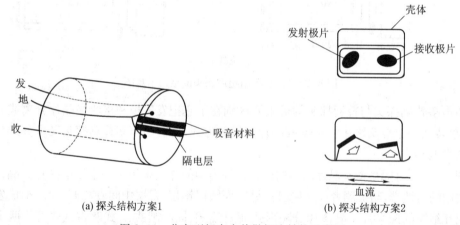

(a) 探头结构方案1　　　　　　　　　　　(b) 探头结构方案2

图 8-31　分离型超声多普勒探头结构示意图

　　另外，根据不同的需要还设计了各种具有特殊用途的专用探头，例如，心导管式超声多普勒探头、胃管式超声多普勒探头、多极超声多普勒探头等。

　　心导管式超声多普勒探头是一种小型换能器，它是由两片安装在标准心导管顶端的直径约 1.5 mm 的锗钛酸铅压电晶体片构成的，可以用来测定上腔静脉、右心房和主动脉等的血流速度。利用心导管式探头进行测量是有损伤性的，常用于动物试验，但在临床上也有一定价值。

　　胃管式超声多普勒探头是把直径约 5 mm 的压电晶体片安装在胃管末端，信号通过引出线从胃管内引出。使用时，将胃管插入到食道的适当位置，隔着食道壁测定主动脉的血流速度。

　　血液流动速度在血管直径方向上的分布是不均匀的。前面讲过的脉冲多普勒法可以测出血流速度的截面分布图。除此方法外，还可采用多极探头来达到这个目的。选择性能一致、尺寸相同的多个压电晶片，按一定次序排成一排，构成多极探头，使之分布于血管之上，用电子开关控制多极片顺序工作。这样不仅可以测出血管内某点的血流速度,还可以测出血流速度的分布状况。

8.3.7　激光多普勒流量计

对组织中血流的测量,激光多普勒流量计(LDF)可提供无创、连续的测量。该方法常用于对皮肤病、整形手术及胃肠手术后血流状况的评测,以及对许多微小血管血流的测量。

LDF 的测量原理是基于多普勒频移。所谓多普勒频移,是由信源和观察者之间的相对运动产生的,最大频移由下式给出:

$$\Delta f_d = \frac{u}{c} f_0 \tag{8-16}$$

式中　u——信源相对于观察者的速度;

c——光速度;

f_0——发射光的频率。

如果已知 c 和 f_0,当测得 f_d 后,信源的速率 u 即可确定。多普勒流量计有很高的分辨率,一般可达 $1\ mm^3$。但对于高吸收率的组织,如肝脏等较低,一般低于 $1\ mm^3$;而神经组织具有较高的散射性质,分辨率高于 $1\ mm^3$。

与空气相比,组织是具有较高散射性、吸光性和高折射度的介质。当一束激光照射在皮肤表面时,部分被反射(仅占入射能量的 $4\%\sim5\%$),其余的光束将进入组织,并产生散射和吸收。组织中流动的血液对光的多普勒频移,可通过对血液散射光的测量获取,从而求出血流速度。仪器设计原理如图 8-32 所示。

激光通过偏光器(polarizer)照射到人体被测部位,组织和血液产生的散射光经过检偏

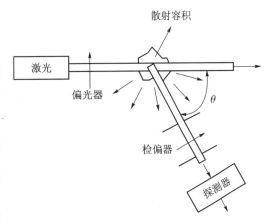

图 8-32　散射光检测原理

器(analyzer)选择偏光角,使最大强度的散射光到达检测器,到达检测器的散射光与入射光之间的夹角 θ 称为散射角,由流动的血液产生的多普勒频移为:

$$\Delta f = (K_S - K_O) \cdot V/2\pi \tag{8-17}$$

$$|K| = |K_S - K_O| = \frac{4\pi}{\lambda}\sin\frac{\theta}{2} \tag{8-18}$$

式中　V——血液速度矢量;

K_O 和 K_S——分别为入射光与散射光矢量;

λ——激光波长。

实际仪器设计如图 8-33,激光源一般采用气体激光器(也可用半导体激光,波长 800 nm 左右),激光的导入和散射光的引出,一般采用直径为 $50\sim2\ 000\ \mu m$ 的光纤束,激光首先经过透镜(显微镜物镜 $5\times\sim40\times$,数值孔径 $0.1\sim0.6$)与光纤耦合,将光束引至待测皮肤,另一束光纤在皮肤表面将组织散射的光导出至光电探测器。

一般毛细血管血流速度很低(10^{-3} m/s),由激光产生的频移很小,难以测量。为此采用频移光与一个未产生频移的光,在非线性检测器中混合,从而产生多普勒频率的差频。在微循环血流研究中,差频在 $10\sim10^4$ Hz 之间。

为提高信噪比,还可采用图 8-34 中的双通道检测方法,其中光纤束间距离为 0.5 mm。

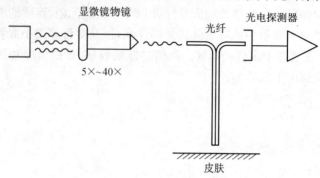

图 8-33　LDF 测量的基本组件

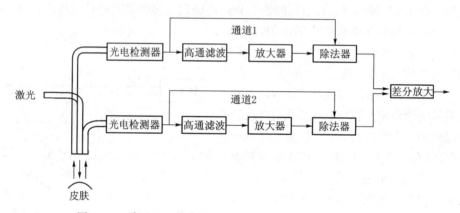

图 8-34　采用双通道检测的激光多普勒皮肤血流计原理框图

8.4　费克氏法、指示剂稀释法和容积法测血流量

费克氏原理法、指示剂稀释法及容积法都属于血流量的间接测量法。这些方法,对于人们早期认识心血管系统有过重要贡献,至今仍用于生物医学试验,特别是测量某些器官和机体某部分组织的平均血流量。有关这些方法的文献资料较多,本节仅简介其方法原理。

8.4.1　费克氏原理法

费克氏原理法是生物医学试验和临床上测量心输出量及流过机体某一部分或某一器官的平均流量比较可靠的方法之一,是以 1870 年费克提出的原理为基础。费克氏原理指出:血液流过机体或某一器官时,血流中某种特定的参照物质或是被机体(器官)吸收,或是被释出,于是血液中参照物质的浓度将发生变化。参照物质的变化量,在血液中的浓度及血流量之间有如下关系:

$$A = Q_i C_i - Q_o C_o \qquad (8\text{-}19)$$

式中　A——单位时间内机体(器官)释出或摄取的参照物质的量(mg/min);

　　　Q_i——流入机体(器官)的血流量(mL/min, L/min);

　　　C_i——流入的血液中参照物质的浓度(mg/mL, mg/L);

　　　Q_o——流出机体(器官)的血流量(mL/min, L/min);

　　　C_o——流出的血液中参照物质的浓度(mg/mL, mg/L)。

因为血液是按一定方向循环流动的,所以流入某部分机体(或器官)的平均血流量等于流出的平均血流量,即有:

$$Q_i = Q_o = Q$$

于是,式(8-19)可以变为:

$$Q = \frac{A}{C_i - C_o} = \frac{A}{\Delta C} \qquad (8\text{-}20)$$

根据式(8-20),如果已知 A,并测出 ΔC 就可求得流过某部分机体或某一器官的平均血流量。费克氏原理法首先用于心输出量的测定,采用氧气或二氧化碳作为参照物质,也可采用其他外来气体如一氧化氮(N_2O)作为参照物质。心输出量测定的详细内容可见本书有关章节,本节只介绍机体局部血流量的测定。

费克氏技术是采用纯氧作为指示剂。单位时间内充注指示剂的速率 dm/dt,是在某段时间内病人从肺活量计充有一定纯氧的气袋中吸收的氧量减去呼出气体中的氧含量。输入血液的氧浓度 c_i 由静脉血中测出。由于脑提取氧量与肾、肌肉等不同,从上半身返回到心脏的血液与下半身返回到心脏血液的氧浓度差别很大,所以不能从右心房内精确测量 c_i,而是血液经右心室泵作用混合后,在肺动脉处测量。医生使装在导管末端的气球局部地充气到一半容量(用 CO_2 或空气充到 $0.4\sim0.6\ cm^3$),在顺流血液的推动下至右心房,然后使气球完全充气(约 $0.8\ cm^3$),通过三尖瓣进入右心室,再从右心室经肺动脉瓣到肺动脉,由此抽取血液样本,从而测得静脉血的氧浓度。费克氏技术中输出血液是静脉血氧合后,再通过左心室很好地混合,然后由主动脉射出的动脉血。由于动脉中没有氧消耗,所以以输出血液的氧浓度可在任一根动脉内测量,一般用臂或腿动脉。这样血流量可由下式计算:

$$F = \frac{\dfrac{dm}{dt}}{c_a - c_v} \qquad (8\text{-}21)$$

式中　F——血流量(mL/min);

　　　c_a——动脉血氧浓度(mg/mL);

　　　c_v——静脉血氧浓度(mg/mL);

　　　dm/dt——单位时间内氧耗量(mL/min)。

图 8-35 为费克氏技术测量血流量的示意图。如果由肺活量计测出 15 分钟内的氧耗量 dm/dt,动、静脉的氧浓度差分别由放在动脉内和肺动脉内的导管抽取血样来测定。

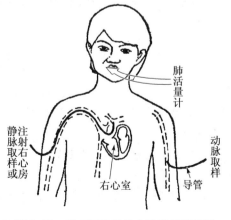

图 8-35　费克氏法测量心输出量原理图

费克氏技术是无毒的,因为指示剂氧是一种正常代谢物,当血液流经毛细血管系统时部分被带走;心输出量必须在几分钟内保持恒定,以得到氧耗量曲线的斜率。

利用费克氏原理法测定机体局部或内脏器官的血流量,虽然不是完全的无损伤测量,但是可以不经过损伤性外科手术,也不必进行对机体功能产生干扰的非生理性操作。使用费克氏法已成功地测得人或动物的肝、肾、肺、冠状动脉和脑循环等的平均血流量,举例如下:

1. 肝脏平均血流量的测定:测定肝脏平均血流量采用磺溴酞钠(BSP)作为参照物质,因为肝脏对 BSP 吸收的效率很高。肝脏静脉血管流出血液的检样可以用静脉导管采得。用静脉定量灌注法注入 BSP,并使其在血浆中的浓度维持在 $2\sim3$ mg/min 以下,此时,单位时间内(每分钟)从血液中移去的 BSP 总量中有 95% 以上是从肝脏门脉流过的,因此从实用的观点来说,只要血浆浓度恒定,就可以认为肝脏吸收 BSP 的速率即等于静脉灌注的速率,于是按式(8-21)可以得出。因为肝脏门脉血的 BSP 浓度不易测得,可用外周动脉血 BSP 浓度近似。

$$肝脏血流量(L/min) = \frac{肝脏吸收\ BSP\ 的速率(mg/min)}{外周动脉血的\ BSP\ 浓度(mg/L) - 肝静脉血的\ BSP\ 浓度(mg/L)}$$

需要说明,因为静脉血样仅是从数支肝静脉之一采得的,所以以上计算值一般只作为肝血流量的近似值。

2. 肾脏平均血流量的测定:测定肾脏平均血流量可以采用碘锐特(diodrast)作为参照物质。肾脏是排出碘锐特的唯一途径,当碘锐特在血液中浓度不大时,它可以完全被清除,其中大部分由肾小管排出,小部分(约占 16%)是由肾小球滤过后排出。如果已知单位时间内碘锐特的尿内排出量和它在血液中的浓度,就可以算出肾组织的血流量。例如,测得每分钟排泄到尿中的碘锐特为 600 mg,输入肾脏的动脉血浆内碘锐特浓度为 1 mg/mL,而低浓度时血液中的碘锐特可被肾脏完全排除,即肾脏静脉的输出血浆中碘锐特浓度为零。如果血细胞的比容为 40(即 100 mL 血液中血细胞容积为 40 mL、血浆为 60 mL),则血液里碘锐特的浓度为 0.6 mg/mL,代入式(8-20),可以算出肾脏血流量为 1 000 mL/min。

3. 脑组织平均血流量的测定:测定脑组织平均血流量可以采用一氧化二氮气体(N_2O)作为参照物质。测量时,自开始吸入 N_2O 到它在血流中达到平衡这一期间,同时抽取几次动脉和静脉血样(也可以连续采样)进行分析。动脉血样可采自任何动脉,静脉血样应从颈内静脉抽取。当 N_2O 在血流中达到平衡后,即可根据血样的分析结果按费克氏原理求得平均流量,即:

$$脑组织平均血流量 = \frac{单位时间内脑组织摄取的\ N_2O\ 总量}{动脉血内\ N_2O\ 浓度 - 颈内静脉血内\ N_2O\ 浓度}$$

因为上式的分子项是不能直接测定的,所以按经验数据确定,取为平衡时静脉血中的 N_2O 浓度与分离系数的乘积,分离系数等于 1.3。计算结果乘以 100,即得到每 100 g 脑组织的血流量值。

采用同样方法,可以测量心脏的平均血流量,但此时静脉血样应从冠状窦抽取,分离系数为 1.0。

4. 监测呼出和部分重吸入气体中 CO_2 测心排量(RBCO)。根据费克氏原理:

$$CO = 氧耗量\ /(肺静脉血氧含量 - 混合静脉血氧含量)$$

由于测量氧耗量具有一定难度,肺静脉血氧含量和混合静脉血氧含量测定也不简便,故以此为基础,推导出以 CO_2 浓度及清除率来计算 CO 的公式:

$$CO = CO_2 \text{ 清除率} / (\text{静脉血 } CO_2 \text{ 含量} - \text{动脉血 } CO_2 \text{ 含量})$$

根据这一公式,20 世纪 80 年代中期,研制出利用呼出、部分重吸入气体中 CO_2 的监测来间接计算 CO 的方法。此方法的基本过程为受检者重复吸入上次呼出的部分气体。由于吸入的 CO_2 量较少,重吸收时间短暂,而 CO_2 的体内储存体积较大,故假设混合静脉血 CO_2 浓度保持不变。而动脉血 CO_2 含量可通过呼气末 CO_2 分压与 CO_2 解离曲线间接推算。于是,上述公式可改为:

$$CO = \Delta VCO_2 / SK\,\Delta ETCO_2$$

式中　ΔVCO_2——基础和重复吸入时 CO_2 的消耗值之差;

　　　S——CO_2 解离曲线的斜率;

　　　K——肺泡死腔的校正系数;

　　　$ETCO_2$——呼气末二氧化碳;

　　　$\Delta ETCO_2$——基础状态与重复吸入期 $ETCO_2$ 之差。

根据这一计算理论设计的 RBCO 监测仪已在临床使用。其具体操作步骤是:在气管导管及呼吸机 Y 型环路之间加一个 CO_2 分析仪、三向活瓣及死腔环路。一个测量周期为 3 min,其中 60 s 为分析基础值,然后三向活瓣开放,死腔环路内流入上次呼出的部分气体(约 150~200 mL)再随吸入重新吸入,持续时间为 50 s,所测得数值为重复吸入期数值,接着三向活瓣关闭经 70 s 恢复到基础状态。基础值与重复吸入值的差用于计算 CO。

通过大量的临床和动物实验,RBCO 结果的准确性已得到认同。与温度稀释法对照比较,两者具有良好的相关性。RBCO 最大的优点是它的无创性,在保留自主呼吸(气管插管下)的同时,也可对 CO 进行连续测定;操作简单,仅需将其连接在气管导管开口与 Y 型呼吸环路之间,按动开关即可自动监测。可监测的指标还包括:每搏量、肺毛细血管血流量、$ETCO_2$、CO_2 清除率、分钟通气量、分钟肺泡容量、吸气末期容量、呼气末期容量、吸气峰压、顺应性变化气道阻力、通气死腔等。然而,RBCO 监测是以混合静脉血 CO_2 浓度不变作为假设条件,肺动脉分流是通过 SpO_2 和 FiO_2 间接算出,故临床监测中,如有影响混合静脉血 CO_2、肺内分流和通气死腔/潮气量比值的情况出现时,均会对 RBCO 监测的准确性造成干扰。

8.4.2　指示剂稀释法

指示剂稀释法也需要在血液中注入特定的参照物质——指示剂。与费克氏法原理不同,稀释法是一种非稳态技术,所用的指示剂应迅速注入血液,然后观察注入的器官内腔或血管内的指示剂被血流经该器官内腔或血管的血液稀释的速率。设从机体某输入侧(即注入点)迅速注入的指示剂总量为 A,血液平均流量为 Q,从机体某输出侧(即测量点)测得的血液中指示剂浓度为 C,因为迅速注入的指示剂逐渐被血液稀释,其浓度不断变化,也就是说 C 是时间 t 的函数,所以可记为 $C(t)$。于是,在时间增量 $\mathrm{d}t$ 内,通过测量点的指示剂量 $\mathrm{d}A$ 可以求得:

$$\mathrm{d}A = QC(t)\mathrm{d}t \tag{8-22}$$

将该式两边从 $t=0$ 到 $t=\infty$ 积分,并注意到指示剂总量 A 即为 $\mathrm{d}A$ 的积分值,于是就得到血液平均流量：

$$Q = \frac{A}{\int_0^\infty C(t)\,\mathrm{d}t} \qquad (8\text{-}23)$$

如果在输出侧测量点上连续精确地测出指示剂浓度 C 与时间的对应数据，描绘出时间曲线（图 8-36），那么就不难求得 $C(t)$ 曲线与时间轴 t（即坐标横轴）之间的 C 面积。而由积分的几何解释可知，该面积值即为 $\int_0^\infty C(t)\,\mathrm{d}t$，根据式（8-23）可得出待测血流的平均流量值。

需要指出的是，由于血液再循环的影响，实际测得的 $C(t)$ 曲线在达到峰值后不是连续下降的趋势，而会因再循环的影响出现起伏，如图 8-36 中实线所示。计算时，或者设法消除再循环的影响，或者忽略其影响。

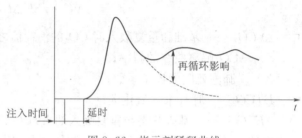

图 8-36　指示剂稀释曲线

指示剂的注入点选择在待测器官或血管的上游端，采样处（即测量点）位置一般选在该器官内腔或该血管的稍下游处，也可以选在离注入点较远的地方。为了取得较高的测量精度，指示剂的注入应在短时间内完成，尤其在采样点离注入点很近时，注入工作必须在瞬时完成。

根据指示剂的不同种类及其对血流特性的不同影响。稀释法又可分为染料稀释法、热稀释法、放射稀释法及高渗盐液稀释法。

染料稀释法注入血浆与染料，染料的选择见本书心输出量测量部分。如采用心脏绿（Indocyanine）染料，它的光学吸收峰在 $805~\mu m$ 处，这时血液的光学吸收系数基本不随氧饱和程度而变，这就可以避免对血氧的饱和程度作任何修正。用此指示剂可以测量静脉的血流量。血流光密度的变化可以用光电池或光电倍增管探测，探测器测头可以做成环包血管的形式，也可通过导管连续取样送入专门的设备检测。

热稀释法是往血管中注入冷的（0℃或 18℃～22℃）的 5% 葡萄糖液或适当浓度的生理盐水，改变血液的热量分布。采用注射针头式的热敏电阻测头检测血流温度的变量，求得血液温度随时间变化的曲线，通过计算求出血流量。

放射稀释法是注入放射性同位素，如 P^{32}、I^{131} 等，用连续扫描仪等仪器检测血液中的放射性剂量，得出血液中放射性同位素剂量随时间变化的曲线，再通过计算求得血流量。

1. 染料指示剂稀释法

临床中测量心输出量最常用的方法是采用一种带色的染料——印度花青绿（心脏绿）作为指示剂。它能满足指示剂的要求：①具有惰性；②无害；③可测量；④经济；⑤始终能留在血管内。此外，其光吸收峰为 805 nm，在这种波长下，血液的光吸收系数不受氧合作用的影响，即不受血氧饱和度的影响。染料稀释成等渗盐液体，通过导管直接注入肺动脉或用注射针注入大静脉或接近大静脉的静脉管内。在开头十分钟内约 50% 的染料由肾排出，所以可以进行重复测定。

恒流泵从放在股动脉或肱动脉的导管抽取血液,测得浓度稀释曲线。血液是通过比色皿抽取的。利用吸收光度学原理,由比色皿连续地测出染料的浓度。双通道血氧计的805 nm通道用以测量染料稀释曲线。临床医师可用已知数量的染料和一定量的血液混合后,通过比色皿抽取血液对比色计进行标定。

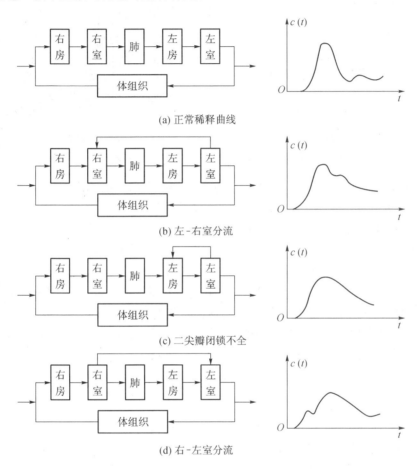

图 8-37 异常血液分流和稀释曲线的型式图

稀释曲线的形状可提供附加的诊断信息。图 8-37(b)表示左、右心室间存在分流(室隔膜有一小孔)。由于血液再循环比正常快,所以导致较早就出现再循环峰。当存在左、右室分流时,输送延迟很短,这是由有些染料没有通过肺血管就到达取样点引起的。

常用稀释法测量心输出量有比色法和耳承法两种。比色法已经提及。耳承法的测量原理是在理想情况下通过导管把染料注入肺动脉,如果没有条件,则尽可能从靠近心脏的大管径静脉注入。成人注入染料的数量为 5 mg,小孩可根据体重成比例减少。染料先通过三通阀慢慢注入接有注射针的延伸管内,把针插入病人静脉,然后转动三通阀门,以尽可能快的速度(小于 1 s)将 10 mL 生理盐水注入延伸管,这样染料就迅速地注入静脉内。染料在心室混合后,由放在耳垂上的光电元件所接收。图 8-38(a)为染料注射示意图,图 8-38(b)为所得到的稀释曲线。

由式(8-23)可知,计算心输出量的关键是决定浓度曲线下的面积。但由于再循环所引

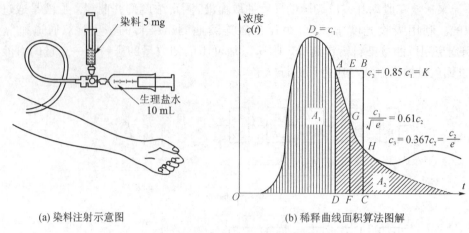

(a) 染料注射示意图　　　　(b) 稀释曲线面积算法图解

图 8-38　稀释法测量示意图及算法图

起的误差,使稀释曲线的指数部分(虚线)改变形状,有再循环时,有两种方法预定理想指数衰减曲线。一种是在出现再循环峰前预定理想指数曲线的途径,在浓度稀释曲线上把面分成等同力格,或由面积仪求和。显然,这种方法既费时,精度也不高。另一种是采用代数积分法以接近于理想稀释曲线。从图 8-38(b)可以看出,稀释曲线的峰值为 $c_1 = D_p$,A 点的浓度为 $0.85c_1$,它也是稀释曲线按指数下降的起始点。采用 Lilienfield-Kovach 法,把曲线下的积分分为 A、H 两个部分。A_1 面积可由电子积分器积分后求得;A_2 面积可用高度为最大峰值 85% 乘 A、H 两点间的时间,H 点为稀释曲线上幅值为 $(c_2/e) = 0.367c_2$ 的点,所构成的矩形 $ABCD$ 面积求得。而且 $\Box ABCD = 2\Box AEFD$,如果 $DC = t$,$AD = 0.85c_1 = c_2 = K$,则整个稀释曲线面积为:

$$AreaD = A_1 + A_2 = A_1 + Kt_s = A_1 + 2K\frac{t_s}{2} \tag{8-24}$$

$t_s/2$ 为稀释曲线上 A、G 两点间的时间,G 点浓度值为 $K/\sqrt{e} = 0.16K$。为了避免再循环的误差,求矩形面积时,把时间提前到 G 点来计算。当整个稀释曲线面积求出后,就可求出心输出量:

$$CO = \frac{60m}{\left(\dfrac{C_G}{D_G}\right) \times AreaD} \tag{8-25}$$

式中　m——注入染料量(mg);

　　　C_G——终末浓度(mg/L);

　　　D_G——浓度曲线上终末浓度的幅值(mm)。

因循环血容量 $(TBV) = m/C_G$,故上式可改写成:

$$CO = \frac{60(TBV)D_G}{AreaD} \tag{8-26}$$

由上式可知,知道了稀释曲线面积,并从浓度曲线图上测得 D_G 的高度,只要知道 (TBV),就可计算出心输出量;反之也可以从心输出量计算循环血容量。

可用两种比色的方法求心输出量。其一是使 $C_m = m/L$ 的已知浓度,而 D_m 为浓度曲线

上 c_m 所对应的振幅值,则可由下式计算心输出量:

$$CO = \frac{60m}{\left(\frac{C_m}{D_m}\right)AreaD} = \frac{60D_m(TBV)}{AreaD} \tag{8-27}$$

另一方法,细胞有一定的光学常数(光路长),如果用比色法测定每一光吸收系数,血液中的指示剂浓度就可从所记录的振幅与时间特性曲线上求得。这种情况下,溶于血浆中的指示剂色素对红血球容积做必要的修正。用此法时可由下式计算心输出量:

$$CO = \frac{60m}{AreaD \times k(1-H_t)} \tag{8-28}$$

式中　k——细胞及比色吸光系数的常数;

　　　H_t——红血球细胞的比容值。

用式(8-25)~式(8-28)计算心输出量时,都必须进行色素稀释浓度的测量。常用比耳定律来测定,即溶液中的物质对光照射都有光吸收效应,不同物质各有自己的吸收光谱。所以,当单色光通过溶液时,其能量由于吸收而减弱,光能量的减弱程度和物质在溶液中的浓度有一定的函数关系。用透射光强 I 与入射光强 I_0 之比的透射率来表示:

$$T = I/I_0 \tag{8-29}$$

$$\log(I/I_0) = kcL \tag{8-30}$$

式中　c——浓度;

　　　k——光吸收系数;

　　　L——溶液的光径长度。

当溶液的容器长度 L 不变和入射光吸收系数不变时,吸光度 $E = \log(I/I_0)$ 与浓度 c 成比例。所以,进行浓度测量时,首先必须对透射率做对数处理。另外,对不同物质应采用不同的单色光源。用比色法求心输出量时,必须对动脉进行穿刺手术,通过导管或动脉针引出血流,由电动机带动 50 mL 的注射器以 0.5~1 mL/s 的速度抽引。所以进行这种方法测量时,应特别注意电安全问题。一般采用直流电机来带动吸引泵,而且测量电路必须与箱体在电气上隔离。采用非创伤性的耳承法可避免上述问题,所以应用日益广泛。

2. 热稀释法

热量也是无毒的物理量,它和氧一样,在血液流经身体时被带走,所以也是一种指示剂。由于热量可以通过血管壁散失,所以注射点和取样点间的距离应尽可能短;但为了保证热量和血液之间混合均匀,距离长些则更有利。此外,不应让指示剂通过肺,否则热量损失太大。所以,折衷的办法是从右心房注入热量,通过右心室使血液和热量充分均匀混合,最后从肺动脉处进行血液的温度测量。由此可以求出血流量 F:

$$F = \frac{q}{\rho_b c_b \Delta T} \tag{8-31}$$

式中　q——加热速率(W);

　　　ρ_b——血液密度(kg/m³);

　　　c_b——血液比热(J/kg·K);

ΔT——温度差(K)。

以上两种用连续输注指示剂法,都需要进行心导管插入术。连续输注热或冷的盐水会使循环血容量过度扩大,所以并不实用。这些方法目前在临床上已很少采用,被快速输注指示剂-稀释法所取代。

染料稀释法中由于存在再循环而出现循环峰,所以在计算面积时,一般采用代数方法来计算,如果采用冷盐作指示剂,就可避免这一问题。因为注射容积通常只有 10 mL,所以循环血液将使冷盐迅速加热,因此用冷盐指示剂是测不到再循环峰的,这时只要用积分器求稀释面积就可以了,所以该法在临床应用得较多,但它必须进行插管手术。图 8-39 所示为一根特殊的四腔导管,它通过臂静脉漂入肺动脉。在导管末端装有气球,它和一根管腔相通;用注射针打入某些气体使气球膨胀,血流的动力把它顺流带入肺动脉。冷却的盐水指示剂通过第二根管腔注入右心房,指示剂在右心室内和血液混合,所造成的温度下降由放在肺动脉中靠近导管端部的热敏电阻检出,然后由第三根腔引出热敏电阻的输出引线,第四根腔用以抽取血样。导管可在心内放 24 小时,在此期间可进行多次心输出量测定,这是染料稀释法所办不到的,此外它不需做动脉穿刺。

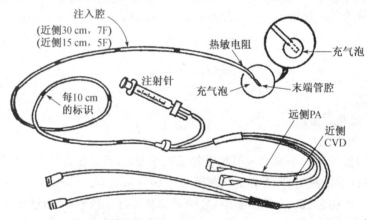

图 8-39 热稀释系统四腔导管

同样根据稀释法求流量的原理,推出下述方程式:

$$F = \frac{Q}{\rho_b c_b \int_0^t \Delta T_b(t)\,dt} \quad (\text{m}^3/\text{s}) \tag{8-32}$$

式中 Q——注射物的热含量 $= V_i \Delta T_i \rho_i c_i$(J);

ρ_b——血液密度(kg/m³);

c_b——血液比热[J/(kg·K)]。

上式看来有很多计算因子,实际上很多是恒定值,经简单变换后用下式求心输出量:

$$CO = \frac{60 \times 1.08 c_t V_i (T_B - T_i)}{\int T'_B \, dt} \quad (\text{L/min}) \tag{8-33}$$

式中   1.08——其余常数的合成,无量纲;

c_t——注入物在导管中温升的校正系数,由不同类型导管的制造厂规定;

T_B、T_i——分别为血液和注射物的温度;

T'_B——在肺动脉测试点之血液温度;

V_i——注入物容积(L)。

测温的惠斯登电桥的激励所采用的直流电源应当非常稳定,至少在短时间内要如此。干电池可以满足这一要求,因为它在短期内甚至在较长时间后发生变质时仍保持相同的电平。但多数情况下,使用浮置隔离电源,先降低到一低电平,然后用锗二极管稳压到近 200 mV 的电位,这样在电气上也较安全。

热稀释法计算心输出量框图如图 8-40 所示。当热敏电阻在正常体温时,调节桥路使输出为零。注入冷盐或 5% 葡萄糖溶液之后,桥路输出为 1.8 mV/℃,它再通过放大器放大到 1 V/℃。放大后的高电平信号通过隔离器到其余部分电路,一部分通过输出接口到记录器,同时也加到由运算放大器构成的电子积分器。积分器输出相应于 CO 式的分母以(V/℃)·s 的因子变化,积分器提供仪器所要求的温度积分。积分器输出 V_y 加到模

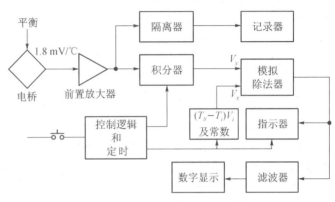

图 8-40 热稀释法求心输出量框图

拟除法器的分母输入端,而分子输入为 $(T_B - T_i)$、V_i 和常数。这样模拟除法器即输出 CO 值。

图 8-41 所示为热稀释释放大器及测量部分。探头和导管末端热敏电阻分别测出注射盐水(或 5% 葡萄糖溶液)和血液温度,其差值由保持电路储存。为了防止泄漏电流进入心脏,发生微电击危险,导管部分应通过变压器隔离。为此通路须把桥路输出调制成交流信号,通过变压器传输到未隔离边后,再经解调和滤波恢复成直流信号。

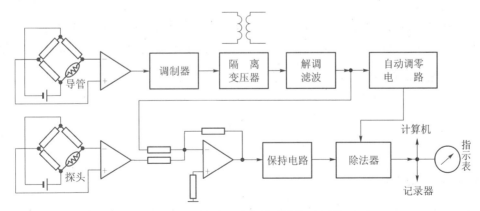

图 8-41 热稀释释放大器及测量示意图

热稀释法有一系列问题引起测量误差:①注射点和取样点间温度和血液混合得不充分;

②血液和心腔壁之间有热交换；③注射前后通过导管壁有热交换。所以采用某台仪器后，对不同导管及其长度、注射剂温度和数量，可采用不同的热稀释系数来校正。通常用染料稀释法来校核热稀释法的结果，以修正误差。

3. 连续输注指示剂——稀释法

心输出量是心血管循环系中的一个最重要参数，它反映全身所有组织所得到的血流量。心输出量不是瞬间搏动流量，而是每分钟心脏所泵出的血容量，它是每搏输出量与心率的乘积，由下式表示：

$$CO = SV \cdot HR \tag{8-34}$$

式中　CO——心输出量（L/min）；

　　　SV——每搏输出量（L/次）；

　　　HR——心率（次/min）。

如果每搏输出量为 42 mL/次，心率为 86 次/min，，则心输出量 $CO=42$ mL/次×86 次/min$=3.61$ L/min。

由血流量可以推出心输出量。求血流量时，必须把传感器直接放进被测血管里，它应处在刚离开心脏的肺动脉或主动肺血管中。若把传感器放在动脉系统下游的血管中，不可能得到输出量数据。这种方法只能用于开胸手术的病人。多数场合采用稀释技术，即把已知浓度的一些示踪物质注进在心脏之前的静脉流中，指示剂通过心脏之后，在其下游测出稀释后的浓度，由此可以求出心输出量。

当把已知数量的指示剂 m_0 加入容积 V 后，指示剂浓度为 $c = m_0/V$；再加入数量为 m 的指示剂，则浓度增量为 $\Delta c = m/V$。若在测量点中，容积的流体连续流走并不断更新时，若要保持浓度变化为一常数，则就必须在单位时间内连续加入固定数量的指示剂，即 $\Delta c = (dm/dt)/(dV/dt)$。按此式，就可计算出流量：

$$F = \frac{dV}{dt} = \frac{\frac{dm}{dt}}{\Delta c} \tag{8-35}$$

上式也可按质量传输原理推导出来。假定某血管输入指示剂浓度为 c_i，血流量为 F，则单位时间内进入血管内的指示剂数量 c_iF。如果单位时间内注入指示剂数量为 dm/dt，假定离开血管的指示剂浓度为 c_o，在稳定状态下，进入指示剂数量加上单位时间加入的指示剂量等于血管输出的指示剂量，故 $c_iF + \frac{dm}{dt} = c_oF$。由此可得：

$$F = \frac{\frac{dm}{dt}}{c_o - c_i} \tag{8-36}$$

8.4.3　容积法

容积法测定血流量的原理很简单：如果某一器官或机体某一部分的静脉回流被阻断，则在阻断期间该器官组织的容积变化将代表该时间内进入这部分组织的血量。这种方法常用来测定进入肢体的平均血流量。

如果测定的是进入肢体某一段的平均血流量,如图 8-42 所示,仅测量进入小腿部分的平均血流量,这时需要使用两副脉带。第一副为静脉脉带,加在肢体的近端,即图中的膝关节上部,并充气到刚好使静脉回流闭塞。第二副为动脉脉带,加在被测肢体远端,即图中的踝关节之上,并与静脉脉带同时充气到使静脉和动脉血流都闭塞,这样,被测肢段容积的增加可以认为完全是由于进入该肢段的动脉血流造成的。所以测出了被测肢段的容积变化曲线的斜率,就可以得出流入该肢段的平均血流量。但是这里应该考虑到脉带充气所产生的假象,当静脉回流闭塞后,很快引起血流减慢,使血流量少于正常值。因此,为了提高测量精度,操作和测量的时间应尽量缩短。

如果被测量的是整个肢体,例如,测量进入膝关节以下包括小腿和脚的血流量,可省去肢体远端的动脉脉带,而只保留近端的静脉脉带。采用类似的方法,还可以测定进入手指、脚趾等的平均血流量。

容积法测定血流量的关键是容积变量的测定。测定容积变量的装置有许多种,现仅介绍充水系统和充气系统两种类型。

1. 充水系统:如图 8-42 所示,用一充水的脉带包在被测肢段上,采用一软橡皮套用来

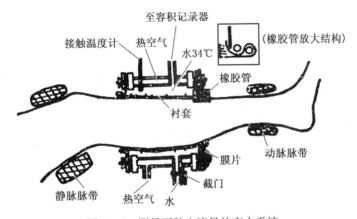

图 8-42　测量下肢血流量的充水系统

在脉带与其刚性的外容器之间充水形成水套。肢体容积的变化量由水套传递出来,并被一传感器检出后输入容积记录仪记录。因为实际测量时,容积变化量是相当小的,一般都小于 1%,所以温度变化对于测量基线稳定性的影响不容忽视,为此系统采取了相应措施以减少温度的波动。

2. 充气系统:上述充水系统,由于水套包住了被测肢段,水的静压可能给测量带来误差。另外,水套系统的反映时间较长,且结构比较笨重。充气系统却较好地克服了这些不足。如图 8-43 所示,被测肢段置于一个密闭的充气室中,利用一个压差式气体流量传感器,测定由于肢段容积改变而造成

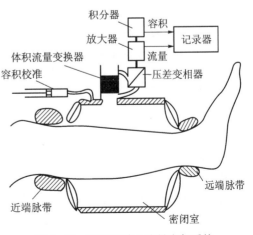

图 8-43　测量下肢血流量充气系统

253

气室内气体的流动量,通过积分器求得容积变量,并输送给记录仪记录。压差式气体流量传感器是由流量变换器和压差变换器两个部分组成的。对于充气系统来说,气密性对于测量精度是很重要的,但在图 8-43 所示系统中却不一定需要达到理想的气密状态,因为它的流量传感器出口端是开放的,所以,只要充气系统对于气体的泄漏阻力远大于流量传感器对于气体的阻力即可。该系统采用一种双壁膜片,其内区与真空泵连接,这样就达到了良好的密封效果。充气系统的频率响应比充水系统有很大改善。采用活塞泵作为交变气源,对图示系统的频率范围做过测定,发现 0～25 Hz 基本是平坦的。但是,气体的热膨胀效应比水更为明显,所以使用时应尽量减少环境温度的波动。

8.5　脉搏波和心音概述

心脏在周期性搏动过程中挤压血液引起动脉管壁的弹性变形,首先使近心端的大动脉变形而发生搏动,随后引起中心动脉的搏动。由于心脏和血管的周期性搏动从而引起心壁和血管壁的位移,这些位移表现在体表动脉上的有挠动脉波、肱动脉波、颈动脉波、颞动脉波、股动脉波、肢端动脉波,表现在心尖部位的搏动被称为心尖搏动波等。这些搏动现象都可以用手的触觉在体表感觉到,搏动波被广泛地用于生理测量研究和临床监护中。

脉搏波从心脏传递到不同部位的动脉中所需的时间是不同的,这可以通过实验测得,例如,在颈动脉和挠动脉处各放一个脉搏波传感器,另外再记录心电信号作为参照,则可以发现心脏开始抽动到两个脉搏波传感器出现搏动波的时相上有一定的差异,心脏开始收缩后0.1 s,在颈动脉处出现搏动,经 0.22 s 后在挠动脉处出现搏动,其传递速度大约为 6～8 m/s,这比血流的速度大 12 倍左右。脉搏波的传递速度对于评定动脉系统的病变是有价值的,它与动脉壁的弹性有着直接的关系,血管的病变会影响到脉搏波的传递速度。在实际测量动脉波的过程中往往还需根据心电、血压、血流、心音等变化情况作为参照和综合评价的依据,同时还需施加一些外界的刺激以观察其变化。

脉搏波的主要频谱分量的频率很低,一般都在 20 Hz 以内,因此都是一些次声波,人的耳朵并不能听到。脉搏波的测量仪器的频率响应一般有 0.1～30 Hz 即够用,有特殊要求时可以适当展宽其频率范围。

在一个心动周期中,可以明显地听到两个心音,即第一心音和第二心音,有时也可以通过记录器记录出第三心音和第四心音。

关于心音的形成说法不一,一般认为主要是心瓣膜的开闭,另外心肌的运动、血流的冲击、肺的颤动都会发出一些声音,但是这些声音的成分在检测得的心音波形中所占的比例很小。

第一心音的音调较低,持续时间约 0.2 s,第二心音的音调较高,持续时间约为 0.08 s,第三心音的音调也较低,经过的时间约为 0.04 s,偶尔还可测得第四心音,但很弱。

既然心音主要是由于瓣膜开闭时的振动所产生的,则心脏在有病变或缺损时心音发生变化,因此心脏听诊就可诊断一些疾病。

心音的频率范围分布比较宽,一般的心音测量仪具有 40～300 Hz 的频率响应就够用了。心杂音的频率可以达到几千赫兹,但通常认为那些高频成分的实用价值是很小的,而且为了把它们全部记录出来，对仪器的要求也很高，所以通常并不那样做。

用听诊器所听到的心音和用仪器记录出来的心音是有相当大的区别的，因为人的耳朵对一些低频分量是不敏感的，而仪器的记录则可以比较完整地显示心音的全貌。

脉搏波测量传感器和心音测量传感器之间有着很密切的关系。如果传感器的频率响应范围为 0.1～300 Hz，同时又具有足够的灵敏度，那么只要在结构上作适当调整就既能测心音，又能测量脉搏波。

另外，因为在脉搏波和心音的测量中都不要求测得静态分量，所以传感器的一些缓慢变化的零点漂移和温度漂移都可以得到隔离而不进入放大器和记录器，这样更便于传感器的研制。

8.6 脉搏波传感器

脉搏波传感器的种类很多，就其基本原理来分，大体有三种：液体传导式、接触传导式、光传导式。另外还有阻抗法脉搏波测量等，本节只介绍前三种方法。

8.6.1 液体传导式脉搏波传感器

液体传导的脉搏波传感器是通过密封的液体将动脉的博动传递到敏感元件上，这种方法灵敏度较高，但传感器结构的零件数量较多，要防止长期密封的液体泄漏。

液导式脉搏波传感器在国内外都有实际例子。图 8-44 是一个用半导体应变片制成的液导式脉搏波传感器的结构图。壳体 8 的内腔被金属膜片 1 分隔成上室和下室两部分，下室前端开口处用柔软的塑料膜片 2 和密封环 4 密封，该室里充满了水。上室内由空气充填，其内有一个气体压力调节器 7，它可以调节金属波纹管 10 的长度，因此上室内空气压力就会因波纹管的调节而改变。在金属膜片上用环氧树脂粘贴有两只半导体应变片，并通过引出线与测量电桥相接。

当下室内充满水以后，金属膜片将发生挠曲，使得半导体应变电桥输出一个相应的静压力信号。另外，在传感器测量脉搏波时，需要有一定的外加力将传感器固定于体表动脉上。这样，传感器又受到了一个静态压力的附加作用，这两部分静压力在传感器中的作用将会引起一个较大的组合静态输出量。

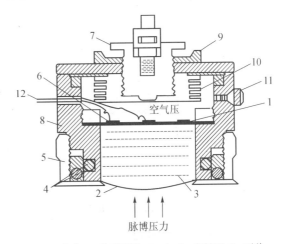

1—金属膜片；2—塑料膜片；3—水；4—密封环；5—下盖；
6—半导体应变片；7—气体压力调节器；8—壳体；9—压紧
螺母；10—波纹管；11—通气孔密封螺钉；12—引出线

图 8-44　用半导体应变片制作的液导式脉搏波传感器

这个组合静态输出可能会超过传感器的量程，因此，就可能使传感器的有效灵敏度下降并出现较大的非线性。为了使传感器具有较好的实际测量性能，可以调节上室内的空气压力调节器，改变波纹管的长度使上室内的空气压力改变，从而使金属膜片两侧的压力差缩小，使膜片的变形接近于受此静压前的初始状态,这样就可以使被测量的脉搏波压力范围控制在传感器的测量范围内,以此保证获得较高的测量精确度。

此传感器所测得的脉搏波波形与直接式动脉血压测量所得到的脉压波形具有较好的一致性。传感器具有较高的灵敏度,其线性度和迟滞误差都小于百分之一。

在脉搏波测量技术中,有一种新颖的半导体脉搏波传感器,它是用压敏晶体管的,下面先介绍一下这种新型的换能元件。

压敏晶体管的类型一般有两种:压敏二极管和压敏三极管。压敏三极管可制作多种仪器,用途很广。

半导体材料制成的 P-N 结具有各向异性的应力效应,对于面接触式的晶体管来说,如果我们在发射极 e 上施加一定的压力 P,则此局部压应力通过发射区传至两个 P-N 结上(对二极管来说就是一个 P-N 结)。发射结受到局部应力后,使得其晶体内部的载流子的迁移率和能带发生了变化,从而使结电阻发生变化。对于三极管而言就使得放大系数、基极电流等发生变化,从而使得晶体管输出一个与压力有关的电信号。

这种元件也可以组成多种结构形式,如台式(又称为面接触式)、压针式、悬臂式等。图 8-45 表示两种压敏三极管的结构。

图 8-45(a)为台式的压敏三极管,因发射极的制作面积较大,因此在它的上表面可以安放一个传递作用力的方块。图 8-45(b)为压针式压敏三极管,图中压力膜片与压针相连,压针的尖端与晶体管的发射极片相接,晶体管芯的底座上开有两个参考压力孔,可以用此孔提供晶体管内的参考压力。图 8-45(c)是压敏晶体管所接成的共发射极电路,有外力作用时就可以在输出端检测信号。

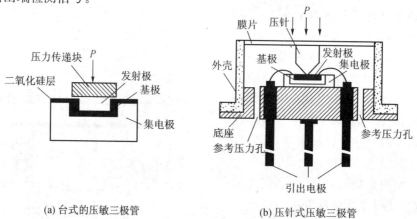

(a) 台式的压敏三极管   (b) 压针式压敏三极管

(c) 压敏三极管的外接线图

图 8-45　压敏三极管

图 8-46 是一个液体传导的压敏晶体管式脉搏波传感器。此传感器有一个塑料骨架,骨架的前端有一薄膜,其材料是塑料或橡胶,薄膜用一金属环紧固于骨架的外圆面上的弧形槽中。膜内侧有一液体耦合室,通过充填孔可以向此室内充填液体(如水),充满液体并排净气泡后再用密封螺钉将充填孔封好。液体耦合室的内侧有一圆孔,孔内有一压敏晶体管,用防水胶将它与骨架粘合,压敏晶体管的输出信号由电缆线引出。

此传感器还有一个后盖,后盖上有一小孔可以沟通外界的参考压力(这里是以大气压为参考)。此参考压力一直可以通到压敏晶体管的内膜片上,因此

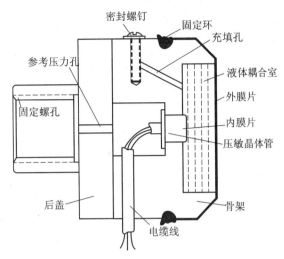

图 8-46　液体传导的压敏晶体管式脉搏波传感器

所测得的压力是相对于大气压的压差。固定螺纹孔可以拧入一个操作手柄,也可以用来固定传感器。当传感器固定于人体上时,外膜片与体表动脉紧贴在一起,动脉的搏动由外膜片传递到液体耦合室中,引起了液压的变化,再通过内膜片的传递,脉搏波的变化压力就作用到了压敏晶体管上,从而引起晶体管集电极电流的很大的增益。此输出量是随着脉搏波变化而变化的。

用压敏晶体管制作的脉搏波传感器的最大优点是输出信号大,也就是说灵敏度非常高,这一点是绝大多数换能元件所不能与其相比的,由于它的高灵敏度的特点,因此用来测量脉搏波这样的微量信号是非常适合的,它可以得到很高的信噪比。由于这一特点,现在也有人用此元件制作微音器。

此传感器的另一特点是其输出阻抗较低,因此与放大器的匹配就比较容易。传感器的抗干扰能力较强,并可以用普通的心电图机作为记录器。

对于脉搏波测量来说,传感器可以提供充裕的频率响应范围。另外,由于换能元件是晶体管,可以用现代的半导体工艺大批生产,因此成本比较低。

压敏晶体管最大的缺点是温度漂移比较大,因此制作仪器时应采取一些补偿措施。制作脉搏波传感器时,只需作一些灵敏度温漂的补偿,零点漂移和缓慢的温度变化引起的漂移是无需补偿的,因为脉搏波测量并不要求从零频率(即直流信号)开始。

假如压敏晶体管的制作工艺不佳或传感器的结构欠妥,将会使传感器的重复性和互换性较差,因此目前这种元件以及相应的传感器产品的种类还较少。

8.6.2　接触式脉搏波传感器

接触式脉搏波传感器是将动脉波动的位移通过刚性零件机械地传递到传感器的敏感元件上,从而得到与动脉壁位移成正比的输出信号。利用这种原理制成的传感器其特点是零件少、体积小、重量轻,同时也能获得足够的灵敏度和频率响应范围。接触式脉搏波传感器的种类比较多,主要有压电式、压阻式、电容式、霍尔效应式等。

1. 压电式脉搏波传感器

压电式脉搏波传感器可以做成悬臂梁式的结构,也可以做成简支梁式的结构。悬臂梁式结构本身的灵敏度较高,其频率响应对于脉搏波测量来说是很容易满足的。

图8-47为一个压电式脉搏波传感器,此传感器采用了悬臂梁式的结构,它是这样组成的:在金属基座的侧面开有一个孔或一个短槽,另外用绝缘材料制成一个两端开口的固定夹,在固定夹的一端嵌进了两片长方形的压电晶体片。采用两片晶体的目的是为了使其信号串联输出,从而获得更高的灵敏度。装配时两片晶体的极化方向不能弄错,否则将会使传感器的输出量为零。晶体片一般都是硬而脆的陶瓷材料,因此在有些设计中,两片晶体之间嵌进了一片金属弹簧片,这样可以增加组合悬臂梁的刚度,但也相对降低了

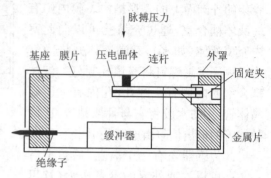

图8-47 压电式脉搏波传感器

灵敏度。此组合件装配完毕后嵌入基座并相对固定。此晶体片组成的悬臂梁的悬臂端有一短连杆使晶体片与弹性膜片相连接,当脉搏压力从膜片经连杆传递到晶体悬臂梁以后,两片晶体就会受到方向相反的应力作用,如上面的晶体片受拉,下面的晶体片受压。这样两片晶体就会出现相反的输出信号,用引线从悬臂梁的上下表面引出就可以得到与脉搏位移成正比的压电信号变化量。但因为压电晶体片本身的阻抗很高,容易引进外界干扰,另外晶体片的电容也容易受电缆线的分布电容的影响,而产生电缆线的运动干扰,因此当要求电缆线较长或处于运动状态下使用时,必须对电缆线及放大器的输入阻抗提出很严格的要求。为此在传感器中设置了一个缓冲器,此缓冲器是一个阻抗变换电路,它应该具有高输入阻抗,一般都采用场效应管作为输入级。同时还应该具有低输出阻抗,一般由源极输出器等低输出阻抗的电路组成。经过缓冲器以后,信号经绝缘子和电缆进入放大器。这时,因为输出阻抗很低,所以配用普通电缆也可以作较长距离的信号输送,同时也大大提高了传感器的抗干扰能力。

压电晶体本身不需供给电源,它属于发电式换能元件,因此传感器的耗电少,引出电缆线的芯线数目也少,这种引出电缆线可以做得细而柔软。

2. 压阻式脉搏波传感器

半导体压敏电阻是一种高灵敏度的换能元件,对于测量脉搏波这样的微弱信号是比较合适的元件,近来国内已有一些用国产半导体压阻片制成的脉搏波传感器。图8-48是一个压阻式脉搏波传感器的原理示意图,此传感器也采用了悬臂梁式的基本结构。

在此压阻式脉搏波传感器中有一根长条形弹簧片与基架相固定,在弹簧片的上下两侧各粘贴了一片半导体压敏电阻片。弹簧片悬臂的端点有一根导杆与其相接,导杆的另一端与圆形的接触片相接,此接触片的下表面也可以制成双曲线形状,这样对于测量挠动脉波更为有利。

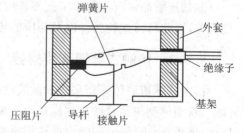

图8-48 接触传递的压阻式脉搏波传感器原理示意图

当脉搏压力作用于接触片以后,经由导杆传递推动了弹簧片,因此粘贴于弹簧片两侧近根部的压敏电阻片就发生了应变。而且弹簧片两侧的应变总是具有相反的方向,这两片压阻片每片中各含有两个压敏电阻条,利用这四个压敏电阻条就可以组成一个完整的四臂惠斯登电桥,电桥的输出量与作用于接触片上的动脉壁位移成正比,经引出电缆可以送至放大器的输入端。

8.6.3 光电式脉搏波传感器

光电式传感器在生物医学测量中的应用是比较多的,如血氧饱和度、容积、压力、微位移等方面的测量都有采用光电换能原理的仪器。

光敏换能元件的种类很多,考虑到传感器的体积、工作寿命、灵敏度、元件的强度等问题,在传感器中常用的光敏元件有三种:光敏电阻、光电池、光敏晶体管,这些光敏元件都属于半导体光敏元件。

使用光敏三极管时应注意光电流、耐压极限、耗散功率、环境温度等额定指标不要超限,否则将会缩短其寿命或烧坏元件。

血液是一种高度不透明的液体,例如,近红外单色光在一般的组织中的穿透性要比在血液中大几十倍,利用此现象可以制成指尖容积式脉搏波传感器。这些仪器可以用于微血管床的搏动波的测量,而这些部位的脉搏波用前述的几种脉搏波传感器是不合适的。当血液随着血管的搏动流经这些部位时,这些部位的透光率也将发生脉动变化,把脉动变化的光用光敏元件接收并转换成电信号,就可以配合以适当的记录仪器用波形描述这些部位的微血管床的搏动情况。

这类传感器的结构比较简单,图 8-49 是两种光电式脉搏波传感器的基本结构和使用情况。

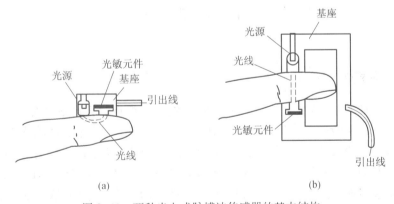

(a)   (b)

图 8-49 两种光电式脉搏波传感器的基本结构

图 8-49(a)中,光源和光敏元件处于被测部位的同一侧,光源所发出的光经指尖部的传递,有一小部分可以透过这一部分的组织和血液照射到光敏元件所在的窗口中,再由光敏元件检测出其变化,因此血液的搏动情况可以被描述。图 8-49(b)中,光源和光敏元件分别处于被测部位的两侧,光源发出的光线可以经指尖部透射到光敏元件所在的窗口,从而由光敏元件检测出脉搏的波动信号,这样记录的波也有将其作为指尖容积波处理的。此结构也常常被用于耳垂中的脉搏波动情况的记录。

光电式脉搏波传感器中需一光源,因此常常用一微型灯泡安于传感器内,灯泡发出的热量会影响到光敏元件的灵敏度,同时也使得被测部位的血管床受热,从而改变了血管的状态。因此现在已出现了"冷光源"的脉搏波传感器,它是采用光导纤维把远离传感器的光源的光线传递到传感器中,这样就可以避免光源热量带来的一些不良影响。

光敏元件虽然对于不同波长的光有一定的敏感选择性,但是对不在敏感点上的光波也会有一定的敏感度,只不过是转换效率低一些而已。因此光敏元件所接收的信号很容易混合一些外界光线的干扰。为此,可以用滤光片使光源变为单色光,光敏元件的窗口只能由此单色光通过,这样就可以有效地抑制外界的光干扰。

上面所述的传感器图 8-49(a)通常也称为反射型光电脉搏波传感器;图 8-49(b)为透射型光电脉搏波传感器,也可称为容积脉搏波传感器。

脉搏波传感器在使用时应该注意下列事项:①对于不同测量部位应选用不同型号的脉搏波传感器,例如,指尖部采用光导式,挠动脉、肱动脉、颞动脉可以采用接触式,心尖部采用液导式等。②检查传感器及其他环节的频率响应能否符合测量要求。③应借助一些辅助固定器具将传感器稳妥地固定于被测部位。安装时传感器的敏感中心应正对着皮下的动脉,否则将会使测得的信号幅度减小、波形失真。④注意检查传感器的漏电情况以免发生危险。⑤有些传感器对于加速度敏感,因此使用中应仔细,防止不必要的冲击和过载。⑥被试者应保持相对安静,以防产生伪迹。

从上述的三类脉搏波传感器来看,液体传导法传感器所感受的是动脉搏动而引起的传感器内部的压力变化;接触传导法传感器所感受的是动脉壁随脉搏波而变化的位移;光传导法则感受了脉搏波动时组织中血液透光率的变化。这三种测量方式都可以反映脉搏波的变化,当然它们并不绝对一致,关于三者之间记录差异的反馈较少。

8.7　血氧饱和度测量

8.7.1　血氧饱和度检测的意义

氧是生命活动的基础,缺氧是导致许多疾病的根源,严重时直接威胁人的生命。人体组织细胞进行新陈代谢所需的氧是从血液中获取的,血液作为一个载体将人体代谢过程中不可缺少的各种营养成分运送到组织中去,同时运走组织代谢中产生的有害物质。人体内的血液通过心脏的收缩和舒张脉动地流过肺部,一定量的脱氧血红蛋白(Hb)与肺泡中的氧气结合变成了氧合血红蛋白(HbO_2),只有约 2% 的氧溶解在血浆中,这些血通过动脉系统一直到达毛细血管。毛细血管中,氧合血红蛋白释放氧,为组织新陈代谢所利用,从而还原为脱氧血红蛋白。最后,血液经静脉系统回流到心脏,开始下一轮的循环。

能否充分吸入氧气,使动脉血液中溶入足够的氧,对维持生命是至关重要的。及时检测动脉中氧含量是否充分,又是判断人体呼吸系统、循环系统是否出现障碍或者周围环境是否缺氧的重要指标。临床上一般通过测量血氧饱和度来判断人体血液中的含氧量。血氧饱和度是指血液中(血红蛋白)实际结合的氧气(氧含量)占血液中(血红蛋白)所能结合氧气的最大量(氧容量)的百分比。因此,血氧饱和度的定义可表示为:

$$SaO_2 = C_{HbO_2}/(C_{HbO_2} + C_{Hb}) \qquad (8-37)$$

式中　C_{HbO_2}、C_{Hb}——分别表示组织中氧合血红蛋白和脱氧血红蛋白的浓度；

　　　　SaO_2——血氧饱和度值,之后采用的 S_pO_2 表示利用脉搏血氧仪所测得的血氧饱和度的值。

人体组织的血氧饱和度是人体最简单的生命指征之一,临床上许多场合都要对血氧饱和度进行测量,如心脏病人的外科手术、危重病人的抢救、新生儿护理、胎儿监护等。

8.7.2　血氧饱和度检测方法

血氧饱和度的检测手段分为有创和无创两种方法。

1. 有创检测

有创的方法是抽取动脉中的血液,利用血气分析法或在分光光度计测定光密度的基础上计算血氧饱和度。血气分析法是将采到的血样利用血气分析仪进行电化学分析,测出血氧分压进而进行计算,可为临床提供准确的血氧饱和度值,应用于很多需要准确的血氧饱和度数据的场合,如深低温停循环手术、产程中胎儿监护等。利用分光光度计测定从动脉血中抽取血样的光密度,并在此基础上计算血氧饱和度。这种方法仍用于临床的准确测定以及体外血液循环机的监测。此方法的原理则是以双波长的朗伯比尔定律为基础,并利用 Hb 和 HbO_2 的吸光系数随波长改变的特性进行计算,并且这一基本原理已发展作为无创检测的基础。

由于血氧饱和度的有创检测方法不仅费时,易对患者造成痛苦甚至感染,而且不能提供连续、实时的血氧饱和度数据,在病人处于危险状况时,不易使病人得到及时地抢救。因此采用无损伤性的快速准确的检测方法来监测血氧饱和度,便具有广泛而实际的意义。

2. 无创检测

鉴于血液中还原血红蛋白(Hb)和氧合血红蛋白(HbO_2)在红光、红外光区(600~1 000 nm)有独特的吸收光谱,从而使红外光谱法成为研究组织中血液成分的简单可靠的方法。利用光谱学的方法对生物组织进行无创检测具有安全可靠、连续实时及无损伤的特点。

由于人体动脉的搏动能够引起测试部位血液流量的变化,从而引起光吸收量的变化,而非血液组织(皮肤、肌肉、骨骼等)的光吸收量通常是认为恒定不变的。脉搏式血氧饱和度(SpO_2)测量技术就是利用这个特点,通过检测血液容量波动引起的光吸收量的变化,并且消除非血液组织的影响来求得血氧饱和度(SpO_2),这种测试方法简单易行。

脉搏式血氧饱和度测量技术作为一种能够无创、连续、实时的监测动脉血氧饱和度的方法,按照所使用的传感器采样方式的不同,还可以分为透射式和反射式两种。

透射式血氧饱和度测量方法主要用于成人或新生儿的血氧监护,目前已成为较成熟的手段,在临床和家庭保健场合有广泛的应用。但由于传感器使用的限制,在一些临床场合,如成人脑血氧检测和胎儿血氧检测中无法应用。反射式测量方法由于其使用时不受传感器安放位置的限制,适合在任何场合使用,在某些场合有更好的应用前景。

8.7.3　血氧饱和度检测技术的发展

利用氧合血红蛋白和脱氧血红蛋白独特的光谱吸收特性测量人体血氧饱和度的理论基础,最早可以追溯到 1851 年,德国的 August Beer 发表了吸收光测定基本原理,即朗伯比尔

(Lambert-Beer)法则。这一理论阐述了当特定波长的光穿过一定厚度的溶液时,光强的衰减程度,此理论到目前为止仍作为某些血氧仪检测血氧饱和度的基础。其后一些研究人员又针对吸收光谱与血氧饱和度之间的变化关系做了大量研究:1864 年,德国的 Felix Hoppe-Seyler 阐述了吸光系数随同血氧饱和度变化的现象;1876 年,德国的 Karl von Vierordl 阐述了手指的透光光谱随血氧饱和度的变化而变化;1931 年,德国的 Dudwing Nicolai 发表了用穿透光连续测定人体组织内血液的血氧饱和度变化的结果。

随着研究人员对血氧饱和度检测方式的研究,1939 年,德国的 Karl Matthes 等人发表了用红光及红外光两种波长连续测定人耳血液的血氧饱和度;1940 年,英国的 J. R. Squire 发表了通过压迫组织造成无血状态,并以此时的透过光量作基准以求得光波通过血液层后的衰减量(即无血法),其波长采用红光及红外光的透过光强度之比,对血氧饱和度做定量测定,从此成为可能;1941 年,美国的 Glen A. Millikan 等人采用两种波长的轻型实用装置出现了,但没有采用无血法,此装置是在二次大战爆发后,开发飞行员的血氧饱和度检测和自动氧气供给装置的同时制成的;1949 年,美国的 Earl H. Wood 等人发表了将 Glen A. Millikan 的装置与英国的 J. R. Squire 的无血法结合起来制成的高精度较实用的装置;1964 年,美国的 Robert F. Shaw 成功开发了不用无血法且精度较高的装置,他通过对八个波长光波在耳部透光率的测定,并根据多次试验统计所得常数值,导入公式,计算血氧饱和度,此装置可靠性强,但由于在患者身上的探头部分既大又重,价格昂贵,至今未能普及,通常只作研究之用;1974 年,日本的青柳卓雄等人发表了称为脉波血氧计的测试法,随后出现了应用此法的较为完善的实用化商品仪器,使血氧饱和度的无创连续测定手段达到了较为理想化的境界,并迅速地得以推广普及。

8.8 心音的测量

心音的测量可分为心内心音测量和心外心音测量两种。心外心音也就是通常所说的心音,是在胸壁外表面测得的。心内心音就是把微型的心音传感器装在心导管端部插入心脏或某些大血管内测得的心音信号,称之为心内心音和血管音。这种信号也可以通过某些高灵敏度的微型压力传感器测得,这在第 3 章中已经提到。

8.8.1 心内心音的测量传感器

图 8-50 为心内心音传感器,安装在一根心导管的顶端,再从肢体上的某些动脉或静脉血管分别插入大动脉或心脏内,可以测得不同分布点上的心内心音或血管音。

此传感器与本章所述接触传递的压电脉搏波传感器的结构有一些类似之处。传感器以一金属管为外壳,管中有一绝缘座,两片钛酸钡压电陶瓷片按相对的极化方向固定在此连接座

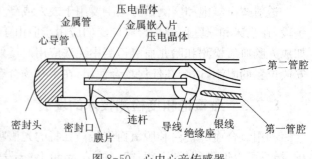

图 8-50　心内心音传感器

中。压电片构成了一个悬臂梁结构,在悬臂梁的端点有一连杆与其相接,连杆的另一端与金属管的开口处的膜片相接,金属管被包封在一双腔心导管内。心导管的一个管腔供传感器作引出线的通道,另一管腔在导管的侧面开口,可以由此管腔向心脏里注射药物或抽取血样。

心内心音信号由血液传递到膜片上,通过连杆使压电悬臂梁发生挠曲,因此两片晶体受到了相反方向的应力作用,它们所产生的信号电压由梁的上下两面上的引出线引出后相串联,这样比使用一片晶体的信号量大一些。在估算此传感器的灵敏度时,假设元件在测量时的挠曲是呈圆弧状的,则晶体的长度相对变形量可用下式计算:

$$\Delta l / l = h\delta / l^2 \tag{8-38}$$

式中 δ——梁的悬臂端的挠曲位移;

  h——梁的厚度;

  l——梁的长度。

每一片晶体的平均相对变形为:

$$S = \frac{\Delta l}{2l} = \frac{h\delta}{2l^2} \tag{8-39}$$

如果悬臂梁端点的受力为 P,则挠曲位移:

$$\delta = 4Pl^3 / h^3 wy \tag{8-40}$$

式中 y——杨氏模数;

  w——梁的宽度。

根据虎克定律得到每个元件所受的平均应力为:

$$Q = 2Pl / h^3 w \tag{8-41}$$

每个晶体片所产生的电压为:

$$V = d_p Pl / hw\xi \tag{8-42}$$

式中 d_p——晶体的压电常数;

  ξ——灵敏系数。

为了设计传感器用的放大器,估算传感器本身的电容量是重要的。元件是平板状的,因此可以用平板电容的计算公式,每个晶体片的电容量为:

$$C = 2K\varepsilon lw / h \tag{8-43}$$

式中 K——比例系数;

  ε——材料的介电常数。

压电材料硬而脆,为了防止悬臂梁断裂,在实际传感器结构中的两片晶体之间还嵌入了一金属片,从而提高了梁的机械强度和自然频率,但灵敏度也会有所下降。

如果要求此传感器具有良好的低频响应,则应该选用高输入阻抗的放大器,例如,要求低于 20 Hz 的频率范围内仍具有较平坦的幅频特性,则希望放大器的输入阻抗应大于 100 MΩ。

近年来,有人研究用脉冲多普勒原理与超声心动图测量技术相结合,测量心内心音。此方法的优点是无损伤性,这种仪器的原理见本书血流测量部分。

8.8.2 心外心音的测量传感器

在胸壁上测量心音的传感器主要有三大类型:空气传导式、接触传导式、加速度式。这三种形式的传感器目前在临床上及研究工作中都有大量的使用。为便于使用者了解不同的传感器的原理和特点,下面分别举例说明。

1. 空气传导式心音传感器

这种心音传感器是利用心脏搏动时通过胸壁传递出的心音波再经空气传递到传感器的敏感振动膜上,这个振动膜与换能元件相连,当空气振动时膜片就发生振动,从而带动换能元件并使其产生了与心音强度成比例的输出信号。空气传导的心音传感器有电磁感应式、压电式、电容式等原理,它们的结构和体积的差别很大。

1) 空气传导的心音传感器可采用电磁感应原理

图 8-51 为空气传导的电磁感应式心音传感器结构示意图,也称为动圈式心音传感器,它的结构与动圈式的扬声器或耳机很相似,但其换能作用正好相反,扬声器是由电能变换为声能,而心音传感器是由声能变换成电能。

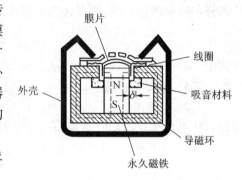

图 8-51　由空气传导的电磁
感应式心音传感器

这种心音传感器就是利用导体在一恒定的磁场中运动时,会在导体中感应出一定的电动势,这与发电机的工作原理是相似的。当导体的运动速度为 v,则感应电动势的公式为:

$$e = Blv \tag{8-44}$$

式中　B——与运动速度方向相垂直的磁感应强度的分量;

　　　l——导体的长度。

图 8-51 中圆柱形永久磁铁与导磁环组成了横截面为 E 形的结构,在环与永久磁铁的导磁环之间有一气隙 δ,并在其中套有质量很轻的线圈,此线圈与一膜片相对固定,膜片安装在导磁环的上部。因此,当传感器与胸壁接触时,在胸壁与膜片之间就存在有一空腔,心音的波动通过空腔中的空气引起了膜片的振动,膜片带动了线圈在恒磁场中振动。此恒磁场是永久磁铁通过导磁体及气隙而产生的,磁通的流向如图 8-51 中的虚线所示。线圈在振动时切割磁力线,于是线圈中就产生了与线圈的运动速度成正比的电动势,从而得到了与心音有关的电信号输出。

这种传感器就其本身的结构来说可能会产生下列的几种误差:

(1) 由于温度变化而引起磁通和线圈电阻的变化,从而使传感器的灵敏度有所变化。

(2) 永久磁铁本身的自然老化过程也会出现灵敏度的衰退现象。为了减少这一误差,在传感器组装前应对永久磁铁作稳磁老化处理。

(3) 外界空气的波动或某些声音信号容易被传感器所接收。在测量一些瘦人的心音时,由于传感器的表面被肋骨支起,不能使传感器很好地隔离外界空气随机波动,影响会增大。为此在传感器上覆盖一些吸音的柔软织物将会有一定的好处,但灵敏度和信噪比还是较低。另外这类传感器的体积大、重量大(有几百克),长时间测量会使被试者感到有所不适。

2) 空气传导的心音传感器也可以用压电晶体作为敏感元件

图 8-52(a)为空气传导的压电式心音传感器的结构示意图,此传感器可以用来测量心音和心尖搏动。所谓心尖部,就是在触诊时感觉到的心脏博动最强的地方,它相应于心脏的尖部,一般在锁骨中线上的第四与第五肋间。

此传感器与身体接触的表面上还有记录心电的电极环,此心电的记录当然与心电测量所规定的导联位置不一样,记录的心电波供作参照。

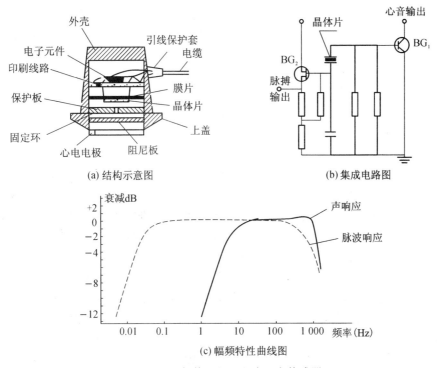

(a) 结构示意图　　(b) 集成电路图

(c) 幅频特性曲线图

图 8-52　空气传导的压电式心音传感器

为了提高心音测量传感器的灵敏度,可增加敏感膜片的面积,这样能接受到较多的心音信号的能量。例如,传感器太大不仅使用不方便,而且对于心尖搏动的局部区域内的信号测量是不利的,因此这类传感器的直径为 25 mm 左右,约为正常人的第四与第五肋间隙的大小。此传感器的结构布局是这样的,传感器的最前部是一个心电电极环,电极环所采用的材料是强度较好的合金,而没有采用 Ag-AgCl 一类的材料,其原因是传感器要长期使用,如果采用 Ag-AgCl 电极就得经常更换电极极片。传感器的前端还有一带有毛细孔的阻尼板,心音可以从毛细孔中穿过,经过保护板的中心孔便可以作用到一圆形膜片上,膜片上固定有压电晶体条。在心音波的压力作用下,膜片发生弯曲,使晶体片承受了应力,从而输出相应的电信号。此信号被引至一印刷线路板上,线路板上有一块包含有图 8-52(b)所示线路的集成电路,电路中的 BG_1 和 BG_2 分别为晶体管和场效应管,它们被作为传感器和外接放大器之间的阻抗匹配器之用。这两个匹配器控制了一定的带通频率范围,其中 BG_1 的通频带为 0.02～1 000 Hz,它提供心音信号的输出匹配,输出阻抗为 1 kΩ;BG_2 的通频带为 0.02～1 000 Hz,它提供脉搏波信号的输出匹配,输出阻抗为 30 kΩ。

经这样的匹配器以后,传感器晶体片的数百兆欧高阻抗就大为降低了,这就提高了传感器的抗干扰能力,并且方便了信号的电缆传输。

由第1章可知,如果传感器中的膜片在无阻尼状态下工作,则其响应频率上限就比较低,传感器的幅频特性曲线很快会上翘。为了使传感器能满足心音测量时的响应频率上限,还可以给传感器加入一定的阻尼,这里所采用的是空气阻尼形式,具体结构是把一块带有毛细孔的阻尼板安放在膜片的前面,因为气体在毛细孔中穿过时与毛细管壁之间摩擦,形成黏滞作用,这样就产生了一定的阻尼力,从而获得一定的阻尼作用。毛细管中流体流动的阻抗可以用下式表示:

$$\frac{\Delta p}{Q} = \frac{8\mu l}{\pi r^4} \tag{8-45}$$

式中　　μ——气体的黏度;

　　　　l——毛细孔的长度;

　　　　π——圆周率;

　　　　r——毛细孔半径;

　　　　Δp——阻尼板上的压力变化;

　　　　Q——单位时间内流过毛细孔的气体体积。

可见阻抗与气体的黏度、毛细孔的长度成正比,与毛细孔的半径的四次方成反比。

在设置了阻尼板以后,传感器可以获得较宽的幅频特性的平坦段,与匹配器电路组合以后的幅频特性曲线如图8-52(c)所示,图中的虚线为脉搏波输出点测得的幅频特性曲线,实线为心音输出端测得的幅频特性曲线。

为了使传感器具有一定的耐受冲击力的能力,可以将晶体片嵌入一胶膜,再将胶膜固定于壳体上。当冲击载荷作用于传感器时不容易使晶体片断裂,如从三米高度落到地板上不会损坏。为了防止传感器内被污染(如被试者汗水渗入),设置了一片保护板,它也安放在膜片的前面。

此传感器的重量为20 g,在其他部位上的脉搏波测量中也可使用这种传感器。

3) 空气传导的心音传感器还可以采用电容式结构

我们知道,电容式微音器可以在宽广的音域内获得平坦的频率响应段,并且可以达到良好的测声失真度。电容式微音器可以感受10^{-12} cm 的位移量,并且能得到高灵敏度的输出信号,因此在音响测量中得到良好的评价,要求较高的乐音一般都由电容式传感器录制。

(1) 电容式心音传感器的原理

如图8-53所示,可动的金属圆形膜片(动片)作为传感器的可动极板,其周边被固定在传感器外壳上,另有一刚度很大的固定极板安置在膜片后面。当心音波动作用于动片时,引起了它的振动(为了提高灵敏度,膜片上可以压制一些波纹),随着振动的发生,两极板之间的距离随之变化,因此两极板就形成了一个可变电容器,通过检测线路可以测得心音的信号输出。

电容式换能原理在生理测量中是一种很有

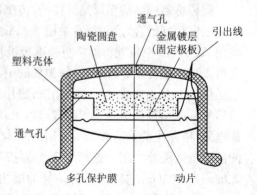

图 8-53　电容式心音传感器示意图

用的原理。它可以设计成多种结构并用于多种生理信号的测量。

当生理信号作用于电容式传感器以后,传感器中的电容量发生相应变化,再经变换就可以得到电流、电压或频率变化信号输出。

一个平板式的电容器,如果两个极板间的距离为 δ,极板的面积为 s,ε 为极板间介质的介电常数,则两个极板间的电容量可由下式表示:

$$C = \frac{\varepsilon s}{\delta} \tag{8-46}$$

由上述公式可以看到,改变 ε、s、δ 这三个参数中的任何一个都可制作出一种传感器。因此,电容式传感器一般可分为三大类型。

(2) 电容式传感器的测量线路

① 静电式测量线路:所谓静电式测量线路是在传感器电容的两个极板之间施加了直流电压,并使此电容与高阻值的电阻 R 相接,如图 8-54(a)。因此时间常数 $\tau = RC$ 就很大,如果电容 C 按正弦规律变化:

$$C = C_0 + \Delta C \sin \omega t$$

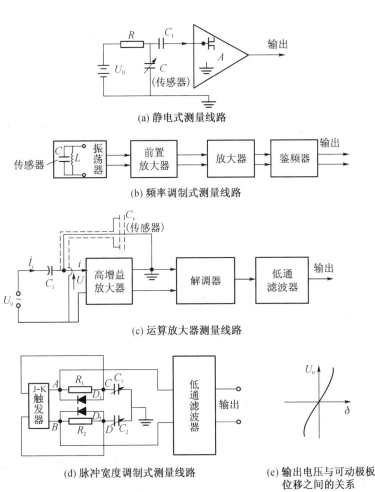

(a) 静电式测量线路

(b) 频率调制式测量线路

(c) 运算放大器测量线路

(d) 脉冲宽度调制式测量线路

(e) 输出电压与可动极板位移之间的关系

图 8-54　电容式传感器的几种测量线路

C_0 为传感器电容在一个周期内的平均值,则可以证明当 $\Delta C \ll C_0$ 时电容器 C 上的电压为:

$$U_c = U_0 \left(1 - \frac{\Delta C}{C_0} \sin \omega t \right)$$

其中 U_0 为传感器上的平均电压。

$$U_1 = U_0 \frac{\Delta C}{C_0} \sin \omega t \qquad (8\text{-}47)$$

U_1 为传感器上的交变电压,此电压经 C_1 耦合到高输入阻抗的放大器中去放大。这种线路因为传感器部分的阻抗很高,因此放大器输入阻抗如果不够高,则将会导致灵敏度的下降。

很显然如果传感器测量静态信号,即 $\omega = 0$,则 $U_1 = 0$,放大器无输入信号。因此这种放大器线路只能用于无需测量直流分量的生理信号,如心音、声音等。

② 电桥式测量线路:电桥式测量线路见本书第 2 章中的介绍。

③ 频率调制式测量线路:如图 8-54(b)所示,这种线路中传感器电容 C 作为 LC 振荡器中的一个元件,电容量的变化控制了振荡器的频率变化,振荡器输出的交流电压经放大后可以送入天线发射供遥测使用,也可以经一鉴频器线路将频率变化信号再转变为电压变化信号送到记录器中。

这种线路可以测量直流信号,灵敏度高,可测至 $0.01~\mu\mathrm{m}$ 位移量。其缺点是振荡频率受电缆电容及其他分布电容的影响的确很大,同时受温度影响也较大,其线性度较差。

④ 运算放大器测量线路:图 8-54(c)中所示线路被用于测量位移、血液容积、心音和血管运动等项生理指标。

这种传感器及其测量线路可以测量直流信号,它的输出量和电容极片间的距离成线性关系。传感器采用一对平行极板结构,另有一同心的保护环用来消除固定极板边缘处的电场扩散现象。由于传感器的电容被当作一个高增益的运算放大器的反馈元件,如果放大器的增益和输入阻抗足够高,则流经传感器 C_x 和输入电容 C_i 的电流为:

$$\dot{I}_x = j\omega C_x V_o e^{j\omega t}$$
$$\dot{I}_i = j\omega C_i V_o e^{j\omega t}$$

由于 $\dot{I}_x + \dot{I}_i = 0$,则对于正弦变化的插入信号来说,输出电压为:

$$V_o = -\frac{C_i}{C_x} V_i \sin \omega t$$

因为

$$C_x = \frac{\varepsilon S}{\delta}$$

式中,S 为极板面积。

所以

$$V_o = -\frac{C_i \delta V_o \sin \omega t}{\varepsilon S} \qquad (8\text{-}48)$$

电容式传感器的测量上式中的负号说明输出量与输入量的相位差为 $180°$,并且还可以看到输出量与电容极板间距离成反比,而与放大器的增益无关。这种传感器采用了 $50~\mathrm{kHz}$ 的激励源,可以用来测量 $0.0025 \sim 2.5~\mathrm{cm}$ 的位移,最小可分辨位移达 $0.2~\mu\mathrm{m}$,响应频率范围可以为 $0 \sim 500~\mathrm{Hz}$。

⑤ 脉冲宽度调制式测量线路:图 8-54(d)为脉宽调制式测量线电容式传感器的测量线路。这种线路可以接入差动变化的电容式传感器,如果要接入单端式电容传感器,则可以用一个固定电容器同时接入。J-K 触发器通过输出端 A、B 经由 R_1、R_2 分别向传感器电容 C_1、C_2 充电,同时 C_1、C_2 上的充电电压又由 C、D 两点分别反馈到 J-K 触发器的输入端,这样 J、K 触发器就可以不断地翻转其输出端的电位,当 C 点达到高电位后,通过二极管 D_1、D_2 可以迅速放电。因此在 A、B 两端就输出了方波电容式传感器的测量波脉冲电压,其脉冲的幅度不变,但脉冲宽度受到 C_1、C_2 的控制,如 $C_1 = C_2$,则 A、B 两点输出脉冲宽度相等,A、B 两点输出的平均电压为零。若 $C_1 > C_2$,则 A 点脉冲宽度大于 B 点的脉冲宽度,A、B 两点的输出平均电压不再等于零,因为这个方波脉冲频率很高,所以只要用一个滤波器就可以得到随着传感器电容变化的电压信号。其输出电压和可动极板的位移间的关系曲线如图 8-54(e)所示(对应于差动电容)。

这种方法也可以测量直流信号,易于制作,灵敏度高。

(3) 电容式传感器的测量误差

电容器极板间电介质的介电常数随着温度而变化,从而引起了电容量的变化;温度变化影响了传感器零件的几何尺寸,特别是变距离式的传感器,极板间的距离本来就很小,因此这一因素的影响较大;电容式传感器属于高内阻的传感器,因此很容易接收外界的干扰信号,为此传感器必须作良好的屏蔽,引出线应该用屏蔽电缆。一般说来,电容式传感器本身的电容量为几十微微法或几百微微法,而传感器到放大器的电线屏蔽层与芯线间的电容量也接近于此范围,因此电缆移动时就会出现假信号,同时电缆电容也会接入测量线路使传感器的电容量受到一定程度的"淹没",从而使传感器的灵敏度下降。

克服最后这一缺点的办法是:①采用双层屏蔽的同轴电缆,这种电线本身的电容量稳定;②放大器的输入级(或振荡器)设计在传感器壳体内,这样可以使传感器少受干扰和分布电容的影响。

2. 接触传导的心音传感器

这种心音传感器是将胸壁传出来的心音波动信号直接通过敏感元件传递到换能元件上。这种传感器不采用空气作为传递心音信号的媒介,因此抵抗外界声波干扰的能力比气导式的传感器好得多。另外由于敏感元件直接接收心音的波动信号,因此传递和转换心音能量的效率比气导的传感器高得多,这就给传感器的小型化提供了可能。

图 8-55 为两种接触传导式的心音传感器。图 8-55(a)所示的接触传导的电磁感应式心音传感器与前面所述的空气传导式心音传感器的原理是一样的,但是元件的安排恰好相反。

空气传导的电磁式心音传感器中随着膜片运动的是线圈,而后者随着膜片运动的是一块永久磁铁,线圈却是相对静止的。因此前者有"动圈式"、后者有"动铁式"之称。

在此传感器中,一个金属膜

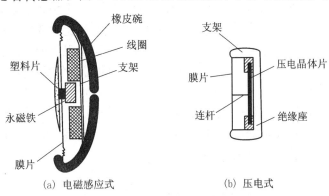

(a) 电磁感应式　　　　　　(b) 压电式

图 8-55　两种接触传导式的心音传感器

片上安装了一个直径为 6 mm,长度为 4 mm 的用铝镍钴合金制成的永久磁性圆柱体,此圆柱体与一个空心线圈相配合,线圈被固定在一个金属支架上。在金属膜片的外侧有一弓形截面的聚苯乙烯圆片,心音波由胸壁经此塑料片传递到金属敏感膜片上,从而引起了膜片的振动,这时与膜片相连的永久磁铁也与膜片一起振动,在振动过程中线圈切割永久磁铁的磁力线,从而在线圈中感应出电动势,此电动势的大小与膜片的运动速度成正比,由此就反映了心音变化的量值。采用此结构的优点是:①可以提高传感器的灵敏度。这里除了接触式传递能量的效率较高以外,传感器中的线圈是相对静止的,因此可以大大地增加线圈的匝数,由式(8-44)可知感应电动势是与导线的长度成正比的,因此增加了匝数也就相应增加了导线的长度,所以传感器的灵敏度也得以提高。此传感器中漆包线共绕有 12 000 匝。②对于空气中的其他声波的干扰有较强的抵抗力。③传感器的体积小、重量轻。

另外,传感器的外层包有一橡皮碗,作为保护层。

在图 8-55(b)中,长条形的压电晶体片被固定在环形的绝缘支架中,晶体片的中心固定有一连杆,连杆的另一端与金属膜片相接。当膜片受到心音波的作用时通过连杆直接传递到压电晶体片上,晶体片的两侧就出现了电压信号输出,再经一阻抗匹配器降低输出阻抗后送至放大器的输入端。

此传感器也可以将压电晶体安装成悬臂梁结构,这样可以提高灵敏度,但是相同截面的悬臂梁自然频率要比简支梁低得多。

此传感器因为采用了简支梁结构,因此其频率响应的范围比较宽。如果要求获得更高的灵敏度,则可以采用多层晶体片。传感器便于小型化设计,如直径为十几毫米,重量为几克。此类传感器抵抗环境噪声影响的能力较强。

此传感器也可以用于柯氏音的测量,如果传感器的响应频率下限符合脉搏波测量的要求,还可以用于脉搏波的测量。

在接触传导的心音传感器中,比较老式的还有悬吊式结构,此传感器大约有 500 g 重,从传感器的下面伸出一根接触杆与胸壁接触,杆的另一端在传感器中与压电晶体相接触,整个传感器用一弹簧吊起,使接触杆压于胸壁上的力约为 200~300 g,这祥心音信号通过接触杆的传递,并经换能元件变换成电信号。很显然,这种悬吊法不方便。

3. 加速度型心音传感器

这种心音传感器是利用低量程、高灵敏度的加速度传感器放于胸壁上检测心音信号。图 8-56(a)是一个加速度型心音传感器的结构示意图。

此传感器有一个全封闭的金属外壳,一个长条形金属弹簧片的两端被固定在外壳上形成一简支梁式结构,弹簧片的中间固定有高比重的质量块,弹簧片的两侧对称安装了四片压电陶瓷片作为换能元件,整个壳体内充满了阻尼油。

此传感器可以用图 8-56(b)所示的机械模型来表示,op 和 os 为直角坐标,如果传感器向着坐标线 op 发生了位移,位移量为 y;质量块相对于传感器壳体的位移量为 x;k 为弹簧片的刚性系数;C 为阻尼器的阻尼系数;m 为质量块的质量。

当此系统处于动态过程时,作用于传感器上的有下面几个力:

1) 牵连加速度形成的力:$m \dfrac{\mathrm{d}^2 y}{\mathrm{d}t^2}$;

2) 相对加速度形成的力:$m \dfrac{\mathrm{d}^2 x}{\mathrm{d}t^2}$;

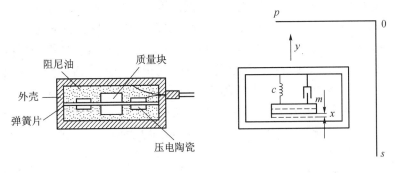

（a）简支架结构　　　　　　　　（b）机械模型

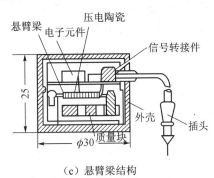

（c）悬臂梁结构

图 8-56　加速度型心音传感器

3）阻尼器造成的阻尼力：$C\dfrac{\mathrm{d}x}{\mathrm{d}t}$；

4）弹性力：kx。

这些作用力的相互关系可以用一平衡式表示：

$$m\frac{\mathrm{d}^2 x}{\mathrm{d}t^2} + C\frac{\mathrm{d}x}{\mathrm{d}t} + kx + m\frac{\mathrm{d}^2 y}{\mathrm{d}t^2} = 0 \qquad (8\text{-}49)$$

令 $\omega_0 = \sqrt{\dfrac{k}{m}}$，$\beta = \dfrac{c}{2\sqrt{km}}$，则上式变成：

$$\frac{\mathrm{d}^2 x}{\mathrm{d}t^2} + 2\beta\omega_0\frac{\mathrm{d}x}{\mathrm{d}t} + \omega_0^2 x = -\frac{\mathrm{d}^2 y}{\mathrm{d}t^2} \qquad (8\text{-}50)$$

式中　ω_0——传感器中弹簧片系统的自然角频率；

　　　β——阻尼系数。

于是可以按第 1 章中所做的分析，根据式(8-50)对传感器的一些性能做出估算。

传感器在胸壁上由心音波引起了振动，因为质量块具有一定的质量，在此微小振动加速度的作用下，产生了一定的惯性力，从而使弹簧片在惯性力的作用下发生挠曲变形，压电陶瓷片受到应力的作用，产生了随心音信号而变化的电压信号，再经阻抗匹配器输送到外接放大器中去。

如果要使传感器获得较大的灵敏度，则应采用较大的质量块和多层晶体片，但质量块增大以后，传感器的自然频率 f_0 将会下降（因为 $f_0 = \dfrac{1}{2\pi}\sqrt{\dfrac{k}{m}}$，可见 f_0 与 $\sqrt{\dfrac{1}{m}}$ 成比例关系）。

因此为满足传感器应有的响应频率上限,就应该在传感器中设置一定的阻尼,因为传感器工作在欠阻尼状态下,其幅频特性上平滑段的宽度都窄于最佳阻尼状态下的宽度。

图 8-56(c)为一个悬臂梁式的加速度型心音传感器,此传感器中仍采用两片压电晶体粘贴于悬臂梁的上下两侧,质量块通过连杆与悬臂端相连。在传感器内有场效应管前置放大器。这种结构的特点是可以获得很高的灵敏度(如 220 mV/0.1 G,G 为重力加速度 9.8 m/s^2)。此传感器的重量为 35 g,其频率特性在 60 Hz 以下为 -6 dB/倍频程,在 70~700 Hz 平坦,700 Hz 以上衰减速度极快。传感器用双面黏性胶带固定到胸壁上,外加 3 V 直流电源供前置放大器使用。

加速度型心音传感器不但对心音敏感,对其他加速度也是敏感的,因为传感器的质量块较大,所以应该在传感器中设置过载保护装置(如限位器),当外部过载荷信号作用于传感器时,保护装置限制了质量块的位移,这样可以免于折断晶体片。

心音虽然是一种普通的生理指标,但是,要求准确清楚地记录仍是一项比较困难的工作,它要求具备性能良好的仪器和精细的操作技术。在具体使用的过程中,常出现这样的现象,不同的仪器记录的波形差异比较大。另外,对于仪器的性能了解不透,操作中不够仔细,则记录波形也会存在相当大的差异。

首先分析一下心音和听觉的关系,如果使用某一频率的声波并逐渐改变声音的大小,到某一声强水平以下则听不到,这个最小可听声音的强度就是最小可听界限。如果选用一系列的单一频率的声波重复上述试验,则可以得到一条最小可听界限曲线,如图 8-57(a)所示。由曲线可见,在 2 000 Hz 附近的可听界限最低,也就是说人对于这种频率的声波听觉最敏感。反之,将单一频率的声波逐渐加大其声强,则听者首先会感到不适,随之感到耳内疼痛,最后就听不到此声音了,这时的声强为最大可听界限。同样也可以作出一条曲线如图 8-57(a)所示,人的最大可听界限在 700 Hz 附近达到了峰值点,也就是说在高强度的声压下,在此频率附近耳朵的耐受力较好。该图中两条曲线所包围的范围是人耳的听觉范围;但此范围因人而异,该图中的曲线表示听力较好的人的平均值。图 8-57(b)为心音的音域(即图中画有剖面线的区域)、可听音域的界限线,这两个区域有一个相交的部分(如图中画有密

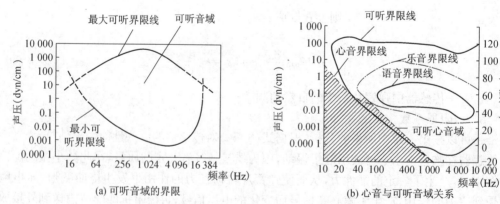

图 8-57　心音和听觉的关系

集小点的窄条),这个部分内的心音人耳可听到,从这里可以看出人耳能听到的心音与实际的心音域相比只是一小部分。从该图中还可以看到对应于 40 Hz 和 400 Hz 的声音人耳的敏感度相差 100 倍。因此听诊时,对于低频率但声强较大的心音与频率较高但声强较弱的

心音听起来可能会感到差不多,其原因是耳朵的听觉与频率之间的关系是非线性的。

仪器可以记录出从 20~1 000 Hz 的心音波。但不同的记录器的上限频率是不一样的,例如,用描笔记录器只能记到 100 Hz,而用光点式的记录器则可满足 1 000 Hz 的上限频率。

心音测量中所使用的放大转换电路大体上有下列三种:

1)对数式:这种放大器可以得到较好的高频记录波,并且与人耳的听觉响应类似。

2)线性式:线性式的放大线路对心音的各种频率的放大作用是一样的,但心音的低频成分波幅大,高频成分波幅小,因此只能记录心音的低频波。

3)选择式:这种线路具有一系列的滤波器,它们可以选择性地让某一部分通过,并且可以突出某一特定的弱信号频带,因此可以达到不同的实验要求。这一类放大器在心音测量中是最多的。

为了在不同频段上分析心音信号的变化情况,要求放大器具有一系列的预定通频带;这一要求通常是靠在放大器中增设带通滤波器或高通滤波器来实现的。这些滤波器可以把心音的通频带划分为低频(L)、中频(M)、高频(H)、耳听模拟频段(E)等。对于不同的仪器来说,它们的选择频带的划分不尽一致,而且滤波器的阻带衰减速度也不一样。一般所选择的衰减速度有每倍频程 -12 dB、-18 dB、-24 dB,并且所选择的通频带愈高,阻带衰减的速度也愈快。

在进行心音测量时,应该注意下列一些问题:

1)认真分析传感器和放大器的性能,对于具体试验所要求的指标是否可以满足。

2)不要把不同的传感器随意与同一心音放大器相接。因为不同的传感器往往配有专门的放大器,而且传感器的幅频特性和输出阻抗都是不一样的,例如,空气传导式与接触传导式的传感器幅频特性差别很大,它们所配套的放大器中往往采用了一些补偿线路,如果采用同一个放大器则记录波形的差异就很大。

3)选用合适的记录器,使用者通常都采用描笔式记录器,但描笔记录器的频率响应上限只能达到 100 Hz 左右,因此记录心音信号的高频成分是困难的。为此应该更换频率响应较宽的记录仪器,如喷水笔或光点记录器等。

4)记录心音的场所应该选用外部噪声小、环境振动小的地方。

5)仪器应安置良好的地线,因为心音信号变化较快,如果在波形中迭加有交流干扰波,则将难以判别有用信号,良好的接地对于排除电源干扰是有益的。

6)电源线尽可能与电扇、荧光灯、X 线机、超短波仪器等设备的供电分开。

7)传感器安放于心音最强的部位,一般在左乳头下 4.5 cm 处,最好用监视器观察到心音最强的位置。

8)被试者的皮肤干燥,容易产生与传感器之间的摩擦噪声,因此在传感器下涂一层黏性油脂如凡士林,会有一定作用,另外在瘦人身上使用空气传导式心音传感器时涂抹黏性油脂还可以帮助隔离外界噪声的影响。

9)使用加速度型的心音传感器时,最好使用双面胶带将传感器粘于被测试者身上。

10)被试者呼吸时往往会带来心音记录中的伪迹,让被试者轻度呼气结束时暂停呼吸进行记录,这样可以排除呼吸的影响。

11)笔录仪记录心音时笔的压力不要太大,以免影响波形中的细微成分的记录。

第9章

生物电测量

9.1 电偶和容积导体中的电位

第2章已把容积导体电场的形成和性质作了扼要说明。9.1节将利用容积导体电场的概念,说明临床心电图学中常用的电偶和电偶在容积导体中产生电位的问题。

9.1.1 电偶的形成

电生理学研究表明,心肌细胞在静息时,其膜处于极化状态,膜内外两侧分别均匀地分布着正、负电荷,膜内为负电荷,膜外为正电荷。由于正、负电荷的"重心"是重合的,因此对外不显电性,即呈现电中性,类似无极分子。对于整个心肌细胞,此时不会形成电偶。当细胞受一定刺激后,膜的相应部位处于除极化状态,使细胞膜内外的电荷分布不再是均匀的了,如图9-1所示。此时正、负电荷的"重心"不再重合,有了一定的距离,从而形成了电偶。对外表现出电性,产生电场。显然,所谓电偶的概念和把生物电源发放电流线看作一个恒流源是一样的,两种表达方式其实质是相同的。在实际应用中,电偶的概念多用于临床心电图的研究,用来说明瞬间综合心电向量的形成比较方便。而生物电信号源形成容积导体电场的概念,用于研究和分析从体外所记录的生物电现象较为方便。

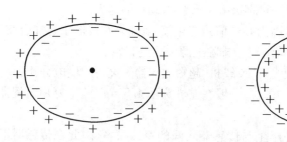

图9-1 细胞膜的极化和电偶形成

9.1.2 电偶在容积导体中产生的电位

为了叙述方便,常把一个电偶看作由一个电源和一个电穴组成。电源相当于一个电池的阳极,而电穴相当于阴极。因此,一个电偶在容积导体中也要产生电流线,并在容积导体的各个点上具有不同的电位。这与第2章所述的生物电信号源在容积导体中产生电场的概念相似,所不同的是二者的使用场合不同。

应用电偶的概念很容易引出心肌的瞬间综合心电向量,再用心电向量的端点轨迹得到心电向量环,利用心电向量环的概念就比较容易研究和分析各种导联形式的心电波形。

以上主要讨论了生物电的产生机制以及有关的一些基本知识,从 9.2 节起将着重介绍体表电现象,其中包括心电图、脑电图、神经电图、肌电图、眼电图和耳蜗的生物电等。

9.2 心电图(ECG)

9.2.1 心脏的结构及其特殊传导系统

心脏位于胸腔内,隔肌上方,两肺之间,胸主动脉和食道之前。心脏外形像一个倒置的桃子,心尖游离在左前下方,心底朝向后上方,与大血管(主动脉、肺动脉、腔静脉、肺静脉)相连。心脏依靠所连接的大血管和心包膜固定在胸腔中。心脏的大小约为本人握紧的拳头,成人的心脏平均重量为 300 g 左右。心脏是一个中空的肌质器官,外面覆有心包膜,内部由中隔分为互不相通的左右两侧。每侧各分为心房和心室,房室之间可借房室口沟通。因此,心脏共有四个腔,即右心房和右心室、左心房和左心室,如图 9-2 所示。

右心房为一不规则的卵圆形空腔,腔大壁薄,前壁向右侧突出成耳状,称为右心耳,上方与上下腔静脉相连。右心室类似一个三棱形椎体,尖向

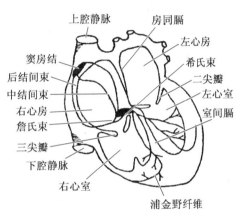

图 9-2 心脏解剖结构图

下,底为右房室口,前方直接与胸骨及肋骨接触,下壁邻近隔肌,内壁则为室间隔,右心室与肺动脉相连,交界处有肺动脉瓣。在右心房和右心室交界处有右房室瓣,右房室瓣有三片,称三尖瓣,是一帆样瓣膜,开向右心室。

左心房与肺静脉相连,组成心底的大部分,向前左方突出为左心耳。左心室呈一个横形扁平的圆锥体,与主动脉相连,左心房与主动脉之间是主动脉瓣。左房室瓣共两片,称为二尖瓣,开向左心室。

心脏连接着动脉血管和静脉血管,是血液循环系统的枢纽和原动力。血液循环系统分为体循环和肺循环两部分,如图 9-3 所示。

体循环:血液由左心室射出,经体动脉流向全身器官组织,在体毛细血管进行气体及养料交换,再由静脉流回右心房。

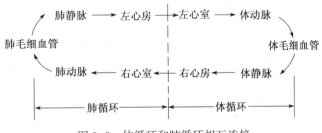

图 9-3 体循环和肺循环相互连接

肺循环:血液由右心室射出,经肺动脉进入肺部,在肺毛细血管中与肺泡中的气体交换,再由肺静脉流回左心房。在舒张期,血液由左心房经二尖瓣口注入左心室。

体循环和肺循环周而复始的运动,维持人体的正常代谢。

下面再介绍一下心脏的特殊传导系统。构成心脏的心肌可以分为两种:一种是能收缩的一般心肌纤维,占心肌的大部分,如心房肌和心室肌等;另一种是特殊的心肌组织,占心脏的小部分,它们已失去一般心肌纤维的收缩能力,而具有自律性和传导性,是产生和传导心脏内激动的特殊系统,故称为心脏特殊传导系统。它包括下列六个部分(图9-4):

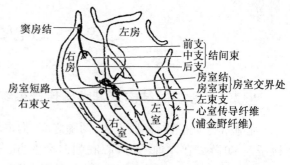

图9-4 心脏的特殊传导系统

1. 窦房结:窦房结是一块特殊的心肌组织,呈棱形。它位于右心房接近上腔静脉入口处,在心肌与外心膜之间,含有起搏细胞。在正常情况下,它控制整个心脏的活动。

2. 结间束:结间束是位于窦房结与房室结之间的传导组织,分前、中、后三条。

3. 房室交界区:房室交界区位于右心房与右心室交界处的上后方的心内膜下面。

4. 房室束(希氏束):房室交界区向下延续成为房室束。

5. 左、右束支:房室束进入室中膈分成左、右两束支,沿心中膈左右两侧行走,左束支在室中膈上方三分之一处又分为前半支和后半支。

6. 心室传导纤维(浦金野纤维):心室传导纤维是指左、右束支的小分支最后分为无数微小细支,密布于左右心室的心内膜下层。

9.2.2 心肌的电生理特性

心肌具有如下特性。

1. 自动节律性(简称自律性):心肌能在不受外来刺激的情况下,自动发出激动,出现有节律的活动,这一特性称为自律性。实验表明,在一定条件下,动物的离体心脏仍能自动地有节律地作舒缩活动。窦房结是心脏兴奋和搏动的起源,称为正常起搏点,窦房结发生的兴奋通过心脏的特殊传导系统向周围扩布,最后引起整个心脏兴奋。

2. 传导性:一部分心肌上所发生的兴奋能传导到心肌其他连接部分的特性,称为传导性。心肌各部分传导兴奋的速度不同,以浦金野纤维的传导速度最快(4 m/s)、心室肌次之(1 m/s)、房室结区域最慢(平均 0.05 m/s)。在某些病理情况下,心肌的传导功能可能发生障碍,常见的是传导阻滞,阻滞可发生在传导途径的任何位置,但以房室传导阻滞较为常见。

3. 兴奋性:心肌对刺激(人工刺激或由特殊传导系统传来的异位兴奋刺激)发生反应的能力,称为兴奋性,这是生命的特性之一。

4. 不应性:指在心肌兴奋一次后很短一段时间内,完全或部分丧失兴奋性的特性,这一段时间称为"不应期"或"反拗期"。完全丧失兴奋时,心肌对任何刺激不发生反应。心肌的不应性具有重要的生理意义,因为心肌的不应期远较骨骼肌长,故当高频率连续刺激作用于心肌时不会发生像骨骼肌那样持久强直性的收缩。这对保证血液循环是非常重要的,因为心脏的射血必须依靠舒缩交替进行。

5. 收缩性:指心肌因兴奋而表现为收缩的功能,这一特性称为收缩性。

细胞或组织兴奋时,常伴有生物电的变化,心肌兴奋时,首先是产生心动电位,接着表现为机械性收缩,心脏动作电位的产生常常稍早于心肌的机械性收缩。心电变化是心肌兴奋的重要标志之一。不论是起搏点发生兴奋,或是兴奋在特殊传导系统传导,都将产生心动电位。由此可见,心动电位体现了心肌的自律性、传导性和兴奋性,同时也反映了不应期(即心动电的周期)。

由心脏兴奋所产生的心动电流,在容积导体(身体组织)任何部位上的电位被记录下来的就是心电波形。心电波形反映了上述前四种生理特性所引起的心电活动,而不包括心肌的收缩性。一般来说,心肌的收缩性并不影响心电波形的改变。

9.2.3　心肌细胞的电现象

实验证明,应用微电极技术可观察到心肌细胞在静息状态下的静息电位和细胞兴奋时形成的动作电位,下面介绍这两种心肌细胞的膜电位。

1. 静息电位:在前面生物电现象一节中,已经讨论了神经纤维静息电位产生的机理。心肌细胞静息电位的形成原理与神经纤维基本相同,亦取决于膜对两侧 Na^+ 和 K^+ 的通透性大小。

在心室肌,膜内电位低于膜外电位约 90 mV,如图 9-5 所示。

2. 当心肌细胞受刺激发生兴奋时,其除极和复极过程与神经肌肉细胞上所表现的基本相似,仍也有差别。心肌细胞一次兴奋所伴随的电变化可分为下述 5 期(图9-5):

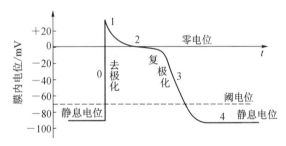

图 9-5　心肌细胞的膜电位

1) 0期(除极过程):心肌受刺激时,静息电位逐渐减小(膜内负值减小),当其降至 -70 mV(阈电位)时,由于激活了镶嵌在细胞膜上的 Na^+ 通道蛋白质,使膜对 Na^+ 的通透性突然增加,大量的 Na^+ 由膜外进入膜内,膜内电位急剧上升,由负变正(可至 +20 mV),从而形成快速上升段。

2) 1期(快速复极初期):膜电位达到除极顶峰后,快速下降,但下降的速度不大。除极 0 期和复极 1 期合成峰电位,约占 10 ms 时间,在此期间,膜对 Na^+ 的通透性降低。Na^+ 内流减少或停止,膜对 K^+ 通透性稍有增高,但引起 1 期电位下降的主要原因是 Cl^- 内流。

3) 2期(平台期):这一期表现为电位下降缓慢,曲线平坦,电位接近于零,故称为平台期。此期间约占 100 ms。形成 2 期的主要原因是由于 Ca^{2+} 缓慢持久的内流。由于心肌细胞电位具有缓慢的平台期,故心肌动作电位的持续期和不应期大大延长,这是心肌细胞动作电位区别于神经或骨骼肌动作电位的主要特征。

4) 3期(快速复极期):在此期间,膜电位又快速下降(膜内负值增加),所占时间约 100～150 ms。电位变化是因膜对 K^+ 的通透性增大,K^+ 加速外流而造成的。

5) 4期(静息期或舒张期):这一期内,完成细胞膜复极化,膜电位又恢复到静息电位水平。在 3 期末段电位虽已恢复至静息水平。但膜内外离子分布情况与静息电位不同,原因是由于前一阶段的变化使膜内 Na^+ 有所增加,而 K^+ 有所减少。因此,经过一次兴奋后,还要通过钠-钾泵把进入膜内的 Na^+ 推出膜外,同时把流出膜外的 K^+ 吸进膜内。另外进入膜内的 Ca^{2+} 也通过某种机制转运出去。由于钠-钾泵在转运 Na^+ 和 K^+ 时是逆浓度差进行的,因此要消耗能量,这能量是由 ATP 分解后供给的。

不同类型的心肌细胞生物电现象不完全相同。各种心肌细胞的动作电位曲线如图 9-6 所示,主要可分为慢反应和快反应两类。

慢反应电位:窦房结和房室结表现为慢反应电位,静息电位绝对值较小(小于 -70 mV),除极时依靠 Ca^{2+} 内流形成电位。

快反应电位:心房肌、心室肌、心房传导组织及房室束——浦金野纤维,兴奋时均表现为快反应电位。其静息电位绝对值较大(约为 -90 mV),除极时,依靠 Na^+ 快速内流和 Ca^{2+} 缓慢内流形成电位。

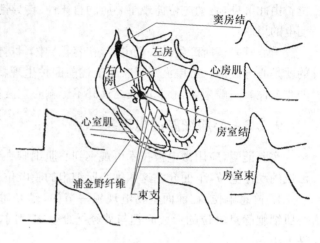

图 9-6　各种心肌细胞的动作电位曲线

9.2.4　心电图的产生及其波形

1. 心电偶和心电图的形成

心脏在每一心动周期中电位变化曲线称为心电图。身体表面心电图波形的形成可用已经学过的电偶和容积导体的概念加以说明。在一个心动周期中(由窦房结产生的兴奋)沿心脏特殊传导系统传至心房、房室交界区和心室肌。而心肌由无数心肌细胞组成,心肌细胞兴奋时会产生动作电位,并向周围扩布。在心脏的兴奋过程向各方向作顺序扩布过程中,假定心脏中已兴奋(除极)部位的全部负电荷集中起来合成一个负电中心,心脏中未兴奋(极化或复极)部位的正电荷集中起来合成一个正电中心。这样一对电量相等、极性相反的电荷构成

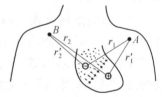

图 9-7　心电偶和身体各部位的电位

一对电偶,它的电力作用可用由负电中心指向正电中心的向量来表示,如图 9-7 所示。

由于人体是一个容积导体,故心电偶所产生的电场,在身体组织各部位将形成不同的电位;因此不仅能在心脏内部和心脏表面测出心电电位变化,而且可以在身体表面任何两点测出电位变化。图 9-7 中,A 点距正电中心较近,距负电中心较远,即 $r_1 > r_1'$,故电位为正;B 点距负电中心较近,距正电中心较远,即 $r_2 > r_2'$,故电位为负。所以在 A、B 两点之间形成电位差。

在一个心动周期中,由于极化、除极和复极部位不断有规律地变化,因此在身体不同部位所记录到的电位也出现相应的有规律变化。用心电图机记录身体上两点之间的电位变化,就可得到心电图。

2. 心电图波形的意义

正常心电图反映人的正常心律,它由一系列波构成。不同导联所记录的心电图波形各有特点,但多数是大同小异。图 9-8 画出了典型心电图波形,它主要由 6 个波组成,现分别介绍如下。

1)P 波:反映左、右心房兴奋(除极)过程。因为心房的兴奋起源于窦房结,最先传导至心房,使之发生兴奋,所以 P 波是心动周期第一个波。

P 波的持续时间为兴奋在左、右心房扩布的时间,正常人的 P 波不超过 0.11 s,儿童不超过 0.09 s。

2)P-R 段(或 P-Q 段):指 P 波起点到 QRS 波群之间的一段时间,标志心脏的兴奋通过心房和房室交界面传导至心室所需时间。正常成人的P-R段

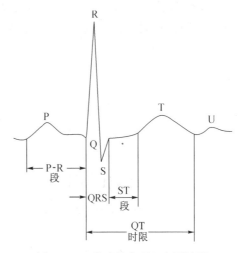

图 9-8　正常人的典型心电图波形

为 0.12~0.20 s,儿童为 0.12~0.18 s。兴奋通过这段传导组织时所产生的影响很微弱,体表的电位几乎没有变化。

3)QRS 波群:反映左、右心室的兴奋过程。典型的 QRS 波群有三个相连的部分。第一个向下的波为 Q 波,它反映了室间膈兴奋,并由左向右扩布;随后是一个向上的狭窄尖脉冲波,称为 R 波,它反映了左、右心室兴奋过程;第三个波是向下的 S 波,它反映了心底发生的兴奋,QRS 波群历时 0.06~0.1 s。

4)ST 段:指从 QRS 波终了到 T 波开始之间的线段,此时心室全处于除极状态。正常情况基线应平齐,若 ST 段偏离一定范围、则表示心肌具有损伤、缺血等病变。

5)T 波:心室的复极过程,T 波幅度约为 0.1~0.8 mV,一般不低于 R 波的 1/10。T 波异常往往是心肌缺血或损伤。

6)U 波:在 T 波后面有时能看到一个很小的波动,它反映心肌兴奋的后电位,正常的 U 波时间约 0.1~0.3 s。

需要指出的是 P 波和 QRS 波群分别反映心室和心房的电兴奋,而不代表心室、心房的机械性收缩。实际上,心肌的电兴奋发生在机械收缩之前。有了兴奋才引起心房心室肌的收缩,两者一般相差 0.07 s。

3. 异常心律

在正常的心脏活动中,兴奋是由窦房结下传导至心房、心室,引起心脏各部位有规律的节律性兴奋。但在某些病理状态下,如兴奋起源点、兴奋频率、传导途径、速度等任何一个环节发生异常时,都可形成异常心律。常见的异常心率有兴奋起源异常和兴奋传导异常。

1)兴奋起源异常

(1)窦性心律失常:正常的心脏起搏点在窦房结,且每分钟节律性地搏动 60~100 次,这种心率为正常心率。若起搏点仍在窦房结,但其频率每分钟超过 100 次,则称为窦性心动过速;若窦性心律的频率每分钟低于 60 次,则称为窦性心动过缓;若窦房结发生的兴奋节律不均匀,则称为窦性心律不齐。

（2）异位心律：若控制心脏兴奋的起搏点不在窦房结，而在特殊传导系统中的其他部位，则称这种由异常起搏点产生的心律为异位心律。常见的异位心律有期前搏动、阵发性心动过速、震颤和纤颤等（图9-9）。

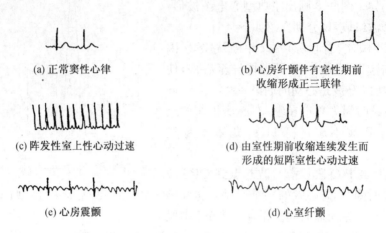

(a) 正常窦性心律

(b) 心房纤颤伴有室性期前
收缩形成正三联律

(c) 阵发性室上性心动过速

(d) 由室性期前收缩连续发生而
形成的短阵室性心动过速

(e) 心房震颤

(d) 心室纤颤

图9-9　正常心律和几种典型的异常心律心电图

期前搏动是异位心律中最常见的一种，按异位起搏点部位不同，可分为室性、房性及结区性三种，其中以室性早搏最常见。室性早搏为窦房结下行兴奋尚未到达心室前，心室中异位节律点先发生兴奋，引起心室除极而收缩，其心电图表现为QRS波群变宽，往往延长至0.12 s以上，它的前面无P波，T波往往与主波方向相反，并往往出现代偿间隙。如果室性早搏按时重复出现一或两次称二联律（一次正常心律，伴随一次早搏）、三联律（一次正常心律，伴随两次早搏）。

阵发性心动过速多为突然发作，心搏迅速而匀齐，可持续数秒甚至几小时。若持续24小时以上者，称为持续性心动过速，常分为室性、室上性两种。室性心动过速多发生于有病变的心脏，比较严重。室上性心动过速的异位节律点位于心室以上，心率超过160次/min，心律均齐，QRS波群时间为0.1 s以内。

震颤（扑动）与纤颤（纤维性颤动），可分为心房、心室两种类型。心房震颤表现为心房异位搏动频率为240～400次/min，节律齐，心电图上呈现连续匀齐的锯齿状波动，称下波，它与P波不同。心房纤颤表现为心房的异位心律高达350～600次/min，整个心房不能同步收缩，心电图的波形极其零乱细小，称f波。心室震颤简称室颤，其结果是心脏无排血，后果严重。其频率为250次/min，心电图表现为匀齐的、连续的大幅度波动，已不能区分QRS波群和ST段，一般在心室震颤后，常迅速转为室纤颤。心室纤颤在心电图上表现QRS-T波群完全消失，而代之以形状不同、大小各异、极不均匀的波动，频率可达250～500次/min。当心室发生纤颤时，不能实现有效射血，循环陷于停顿，若不及时作去颤抢救，则很快死亡。

2）兴奋传导异常

窦房结发出的兴奋，若不能按正常速度和顺序到达各部位，称之为传导失常。病理情况下，多表现为房室传导阻滞。

9.3　心电图机

9.3.1　概述

人的心脏有节奏地收缩和舒张,维持着人体全身的血液循环。心脏的这种节律性机械活动,是由于某些特殊分化了的心肌细胞的节律性兴奋,以及兴奋沿特殊的传导系统,向整个心脏传布的结果。

人体组织为一容积导体,心肌细胞的去极和复极过程的电活动,可以扩布到全身各处,不仅可以直接从心脏测出,也可以从体表电极记录到。

由于心肌电活动对人体表面各点的影响是不同的,所以人体表面各点的电位分布也不同。因此在人体表面任意相隔一定距离的两点之间,存在着电位差。人体表面的电位分布随心肌的电活动而不断地变化,所以任意两点之间的电位差也是变化的。这个电位差的周期性曲线,称为心电图(Electrocardiogram,ECG)。记录心电图时所采用的联线方式称为心电图的导联。

临床应用的心电图机是一种记录心电电位变化的高精度电子仪器,将微弱的心电信号放大和记录,是心脏疾病临床诊断不可缺少的工具。能诊断心律失常、心肌病等多种疾病,它也是对循环系统进行病理和生理研究的重要仪器。

最早在临床上应用的心电描记装置是弦线式电流计。其结构是把极细铂丝或镀金石英纤维支撑在强磁场的空气隙中,当心电电流通过弦时,引起弦在与磁场垂直的方向上移动,再用光学投射系统放大投射在移动的胶卷或纸上,从而真实地记录了心电图。20 世纪 20 年代后期,制成了用于电池和交流电源的电子管式心电图机,起先是用照相或光纸作记录,以后发展为直接描记式,用特制的心电图纸和热笔作直接描记;20 世纪 40 年代,随着电子技术的迅速发展,又出现了示波器式心电图机,它能长时间连续观察心电图的变化;现在已经出现了用微处理机控制的心电图机,为了适应临床应用各种需要,除了单道心电图机外,还有三道或多道心电图机。

9.3.2　心电图机的主要技术要求

1. 灵敏度:心电图机的灵敏度是指输入 1 mV 时在记录纸上描记多少毫米,用 mm/mV表示。心电图机的标准灵敏度为 10 mm/mV,最大灵敏度一般应达到 20 mm/mV。为适应有些患者 R 波高或 S 波深的现象,还常设有灵敏度为 5 mm/mV 一档。因此,心电图机通常有 5 mm/mV、10 mm/mV 和 20 mm/mV 三档灵敏度。

应当指出的是,心电图机的灵敏度并不是越高越好,通常说心电图机的灵敏度正常,是指灵敏度稳定、精确、调节方便,一般能记录 20 μV(p-p)小信号;而当输入端加±300 mV 直流电压时,灵敏度变化不大于 10%。

2. 频率响应:心电图机频率响应的国际标准是在 0.14～75 Hz 的频率范围内,其频率响应曲线变化在±0.5 dB 以内。

我国规定,在 10 mV(p-p)输出时,1～50 Hz 频率范围内为±0.5 dB 以内。

　　心电图机的频率响应,低频段受耦合电容影响较大,高频段频响主要受记录笔频响的限制。

　　3. 时间常数:时间常数是指心电图机在输入直流信号时,输出波形幅值自100%下降至37%所需的时间。时间常数越大,表示低频特性越好。但时间常数太大,基线稳定性会变差,一般值为1.5~3.2 s。

　　4. 噪声:噪声的大小是用折合到输入端信号来计算的。我国规定,在灵敏度为10 mm/mV时,输出噪声不大于0.15 mm,相当于折合到输入端的噪声电压不大于15 μV。

　　5. 共模抑制比:我国规定,心电图机的共模抑制比要求大于5 000:1。国际上常用dB来表示,一般要求为80 dB。共模抑制比是衡量心电图机抗干扰能力的一个重要指标。

　　6. 线性:心电图机输出信号大小在5~50 mm之间时,线性偏差应小于信号幅值的5%~10%。对于小于5 mm的信号,则要求线性偏差不大于0.25 mm。

　　7. 输入阻抗:心电图机电极接线端与地之间的输入阻抗应大于5 MΩ。

　　8. 基线稳定度:基线稳定度是衡量心电图机本身稳定性和对电网电压波动适应能力的重要指标。基线稳定度差,可能出现伪差,有时甚至无法正常记录。在正常条件下,心电图机的基线漂移应小于±1 mm。

　　9. 走纸速度:心电图机的标准纸速为25 mm/s,此外也常备有其他纸速,如12.5 mm/s和50 mm/s。纸速的准确性和稳定性直接影响到所测波形的时间间隔正确与否,一般要求纸速的误差不大于5%。

　　10. 绝缘性能:心电图机是直接与病人身体接触的电子仪器,为了保证操作者和病人的电气安全,要求具有良好的绝缘性能。电源输入端对机箱的绝缘电阻应大于20 MΩ,机箱泄漏电流应小于100 μA。

9.3.3　心电图机的总体组成及各部分作用原理

　　心电图机按照可以同时记录的导联数目,可以分为单道、三道和多道心电图机,但其基本构成如图9-10所示。为了从整体上了解系统的工作,以下将分别介绍每一部分的作用原理及性能特点。

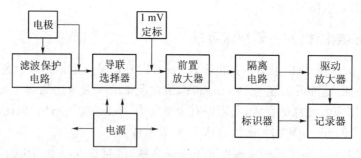

图9-10　心电图机总体框图

1. 滤波保护电路

　　心电图机作为心脏疾病诊断的重要工具,还往往与其他医用电子设备同时使用。当用心电图机监视正在进行电外科手术的病人时,电手术机械的高频高压或除颤器上千伏的脉冲高电压,会通过手术机械或除颤电极与组织界面、皮肤与心电图机电极界面而进入心电图机的输入放大器。这不仅会妨碍心电图的正常记录,而且将对心电图机造成严重损害,甚至危及病人和操作者的安全。为此,需要在心电图机输入端接上滤波和保护电路。用滤波电路滤除高频手术刀产生的电压是一种有效的保护办法,滤波器可采用 LC 网络组成。此外,常在心电图机输入端加限幅电路,以防止高电压、大电流对心电图机的影响,常用的限幅电路有下面几种。

1) 在心电图机的每个电极与地之间加接双向电压限制器(图 9-11),用作双向电压限制器的器件有硅二极管、齐纳二极管和气体放电管等多种,选用哪种器件要根据所需限制的电压幅值而定。有些医学仪器设计者常用小型氖灯作为高阈值电压限制器,这种氖灯价格低廉,且具有对称性,每对极只需装一个。当它不导通时,具有极大的电阻,故对电极没有负载效应,也不影响放大器电输入端的输入阻抗。

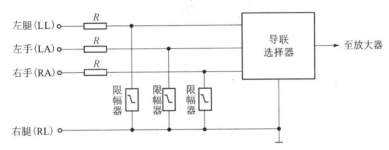

图 9-11　高阈值电压限幅保护电路

作为低阈值电压限幅器的二极管或稳压管,由于它们的反向电阻不高且不稳定,所以若像上面一样把它们直接并接在放大器的输入端,则会影响放大器的输入阻抗,为此须对低阈值电压限幅电路采用别的形式。

2) 利用心电放大器的前置级构成有源限幅电路。这里介绍两种分别用二极管和稳压管组成的有源双向限幅器。

(1) 二极管有源双向限幅器:图 9-12 所示的为二极管有源双向限幅电路,它的工作原理是,当输入信号 V_i 较小时,二极管 D_1 和 D_2 分别被 $+E_c$ 和 $-E_c$ 反向截止,此时电路为反相运算放大,其闭环增益:

$$A_F = -R_F/R_1 \tag{9-1}$$

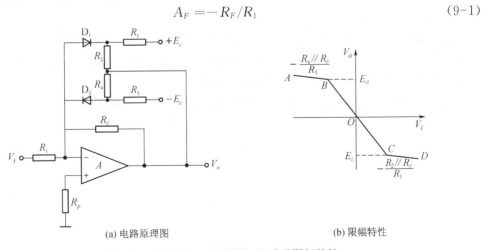

(a) 电路原理图　　　　　(b) 限幅特性

图 9-12　二极管有源双向限幅电路及限幅特性

电路处于反相放大状态,即对应于特性曲线中的 BC 一段。

在输入信号 V_i 正向增大时,输出电压 V_o 变得越来越负;当 V_o 降低到下限阈值时,D_1 导通,D_2 便截止。D_1 导通时的输出电压即为下限阈值:

$$E_L = -\left[\frac{R_2}{R_1}E_c + \left(1+\frac{R_2}{R_1}\right)V_{D_1}\right] \tag{9-2}$$

如果略去二极管正向电压 V_{D_1},则上式可改写为:

$$E_L = -\frac{R_2}{R_1}E_c \tag{9-3}$$

与此相应的限幅特性曲线的斜率:

$$\frac{dV_o}{dV_1} = -\frac{R_2 /\!/ R_F}{R_1} \tag{9-4}$$

即对应于特性曲线中的 CD 段。

同理,在输入信号 V_1 负向增大时,输出电压正向增大,当 V_1 变化到上限阈值时,D_2 导通,D_1 便截止。D_2 刚导通时的输出电压即为上限阈值:

$$E_H = \frac{R_4}{R_3}E_c + \left(1+\frac{R_4}{R_3}\right)V_{D_3} \tag{9-5}$$

若略去二极管正向电压 V_{D_2},则上式可改为:

$$E_H = \frac{R_4}{R_3}E_c \tag{9-6}$$

与此相应的限幅特性曲线斜率:

$$\frac{dV_o}{dV_1} = -\frac{R_4 /\!/ R_F}{R_1} \tag{9-7}$$

即对应于特性曲线中的 AB 段。

这种限幅电路的优点是:限幅电压 E_H 和 E_L 易于调节;二极管的极间电容小,工作频率较高。它的缺点是:小阈值限幅时,限幅电压受环境温度的影响较大,因为这种电路的最小限幅电压为二极管正向导通电压。

(2) 双向稳压管限幅器:双向稳压管限幅器的电路和限幅特性曲线如图 9-13 所示。双向稳压管 D_W 与反馈电阻 R_F 并联,当输出电压 $|V_o|$ 未达到 D_W 的稳定电压 E_W 值时,电路处于反相放大器状态,此时对应于特性曲线的 BC 段。

当 $|V_o|$ 达到 E_W 时,稳压管开始工作,将输出电压限幅,限幅阈值为:

$$E_H = E_W$$
$$E_L = -E_W$$

对应的限幅特性斜率为:

$$\frac{dV_o}{dV_1} = -\frac{R_F /\!/ R_W}{R_1} \tag{9-8}$$

式中,R_W 为稳压管 D_W 的动态电阻(约 10 Ω)。

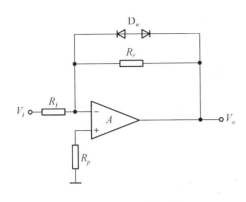

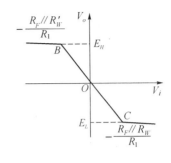

(a) 电路原理图　　　　　　　　　(b) 限幅特性

图 9-13　双向稳压管限幅保护电路及限幅特性

该电路的优点是非常简单；其缺点是限幅电压不易调节，稳压管极间电容较大，仅适于较低频率下工作。

2. 导联选择器

导联选择器用来选择从肢体或胸电极导出的心电信号，形成某一心电图导联。

临床心电图机常规应用的导联共有 12 种，它们是标准肢体导联Ⅰ、Ⅱ、Ⅲ，加压单极肢体导联 aV_R、aV_L、aV_F，单极胸导联 $V_1 \sim V_6$。

1）双极肢体导联

又称为标准导联Ⅰ、Ⅱ、Ⅲ，这种导联最早由爱因托芬（EinthoYen）在 1903 年首创使用，一直沿用至今，已成为最通用的导联之一。标准导联是一种双极导联，它直接将两个肢体电极的电位加到心电放大器的输入端，所记录的电压即为两个电极电位之差。它的具体连接方法规定如下：

Ⅰ导联：左臂（LA）接正，右臂（RA）接负；

Ⅱ导联：左腿（LL）接正，右臂（RA）接负；

Ⅲ导联：左腿（LL）接正，左臂（LA）接负。

通常将右腿（RL）接地或接其他特殊电路（如右腿驱动电路）。为便于记忆，可用三角形来表示标准导联的连接（图 9-14）。

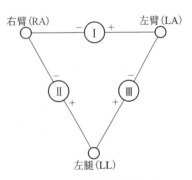

图 9-14　标准导联的连接

2）加压单极肢体导联

加压肢体导联的连接方法是在单极肢体导联的基础上发展起来的。单极肢体导联的连接方法是把三个肢体电极各通过一电阻连接至一点 O（称为中心电端），并与心电图机的负输入端连接，而将探查电极与心电图机的正输入端连接。由此可测得单极肢体导联 V_R、V_L、V_F，如图 9-15 所示。它们的波形反映出各肢体电极在心搏动周期内的电位变化波形。单极肢体导联由于 R 的旁路作用，故测得的电压幅度较小，若将接法略加改变，即构成加压单极肢体导联 aV_R、aV_L、aV_F。它的连接方法是，欲记录某个肢体电位时，只需断开该肢体与中心电端的连线，并用 $R/2$ 电阻替代 R（与心电图机输入端连接的极性如图 9-16 所示）。这种方法测得的电压幅值要比单极肢体导联的大 50%，但不影响其波形。

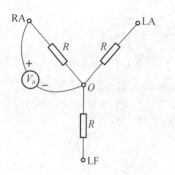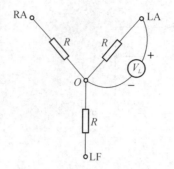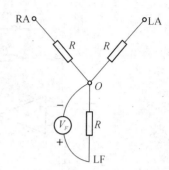

图 9-15　单极肢体导联图

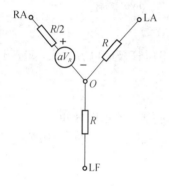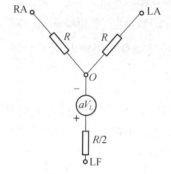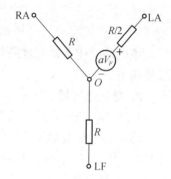

图 9-16　加压单极肢体导联图

3) 单极胸导联

除上述 6 种导联形式外,为全面地反映心电变化,还普遍采用如图 9-17 的单极胸导联形式。胸导联有了 V_1、V_2、V_3、V_4、V_5、V_6六种导联。其连接方法是,无关电极与中心电端相连接,探查电极的位置如下。

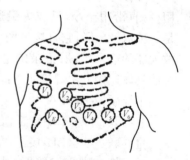

图 9-17　单极胸导联

V_1导联:胸骨右缘第四肋间隙;

V_2导联:胸骨左缘第四肋间隙;

V_3导联:在 V_2 和 V_4 连线的中点;

V_4导联:在锁骨中线与第五肋间相交处;

V_5导联:在腋前线与 V_4 同一水平处;

V_6导联:在腋中线与 V_4 同一水平处;

V_E:胸骨底剑突。

综上所述,一般常规导联共有 12 种。其中标准导联和加压单极肢体导联主要用于反映额面的心电变化,即反映上下方向电位的变化,心室下壁病变、左前分支传导阻滞,均采用此两组导联。特别是标准导联Ⅱ所描记的 P 波和 QRS 波的始点和终点比较清楚,故多用于测量各间期时程。单极胸导联主要用于反映横面方向的电位变化,即反映前后方向电位变化,左右心室肥厚,左右束支传导阻滞均可用此导联探查。

为便于识别,现代心电图机上对各电极导线所用的颜色做如下规定:

红色——右手;黄色——左手;绿色(或蓝色)——左足;黑色——右足(为抑制干扰而接地);白色——胸部。

4）导联选择器原理电路

图 9-18 所示为导联选择器原理电路。它包括一个威尔逊电阻网络,网络中 O 点为中心电端,a、b、c 为改进的威尔逊中心端,专为测量 aV_R、aV_L、aV_F 而设置。

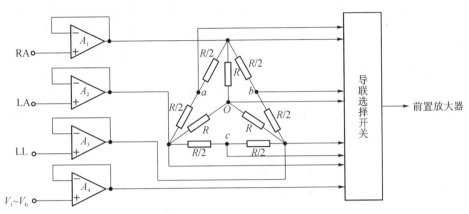

图 9-18　导联选择器原理电路

由 RA、LA、LL、$V_1 \sim V_6$ 来的心电信号分别输入同相跟随器 $A_1 \sim A_4$。其输出连接到三角形电阻网络顶点上,然后将电阻网络上各点连接到导联选择开关,供操作者选择所需之导联。在将导联选择器接到心电前置差动放大器时,应注意极性。对肢体 I 导联:LA 接正,RA 接负;II 导联:LL 接正,RA 接负;III 导联:LL 接正,LA 接负;对 aV_R、aV_L、aV_F 导联:改进的中心电端 a、b、c 接负,肢体接正;对 $V_1 \sim V_6$ 胸导联:中心电端 O 接负,胸体接正。

3. 定标电路

心电图机内有 1 mV 标准电压发生器,主要用来比较心电信号幅度大小,也可以用作校正放大器和记录器的工作状态,如校正放大器的增益、线性、阻尼、时间常数和频响等。

对定标电压的要求是准确度高,否则仪器测量结果误差太大。心电图机中,1 mV 定标电压往往由标准电池分压的方法取得,其缺点是随着使用时间的延长,电池电压将逐渐降低。得到 1 mV 定标电压的另一方法是从稳压电源取得定标电压。

4. 前置放大器

前置放大器的主要作用是将按某一种导联形式取得的心电信号放大到足够大,以送入后级放大器继续放大。它的另一作用是尽量衰减干扰信号。

心电图机输入部分的等效电路如图 9-19 所示。图中 E_c 为心电信号;R_T 为人体的体电阻,一般为 500 Ω 左右;R_S 和 C 为皮肤等效电阻电容,该阻抗一般为几千欧至几十千欧;r 为保护电阻或等效均衡电阻,一般几千欧至一百千欧;R 为前置放大器的输入阻抗,一般为 3 MΩ 以上;E_P 为电极极化电压,包括金属电极和导电膏之间电极电位以及导电

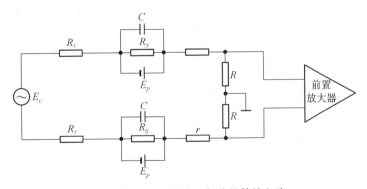

图 9-19　心电图机输入部分的等效电路

膏和皮肤之间的液接电位,其大小与电极材料、导电膏性质、流过电极的电流和接触处皮肤性质有关,数值一般为几十毫伏至几百毫伏。

对输入等效电路分析可知,电极和人体的接触电阻、两个电极接触电阻的不平衡及电极极化电压等均是产生干扰的因素。为此,要求心电图机前置放大器具有高输入阻抗和高共模抑制能力,以减小流过电极的电流,降低由于信号源内阻不平衡所造成的干扰。此外,前置放大器还应具有合适的频响、低噪声等特点。下面介绍几种典型的心电图机前置放大器电路。

1) 运放组成的心电放大器

图 9-20 所示为一个典型的包括缓冲级在内的前置放大器。第一级缓冲级由对装双运放 A_1 和 A_2 组成,这一级的增益不能太高,以免放大器饱和,因为电极可能产生 200 mV 的极化电压。

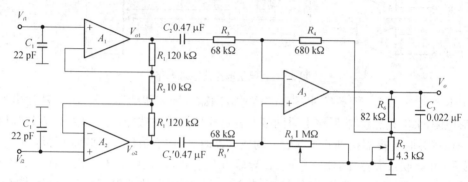

图 9-20 三运放心电前置放大器

根据第 4 章中所学的知识,可以计算此电路的增益。

第一级缓冲级的差模增益:

$$A_{F12} = 1 + \frac{R_1 + R_1'}{R_2} = 1 + \frac{2 \times 120 \times 10^3}{10 \times 10^3} = 25$$

第二级差动输入放大器增益:

$$A_{F3} = \frac{R_4}{R_3} \times \frac{R_6 + R_7}{R_7} = \frac{680 \times 10^3}{68 \times 10^3} \times \frac{82 \times 10^3 + 4.3 \times 10^3}{4.3 \times 10^3} = 200.6$$

前置放大器的总增益:

$$A_F = A_{F12} A_{F3} = 25 \times 200.6 = 5\,017$$

放大器的输入电阻,因为是同相输入接法,故有:

$$R_{id} = 2r_c; \quad R_{ic} = \frac{1}{2}r_c$$

根据运算放大器本身输入电阻数值而异,一般在 $10 \sim 100$ MΩ 之间。放大器高、低端截止频率为:

$$f_H = \frac{1}{2\pi R_6 C_3} = \frac{1}{2 \times 3.14 \times 82 \times 10^3 \times 0.022 \times 10^{-6}} = 88 \text{ Hz}$$

$$f_L = \frac{1}{2\pi R_3 C_2} = \frac{1}{2 \times 3.14 \times 68 \times 10^3 \times 0.47 \times 10^{-6}} = 5 \text{ Hz}$$

共模抑制比的计算如下。

先求第一级的共模抑制比 $CMRR_{12}$，由图 9-20 可知，当共模电压 V_{ic} 出现在 A_1 和 A_2 输入端时，A_1、A_2 输出端除了有 $1 : 1$ 传输过来的共模电压外，还有因 $CMRR$ 有限所造成的共模变差模的影响，即共模误差电压的影响，它们的值在 A_1、A_2 的输入端分别等效成 $V_{ic}/CMRR_1$ 和 $V_{ic}/CMRR_2$。由此造成的输出端电压：

$$V_{ocd1} = \left(1 + \frac{R_1}{R_2}\right)\frac{V_{ic}}{CMRR_1} - \frac{R_1}{R_2}\frac{V_{ic}}{CMRR_2} \tag{9-9}$$

$$V_{ocd2} = \left(1 + \frac{R_1'}{R_2}\right)\frac{V_{ic}}{CMRR_2} - \frac{R_1'}{R_2}\frac{V_{ic}}{CMRR_1} \tag{9-10}$$

由共模电压造成的 A_1、A_2 总输出电压分别为：

$$V_{oc1} = V_{ic}\left[1 + \left(1 + \frac{R_1}{R_2}\right)\frac{V_{ic}}{CMRR_1} - \frac{R_1}{R_2}\frac{1}{CMRR_2}\right] \tag{9-11}$$

$$V_{oc2} = V_{ic}\left[1 + \left(1 + \frac{R_1'}{R_2}\right)\frac{V_{ic}}{CMRR_2} - \frac{R_1'}{R_2}\frac{1}{CMRR_1}\right] \tag{9-12}$$

则 A_1 和 A_2 之间的输出电压：

$$V_{oc1} - V_{oc2} = \left(\frac{R_1 + R_2 + R_1'}{R_2}\frac{1}{CMRR_1} - \frac{R_1 + R_2 + R_1'}{R_2}\frac{1}{CMRR_2}\right)V_{ic} \tag{9-13}$$

所以第一级放大器的共模增益：

$$A_{FC12} = \frac{V_{oc1} - V_{oc2}}{V_{ic}} = \frac{R_1 + R_2 + R_1'}{R_2}\left(\frac{1}{CMRR_1} - \frac{1}{CMRR_2}\right)$$

$$= \left(1 + \frac{R_1 + R_1'}{R_2}\right) \times \left(\frac{CMRR_2}{CMRR_1} - \frac{CMRR_1}{CMRR_2}\right) \tag{9-14}$$

而第一级的差模增益：

$$A_{F1} = \left(1 + \frac{R_1 + R_1'}{R_2}\right) \tag{9-15}$$

所以第一级的共模抑制比：

$$CMRR_{12} = \frac{A_{F12}}{A_{FC12}} = \frac{CMRR_1 CMRR_2}{CMRR_2 - CMRR_1} \tag{9-16}$$

由式(9-16)可知，当 $CMRR_1 \neq CMRR_2$ 时，第一级共模抑制比 $CMRR_{12}$ 为一个有限值。因此，为了提高第一级的共模抑制能力，应选用 $CMRR_1$ 和 $CMRR_2$ 数值相近的两个运放组成放大器。

在图 9-20 所示电路中，如果第二级差动放大器的共模抑制比为 $CMRR_3$，则可证明两级放大器共模抑制比：

$$CMRR = \frac{A_{F12}CMRR_3 CMRR_{12}}{A_{F12}CMRR_3 + CMRR_{12}} \tag{9-17}$$

式(9-17)可证明，当输入端有共模电压 V_{ic} 时，A_1、A_2 输出端有包括差动电压在内的输出电压：

$$V_{o1} = \left(1 + \frac{R_1}{R_2}\right)V_{i1} - \frac{R_1}{R_2}V_{i2} + \left(1 + \frac{R_1}{R_2}\right)\frac{V_{ic}}{CMRR_1} - \frac{R_1}{R_2}\frac{V_{ic}}{CMRR_2} + V_{ic} \qquad (9-18)$$

$$V_{o2} = \left(1 + \frac{R_1'}{R_2}\right)V_{i2} - \frac{R_1'}{R_2}V_{i1} + \left(1 + \frac{R_1'}{R_2}\right)\frac{V_{ic}}{CMRR_2} - \frac{R_1'}{R_2}\frac{V_{ic}}{CMRR_1} + V_{ic} \qquad (9-19)$$

而 A_3 的输出电压：

$$V_o = \frac{R_4}{R_3}\left[(V_{o1} - V_{o2}) + \frac{V_{ic}}{CMRR_3}\right] \qquad (9-20)$$

将式(9-18)和式(9-19)代入上式即得：

$$V_o = \frac{R_4}{R_3}\left[\left(1 + \frac{R_1 + R_1'}{R_2}\right)V_{i1} - \left(1 + \frac{R_1 + R_1'}{R_2}\right)V_{i2} + \left(1 + \frac{R_1 + R_1'}{R_2}\right)\frac{V_{ic}}{CMRR_1}\right.$$
$$\left. - \left(1 + \frac{R_1 + R_1'}{R_2}\right)\frac{V_{ic}}{CMRR_2} + \frac{V_{ic}}{CMRR_3}\right] \qquad (9-21)$$

由此得 A_3 输出端的共模电压：

$$V_{oc} = \frac{R_4}{R_3}\left[\left(1 + \frac{R_1 + R_1'}{R_2}\right)\left(\frac{1}{CMRR_1} - \frac{1}{CMRR_2}\right) + \frac{1}{CMRR_3}\right] \qquad (9-22)$$

两级共模总增益：

$$A_{FC} = \frac{R_4}{R_3}\left[\left(1 + \frac{R_1 + R_1'}{R_2}\right)\left(\frac{1}{CMRR_1} - \frac{1}{CMRR_2}\right) + \frac{1}{CMRR_3}\right] \qquad (9-23)$$

考虑到 $A_{F3} = R_4/R_3$，$A_{F12} = 1 + \dfrac{R_1 + R_1'}{R_2}$，$\dfrac{1}{CMRR_1} - \dfrac{1}{CMRR_2} = CMRR_{12}$，故有：

$$A_{FC} = A_{F3}\left[A_{F12}\frac{1}{CMRR_{12}} + \frac{1}{CMRR_3}\right] \qquad (9-24)$$

而两级放大器的差模总增益：

$$A_F = A_{F12}A_{F3} \qquad (9-25)$$

故两级共模抑制比：

$$CMRR = \frac{A_F}{A_{FC}} = \frac{A_{F12}A_{F3}}{A_{F3}\left[A_{F12}\dfrac{1}{CMRR_{12}} + \dfrac{1}{CMRR_3}\right]}$$
$$= \frac{A_{F12}CMRR_3 CMRR_{12}}{A_{F12}CMRR_3 + CMRR_{12}} \qquad (9-26)$$

故由式(9-26)可得到结论：严格匹配 $CMRR_1$ 和 $CMRR_2$，则电路的共模抑制比主要取决于第一级的增益和第二级的共模抑制比，调节电阻 R_5 可获得最佳的共模抑制比。

2) 场效应管-运放混合式心电前置放大器

在混合式电路中，分立的场效应管作为缓冲级。但如果这一对场效应管匹配不好，则两只场效应管的漏极间将出现共模误差信号，这将严重影响放大器的共模抑制比。为此需要在电路中引入共模负反馈,以抑制这种共模误差信号。图9-21所示为一个引入基极共模负反馈的混合式心电前置放大器。

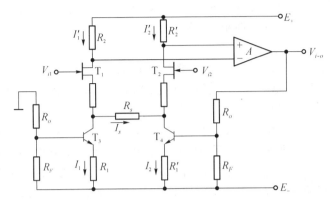

图9-21　单运放基极共模负反馈的混合式心电前置放大器

场效应管 T_1、T_2 作为前置放大器的放大管,晶体管 T_3、T_4 作为恒流源。T_4 基极接收来自运放 A 输出端的共模负反馈。心电信号与 T_1、T_2 管栅极相连接。

当输入端出现共模电压时,若由于 T_1、T_2 管的匹配不好,引起运放 A 同相端电压高于反相端,即 $V_+ > V_-$,则运放 A 的输出电压 V_o 将增加,由此将引起下面的负反馈过程:

$$V_o \uparrow \to T_4 \text{ 基极电压} \uparrow \to I_2 \uparrow \to I_2' \to V_+ \downarrow \to V_o \downarrow$$

由此实现对共模电压的负反馈,抑制了共模干扰。此电路的差模增益可计算如下。

由电路图可知,恒流管 T_3、T_4 的电流为:

$$I_1 \approx \frac{ER_F}{R_o + R_F} \frac{1}{R_1} \tag{9-27}$$

$$I_2 \approx \frac{(V_o + E)R_F}{R_o + R_F} \frac{1}{R_1'} \tag{9-28}$$

假定 I_s 的方向如图9-21中箭头所示,即当 V_{i1} 为正而 V_{i2} 为负时,则:

$$I_1' = I_1 + I_s \tag{9-29}$$

$$I_2' = I_2 - I_s \tag{9-30}$$

而 $I_1' = I_2'$,所以:

$$I_1 + I_s = I_2 - I_s \tag{9-31}$$

整理上式,得:

$$I_2 - I_1 = 2I_s \tag{9-32}$$

将式(9-27)和式(9-28)代入上式,可得:

$$\frac{V_o R_F}{R_1(R_o + R_F)} = \frac{2(V_{i1} - V_{i2})}{R_s} \tag{9-33}$$

所以,放大器的差模增益:

$$A_F = \frac{V_o}{V_{i1} - V_{i2}} = \frac{2R_1}{R_s}\left(1 + \frac{R_o}{R_F}\right) \tag{9-34}$$

调节电阻 R_s 可以改变电路的差模增益 A_F。对共模信号来说，由于 R_s 中无电流通过，相当于 R_s 无限大，故调节 R_s 对共模抑制比无影响。

5. 隔离电路

隔离电路的主要作用有两项：一是隔除缓慢变化的电极极化电压。因为心电前置放大器除放大心电信号以外，还放大由于电极移动、电极和皮肤间导电膏干燥而引起的缓慢变化电压以及电极极化电压。这将会产生较高的直流电压，导致记录的位差，甚至使放大器饱和。为此在前置放大器和驱动放大器之间一般采用 RC 交流耦合，以去除直流成分。二是为了保证病人在使用心电图机时绝对安全，不发生由于心电图机漏电而引起的电击。采用隔离电路将与病人直接电气连接的心电前置放大级和后级驱动放大器之间隔离开，也可将前置放大器与电源和地完全隔离。隔离电路的形式有一级或多级，可根据需要选用变压器隔离方式的载波放大器或光隔离方式的光电耦合隔离放大器。这些电路已经在第 4 章中介绍，此处不再赘述。

6. 驱动放大器

由前置放大器输出的心电信号，其电压幅值和输出功率仍然很小，必须经过驱动放大器放大才能使信号达到足够功率去推动记录器工作。

此外，驱动放大器中还应该有调节心电图描迹零点位置的装置，它是通过改变输出信号直流电平来实现的。

7. 记录器

记录器应满足给定的走纸速度和频率响应。通常是用热笔式描记器和热敏记录纸作为心电图记录。此外也有墨水笔式、喷笔式或针笔式记录装置，它们的工作频率较高，可达几百赫兹。目前国产心电图机使用的记录器有三种：动铁式记录器、动圈外磁式记录器和动圈内磁式记录器。

动铁式记录器的主要部件是一个永久磁铁、两个线圈和一个动铁芯子。它的工作原理是，当电流通过两个线圈时，所产生的磁场使铁芯成了电磁铁，它和永久磁铁共同产生的磁力使铁芯的轴旋转，转动方向和转角大小取决于线圈中电流方向和强弱变化，从而达到直接记录心电图的目的。这种记录器多应用在电子管式心电图机中，它的体积大、笨重、频响也差，目前已较少采用。

动圈外磁式记录器的基本部件是可转动的线圈和固定的磁路，其工作原理与普通万用表头相似。这种记录器的体积仍较大，也较笨重，国产心电图机 XQ-1 型和 XDH-2 型都采用这种记录器。

动圈内磁式记录器的工作原理与动圈外磁式记录器基本相同，结构也类似，区别在于它取消了体积庞大的外磁体，线圈内铁芯由一块磁性很强的稀土永磁铁代替。这种记录器的优点是灵敏度高、使用方便、位移线性好、重量轻、体积小、宜于跟晶体管功放输出匹配。国产心电图机 LZX-241R 型即采用这种记录器。内磁式记录器的缺点是制作较难且成本高。

9.3.4 心电图机的干扰因素及抑制方法

在心电图机使用过程中，会受到各种干扰。下面分析在心电测量过程中经常遇到的干扰因素,以及抑制这些干扰的方法。

1. 磁场干扰

在使用心电图机的周围环境中,常有各种电气设备辐射的工频或高频电磁波,这些电磁波都会对心电图机产生干扰。由电磁感应定律可得到感应电动势:

$$E = \omega S B_m \cos\theta \sin\omega t \tag{9-35}$$

由上式可见,在交变磁场频率 ω、磁感应强度振幅 B_m 以及作用方向 θ 都恒定的磁场作用下,环路感应电动势的大小与环路面积 S 成正比。

图 9-22 所示为测量心电时,电极引线环路受 50 Hz 磁场影响的情形。图中 Z_1、Z_2 为电极与皮肤接触阻抗,Z_L 为两个电极之间的人体阻抗。这里产生的感应电动势是一差动信号,它将与心电信号一同被心电放大器放大,造成对输出信号的干扰。

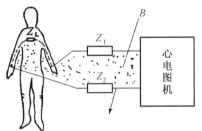
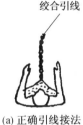
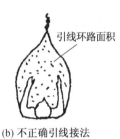

图 9-22 磁场对心电图机电极引线环路的干扰   图 9-23 电极引线的环路面积干扰的影响

由式(9-35)可知,要限制磁场干扰信号,必须减小电极引线的环路面积。这可以把所有电极引线在人体表面绞合起来,紧沿着人体引出,如图 9-23(a)所示。图 9-23(b)所示为电极引线未绞合,环路面积较大致使磁场干扰较大的情形。

另一个减小磁场干扰的方法是将产生磁干扰的源屏蔽起来。由于交变磁场的频率不同,磁场屏蔽的方法也不相同。对于恒定磁场和工频磁场干扰,需用铁磁性材料屏蔽,常用导磁率高的矽钢片或玻莫合金,必要时可采用镍铁钢导磁合金。高导磁率材料的屏蔽罩使干扰磁场产生的磁力线大部分被限制在罩子内,对仪器中的变压器屏蔽起来就是这个道理。在对电极引线屏蔽时,一定要把构成整个环路面积的导线屏蔽起来,才能起到消除磁干扰的作用。

对于高频磁场,则是利用涡流作用来屏蔽的。通常用铜、铝等导电率高的良导体作磁场屏蔽材料,而不用铁磁材料作屏蔽,因为在高频下磁介质中损耗很大。当磁力线穿过用铜、铝等良导体制成的屏蔽罩时,将产生感应电动势,此电动势又被导体所短路而产生涡流,这涡流所产生的反向磁力线将部分地抵消穿过导体的原磁场,从而抑制了磁场对罩外的干扰。磁场的频率越高,则罩内涡流越大,屏蔽作用也越好。

2. 电场干扰

电场干扰的情况更为复杂,而且它存在的范围更广。心电图机周围环境中的 50 Hz 交流电源的电场干扰是最普遍的,交流电力线通过心电图机的电极引线引入位移电流,或通过人体引入位移电流均会产生电场干扰。

1) 导联线引入的电场干扰

图 9-24(a)表示电场干扰由位移电流通过耦合电容 C_1、C_2 进入电极引线所引起的情

形。由于心电图机有很高的输入阻抗,所以位移电流 I_{d1} 和 I_{d2} 必然经过皮肤与电极的接触阻抗 Z_1、Z_2 进入人体,然后由右腿进入心电图机的接地点 G。在用电极导出心电时,由于组成心电信号源内阻抗一部分的人体肌体电阻很小,故信号源内阻抗主要取决于皮肤与电极间接触阻抗,即 Z_1、Z_2。

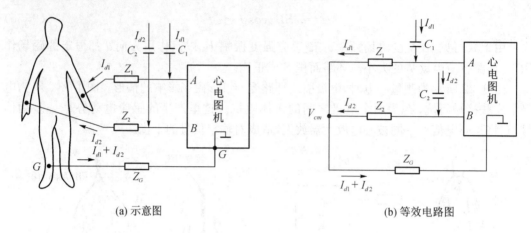

(a) 示意图　　　　　　　　　　　(b) 等效电路图

图 9-24　电极引线引入位移电流的示意图和等效图

由图 9-23(b)等效电路可得心电图机输入端 A、B 点的电位:

$$V_A = I_{d1}Z_1 + (I_{d1} + I_{d2})Z_G \tag{9-36}$$

$$V_B = I_{d2}Z_2 + (I_{d1} + I_{d2})Z_G \tag{9-37}$$

故 A、B 两点间的电压:

$$V_{AB} = V_A - V_B = I_{d1}Z_1 - I_{d2}Z_2 \tag{9-38}$$

若两根导联线彼此接近,则可以认为位移电流 I_{d1}、I_{d2} 相等,则有:

$$V_{AB} = I_d(Z_1 - Z_2) \tag{9-39}$$

因此,当两个皮肤-电极接触阻抗不平衡时,将会在心电图机输入端产生 50 Hz 的差动干扰电压 V_{AB}。举例来说,对于一根 1～3 m 长的非屏蔽导线,I_d 的典型值为 6 μA,若 Z_1 和 Z_2 有 5 kΩ 的差值,则:

$$V_{AB} = I_d(Z_1 - Z_2) = 6 \times 10^{-9} \times 5 \times 10^3 = 30 \ \mu\text{V}$$

此值接近于典型心电信号的 3% 左右。

减小这种电场干扰的有效办法是用屏蔽线作为电极引线,使位移电流经屏蔽层流入地而不流入人体。

另一措施是增大电极面积以减小电极-皮肤接触阻抗,并使两个电极与皮肤的接触良好,以减小接触阻抗的不平衡,从而减少电场干扰的影响。

此外,当位移电流 I_{d1} 和 I_{d2} 流经人体右腿接地阻抗时,还会产生一个共模电压 $V_{cm} = (I_{d1} + I_{d2})Z_G$,为了降低此共模电压,应尽量减小人体右腿接地电阻。

2）人体引入的电场干扰

图 9-25 所示为位移电流通过电力线与人体之间的耦合电容流入人体，并且在人体内流动，使人体对地处于某一电位，这个电位就是位移电流所产生的共模电压：

$$V_{cm} = I_b Z_G \tag{9-40}$$

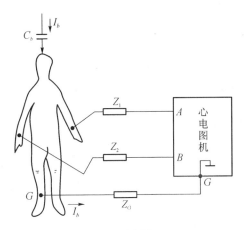
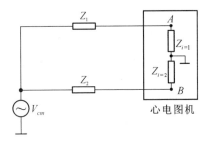

(a) 示意图   (b) 等效电路图

图 9-25 人体引入位移电流的示意图和等效电路

这种人体共模电压会因为两种原因对心电图机产生干扰：其一是因为皮肤—电极接触电阻的不平衡；另一原因是因为人体的各部分具有不同的内阻抗。

当两个皮肤-电极接触电阻不相同时，人体共模电压会在心电图机输入端产生电位差：

$$V_{AB} = V_A - V_B = V_{cm}\left(\frac{Z_{in1}}{Z_1 + Z_{in1}}\right) - V_{cm}\left(\frac{Z_{in2}}{Z_2 + Z_{in2}}\right) \tag{9-41}$$

式中 V_{cm}——50 Hz 的人体共模电压；

$\qquad$ Z_{in1}、Z_{in2}——心电图机输入端 A、B 对地输入阻抗；

$\qquad$ Z_1、Z_2——电极-皮肤接触电阻。

若 $Z_{in1} = Z_{in2} = Z_{in}$，又考虑到 Z_1、$Z_2 \ll Z_i$，则式（9-41）可以简化为：

$$V_{AB} \approx V_{cm}\left(\frac{Z_2 - Z_1}{Z_{in}}\right) \tag{9-42}$$

一般情况下，50 Hz 的共模干扰电压 V_{cm} 为 10 mV，皮肤接触电阻的差值为 $Z_2 - Z_1 = 5$ kΩ，为了使这种干扰电压不大于 10 μV，则放大器输入阻抗：

$$Z_{in} = \frac{V_{cm}}{V_{AB}}(Z_1 - Z_2) = \frac{10 \times 10^{-3}}{10 \times 10^{-6}} \times 5 \times 10^3 = 5\ \text{MΩ}$$

抑制这种共模干扰的有效办法如下：

（1）增强放大器的共模抑制能力，即提高放大器的共模抑制比 $CMRR$。

（2）用共模干扰电压驱动电极引线屏蔽层。图 9-26 所示为导线屏蔽层分布电容对共模抑制比的影响。由图 9-26(b) 可看出，分布电容 C_1、C_2 并联在放大器输入阻抗上，使放大器输入阻抗减小，且当 $Z_1C_1 \neq Z_2C_2$ 时，C_1、C_2 分流效应的不均衡，会大大降低差动放大器

的 $CMRR$ 值。

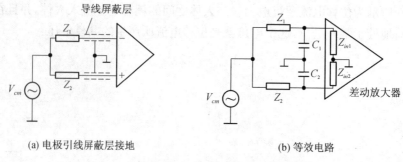

(a) 电极引线屏蔽层接地   (b) 等效电路

图 9-26 导线屏蔽电容对 $CMRR$ 的影响

图 9-27 所示为利用共模反馈电压驱动引线屏蔽层的电路。引线屏蔽层不直接接地,而与反馈共模电压的同相跟随器 A_3 的输出端相接。此时,电容 C_1、C_2 两端均受共模电压作用,结果使 C_1、C_2 不对共模电压产生分流作用,即 C_1 和 C_2 对共模电压作用等于零。这种电路能消除屏蔽层分布电容的影响,有效地改善了心电放大器的共模抑制性能。

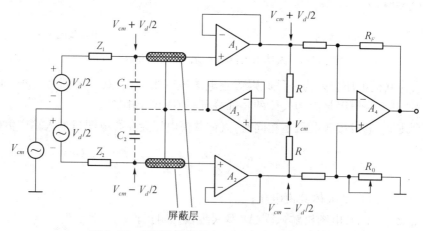

图 9-27 利用共模反馈电压驱动引线屏蔽层电路

(3) 用右腿驱动电路来减少共模干扰。这种方法的原理电路图如图 9-28 所示。

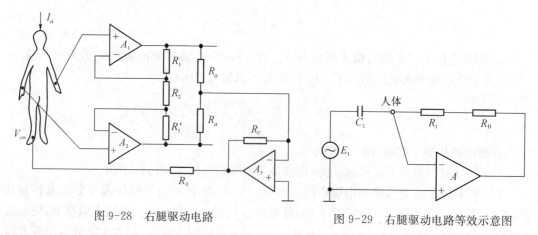

图 9-28 右腿驱动电路   图 9-29 右腿驱动电路等效示意图

人体右腿不直接接地,而是通过一个限流电阻 R_0 与右腿驱动放大器 A_3 的输出端相接。人体共模电压由两个分压电阻 R_a 检出,经 A_3 倒相放大后驱动人体右腿。由于这个电路可以激励少量电流进入右腿,抵消进入人体的位移电流,因此它可以大大降低人体上的共模电压。

如果将整个右腿驱动电路看作一个"运算放大器",则人体就是它的反相输入端,反馈电阻等于限流电阻 R_0 与右腿电极接触电阻 R_1 之和,如图 9-29 所示。图中 C_1 为干扰源与人体之间的耦合电容,E_1 为交流干扰源。可以看出,任何流入人体的位移电流将等于反馈电阻上的驱动电流,如果该"运算放大器"的开环增益足够大,那么即使有较大的位移电流流入人体,人体的电位也仍将保持恒定。这样,人体的共模电压将减小到相当低的值,以至在心电放大器输入端几乎没有共模电压,有效地消除了共模干扰。实验证明,即使在恶劣的条件下测量心电图,采用右腿驱动电路,也可使 50 Hz 的共模干扰减少至 1% 以下。限流电阻 R_0 值一般取 5 MΩ,R_a 的典型值为 25 kΩ。

人体共模电压 V_{cm} 产生干扰的另一原因是由于人体各部分具有不同的内阻抗,例如,从人肩到手指约为 400 Ω,躯干部分约为 20 Ω,腿部约为 500 Ω(如图 9-30 所示)。当体内位移电流从人体各部位流经这些阻抗时,就会在这些部位产生不同的电位。如果在不同电位的两个点各放上一个电极,则这两点之间就有电位差,从而在心电图机输入端出现干扰信号。例如,当两手腕之间流过 0.1 μA 的体内位移电流时,产生的干扰电压:

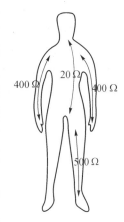

图 9-30　人体的内阻抗的典型值

$$V_{dc} = 0.1 \times 10^{-6} \times (400 \times 2) = 80\ \mu V$$

缩短两个电极之间的距离,可减小这种干扰,但要完全消除这种干扰相当困难。

3) 仪器接地回路引起的干扰

这会干扰使用临床心电图机或心脏监护仪测量心电图的病人,往往还与其他电气设备有连接,每个仪器设备都须有自己的接地导线,它们或者通过电源线,或者通过粗的接地导线连接到室内的接地点上。

图 9-31 所示为由于仪器接地点连接不当,形成接地回路而产生干扰的情况。两台心电仪器都接到病人身上,心电仪器 I 通过电源插座接地,用地 A 表示;心电仪器 II 通过电源线在另一处接地,以地 B 表示。如果 B 点电位 V_B 高于 A 点电位 V_A,则会有电流从 B 点流到心电仪 II 在病人身上的电极,再经过一段肌体到心电仪 I 的接地电极而流到 A 点。由于接地电极,与皮肤之间存在皮肤接触电阻,因此接地回路电流在电极接触处会产生电位,即共模干扰电位。此外,接地导联线常位于信号导联线附近,故接地回路电流会产生磁场干扰。

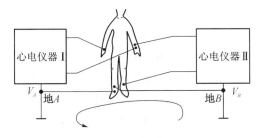

图 9-31　不正确接地点形成接地回路

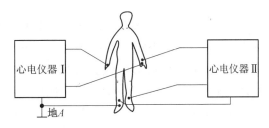

图 9-32　消除接地回路的接地方法

为此,在医学仪器系统中,必须消除接地回路,方法之一是使两台仪器的接地点都归结为同一点上,如图 9-32 所示。

4）电极松动或脱落引起的过渡过程干扰

当心电图机电极松动或脱落,会引起过渡过程干扰电压,致使心电图产生饱和或截止失真。因此,在心电图机使用中,一经发现电极松动或脱落,必须及时纠正。

图 9-33 为检查电极脱落和电极接触良好程度的装置的原理框图。其工作原理为:当电极与皮肤接触良好时,接触电阻小,50 kHz 电流源在两电极之间压降小,在门限电平以下,不触发报警器工作。如果电极与皮肤之间导电膏干燥或电极脱落,则电极和皮肤之间接触电阻增大,50 kHz 电流源在其间产生的电压升高,超过门限值时,就会发生报警。

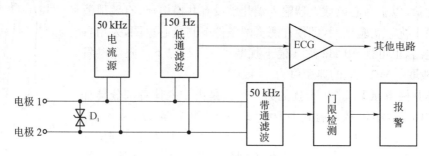

图 9-33　电极脱落报警装置电原理框图

高频电流源的频率为 50 kHz,对人体来说,这样高的频率,即使流过的电流达几百毫安也无危险。双向稳压管作为输入端过电压保护器,因为当电极脱落时,阻抗无限大,两电极之间由于电流源作用会使电压很高。150 Hz 低通滤波器是用来防止 50 kHz 的电压影响 ECG 放大器而设置的。50 kHz 带通滤波器的作用是防止心电信号进入门限检测器,以免发生误触发报警。

9.4　心电向量图机

记录和显示心电向量的仪器称为心电向量图机。心电向量图作为心电图的补充,对诊断房室肥厚、传导阻滞、心肌梗塞等疾病具有较大的价值。它能将心脏每次搏动的三个空间向量环（P 环、QRS 环、T 环）分别在三个平面（额面、侧面、横面）上的投影,同步地显示在三个示波管上,并可用 R 波触发照相机快门一次拍下空间向量环在三个平面上的投影。

9.4.1　心电向量环及其投影

心脏由很多片厚薄不一的心肌组成,每一片心肌又由许多心肌纤维互相衔接构成。当激动沿着特殊传导系统下传时,在某一瞬间某一处的所有心肌细胞都会形成电偶。由于细胞空间位置和极化程度不同,其极化向量的大小和方向各不相同,把这些极化向量按照向量相加的规则进行综合,即得到某一瞬间的综合心电向量。瞬间综合心电向量的大小和方向时刻都在变动,将各个瞬间心电向量的端点轨迹连接起来,便得到了心电向量环。由于心脏是个立体的空腔容器,并且心肌厚薄不一样,所以心电向量环一般是立体环。

心电向量环有三个环,即 P 环、QRS 环、T 环。P 环代表心房除极的心电向量环;QRS 环代表心房除极的心电向量环;T 环代表心室肌复极过程所产生的一系列综合心电向量环。心脏的每次正常激动将依次先后产生 P、QRS、T 三个立体环。将这三个立体环分别投影到额面(F 面)、侧面(S 面)和横面(H 面)上,即得到三个平面心电向量环,一起称这一过程为第一次投影。经第一次投影所得到的平面心电向量环,再分别投影到各个导联轴上,即得到常规的单体导联的心电图。

9.4.2 心电向量图机的组成和各部分作用原理

1. 心电向量图机总体方框图:图 9-34 所示为一个典型心电向量图机原理方框图,这种形式的心电向量图机可以同时观察三个面的心电向量。下面对各部分的作用原理作一简要介绍。

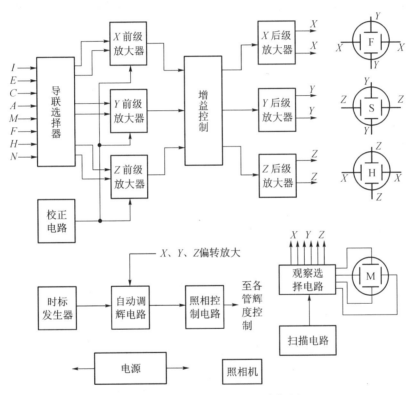

图 9-34　心电向量图机原理方框图

2. 导联选择器:心电向量图机采用弗兰克校正导联系统,共用八个电极,分别用字母 I、E、C、A、M、F、H 和 N 表示。这些电极的安放位置是:

I—右腋中线,A—左腋中线,E—腹部中央,M—背部中央,C—位于 E、A 之间,F—左腿,N—右腿,H—颈后。图 9-35 所示为各电极在人体的位置和弗兰克导联电路图。

由导联电路得到 x、y、z 各导联轴,以每两个导联轴为一组,加到示波管的垂直和水平偏转板上。x 轴和 y 轴导联的组合构成额面(F 面)心电向量图,y 轴和 z 轴导联的组合构成侧面(S 面)心电向量图,z 轴和 x 轴导联的组合构成横面(H 面)心电向量图。

3. 校正电路:校正电路为 1 mV 标准电压发生器,作各路放大器定标使用。1 mV 标准电压是由锌汞电池通过电阻器分压获得。

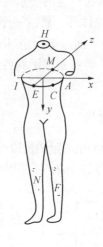

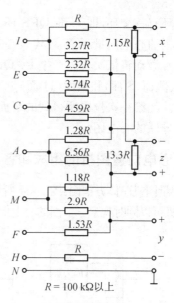

$R = 100 \text{ k}\Omega$ 以上

(a) 费兰克导联电极在人体的位置　　　　(b) 费兰克导联电路

图 9-35　弗兰克导联系统

4. 前级放大器:由导联选择器输出的心电信号很弱,一般 QRS 波的峰值在零点几至 2.5 mV 之间,而 P 波和 T 波幅值更小,为了有足够大的信号去推动后级工作,必须对它们加以高增益放大。x、y、z 三个前级放大器就起这个作用。前级放大器的增益约为 100 倍,其输入阻抗大于 5 MΩ。

5. 增益控制器:增益控制器是为了调整 F、S、H 三个示波管的偏转灵敏度的差异而设置的。调节增益控制器使三个示波管所显示的心电向量环有同样的亮度。

6. 后级放大器:x、y、z 后级放大器将心电信号放大到足够推动示波管偏转板所需的幅值。为适应偏转板成对信号的需要,后级放大器应设计为双端输出。三个示波管 F、S、H 的垂直和水平偏转板引入相应的心电信号,即可分别显示出三个不同面的心电向量图。

7. 照相控制电路:此电路由人体心电信号控制定时电路,在需要拍摄心电向量环全部(全环)或其中任意一部分(单独拍摄 P 环或 T 环)时,给示波管以增辉信号。

8. 观察选择电路:临床诊断中,除了拍摄三个面的心电向量图外,往往需要对病员的心电向量图进行实时观察和分析。由于三个面的示波管系短余辉示波管,不可能给观察者留下完整的图形,因此又设置一个屏面较大的长余辉示波管,用来观察和分析三轴心电向量图形。扫描电路提供扫描按制电压,使用者观察、选择电路并调节,可选通长余辉管(M 管)或短余辉管(F、S、H 管)。

9. 时标发生器:此电路产生锯齿波电压,以形成长三角形时标,用来标志心电向量的运转方向。

10. 自动调辉电路:心电向量显示还碰到一个问题,由于通常 QRS 环振幅较大,T 环和 P 环振幅较小,但所占时间却比 QRS 环长,因此在拍摄到的心电向量环中,QRS 环辉度较低,而 T 环和 P 却过亮甚至成了模糊的亮团而无法分析。自动调辉电路就是为解决这一问题而设置的,它利用微分电路检出心电信号的增量,并将该增益加至示波管的增辉电极。在 QRS 向量环展开过程中,由于增量大,故 QRS 环被增辉。而在 T 环和 P 环展开中,由于增量小,故增辉的亮度较小。这样,就使心电向量环显示的辉度得到均衡调节,从而获得亮度均匀的向量环。

图 9-36 所示为正常心脏典型的心向量环。

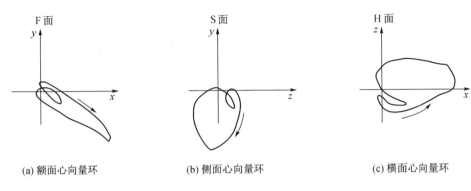

(a) 额面心向量环　　　　(b) 侧面心向量环　　　　(c) 横面心向量环

图 9-36　正常心脏典型的心向量环

9.5　胎儿心电图机

检测胎儿心电图对临床诊断具有十分重要的意义,因为从胎儿心电图可以获得许多重要诊断信息:从有胎儿心电图信号可以证明胎儿存活着;从心率可以判断胎儿发育的情况;从心电图的波形可以表示胎儿痛苦的程度;从心电图动态形状可以说明胎儿是否患先天性心脏病等。

一般从妊娠 5 个月以后就可以检测出胎儿心电图。胎儿心电图可以利用放置在母体腹壁上的电极测得,但这样测到的胎儿心电图的 R 波在正常情况下小于 $50\ \mu V$,而母体的心电图 R 波最小时也有 $140\ \mu V$,成了胎儿心电图的强干扰;如果电极位置合适,则可测得如图 9-37 所示的图形,其中 F 代表胎儿的 QRS 波,M 表示母体的 QRS 波。图中也示出了胎儿和母体各自单独的心电图波形。从图中可看出,母体的 QRS 波要比胎儿的 QRS 波大得多,因此用一般方法记录胎儿心电图十分困难。

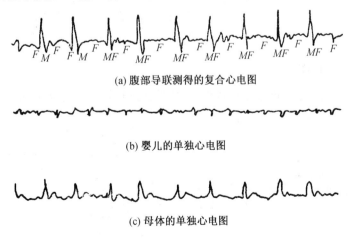

(a) 腹部导联测得的复合心电图

(b) 婴儿的单独心电图

(c) 母体的单独心电图

图 9-37　母体腹部测得的胎儿心电图

采用信号分离方法可以检测出质量较好的胎儿心电图,这种方法的原理框图如图 9-38 所示。

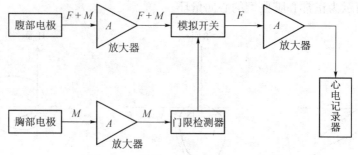

图 9-38　分离法胎儿心电图原理图

在此方法中,采用三个电极:一个放在母体胸部;另一个放在腹部近子宫上部处;再一个放在腹部近子宫下部处。由胸部导联(一个胸电极和一个腹部电极),可记录到母体心电图;从腹部导联(两个腹部电极),可以记录到胎儿和母亲的复合心电图。

门限检测器测定母体的 QRS 波,并以此信号去切断模拟开关。因此当检测到母体的 QRS 波时,就阻塞腹部导联,直到母体的 QRS 波结束。这样,就将母体的 QRS 波从腹部导联记录中消除,获得质量较好的胎儿心电图。

应该指出的是,若胎儿心电图信号与母体心电的 QRS 波同时产生,则胎儿的心电信号将会丢失。

在滤除母体心电的 QRS 波后,可以使用平均叠加处理方法来检测胎儿心电波形。在母体腹壁上放置 n 对电极,分别把检测到的 n 个信号叠加,这样可以使信噪比提高 $\sqrt{n}$ 倍。这种信号相加是空间上叠加,与在时间上叠加不同。

9.6　心率计

心率是反映心脏功能的几个最基本参数之一,也是研究血流动力学和心电监护的重要指标之一。心率计是测定心率的仪器。最常用作测定心率的信号是心电信号,少数还有应用动脉血压波形或心音信号的。下面介绍两种基本形式的心率计。

9.6.1　平均心率计

这种心率计通过对已知时间间隔内的心搏脉冲进行计数的方法来测量 1 分钟内的心搏次数。平均心率计的原理框图如图 9-39 所示。

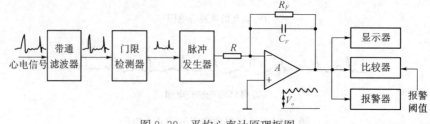

图 9-39　平均心率计原理框图

在图 9-39 中,输入信号是一个已经被放大了的约 1 V 峰-峰值的心电信号,该信号经过一个中心频率为 17 Hz、带宽为 6 Hz 的带通滤波器。滤波器的作用有两个:消除低频噪声和基线漂移,使信号能被门限检测器检测出来;同时让组成 QRS 波的主要频率成分通过,衰减其他噪声,保证最佳的信噪比。

门限检测器将心电图中的 R 波检测出来,每输入一个 QRS 波群,检测器就检出 R 波,并且输出一触发信号使脉冲发生器产生一个具有固定幅度和脉宽的脉冲。它们被送到一个有源低通滤波电路,该电路测定来自脉冲发生器的脉冲序列平均值。电容 C_F 上的电荷通过 R_F 泄放,因此一定的脉冲重复频率就产生一定的平均电压。为此,电路的 RC 时间常数至少应有几个心动周期那么长,一般取 5~15 次心动周期。心率越高,产生的脉冲越多,在电容器上积累的电荷越多,因而电路的输出电压也越高。

心率计往往还装有报警装置,把低通滤波器输出的电压加到一个窗口比较器,比较器的另一输入端接入阈值电压,当心率超过上下阈值时,报警电路就接通工作。

9.6.2 瞬时心率计

在大多数医学研究和临床中往往更需要应用瞬时心率计。这种心率计测量相邻两次心搏间的时间间隔,再经适当的转换,以每分钟心搏次数表示相应的心率值瞬时心率。

瞬时心率有多种,主要的区别在于将测得的相邻心搏间隔转换为心率的方法。大致分为采用模拟电路技术和数字技术两种。下面介绍一种采用倒数计数器将心搏间隔转换为瞬时心率的电路。图 9-40 是它的原理方框图。

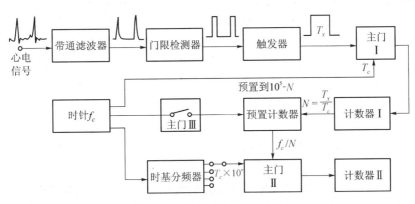

图 9-40　瞬时心率计原理框图

瞬时心率计的输入信号可以是心电信号、动脉血压波或心音信号。这里以心电信号作输入信号为例,说明这种心率计的工作原理。

心电信号经过带通滤波器后,突出了 QRS 波,使 P 波和 T 波减小并抑制了噪声。门限检测器检出 R 波信号,并以此作用于触发器,经触发器形成门控信号 T_x,在 T_x 时间内主门 I 开启,时钟 f_c 通过主门 I 使计数器 I 计数,计得 $N = T_x/T_c$(T_x 是被测心搏周期,T_c 为时钟周期)。N 作为预置计数器的预置值,将预置计数器预置到 10^5-N。预置计数器实质上起 N 分频的作用,即每计完 N 个时钟脉冲输出一个脉冲,故预置计数器的输出频率为 f_c/N 或周期为 T_cN,后者通过主门 II 计数,主门 II 的闸门时间为 $T_c\times10^n$,计数器量计得的数为:

$$N_f = \frac{T_c \times 10^n}{T_c N} = \frac{1}{N} \times 10^n \qquad (9-43)$$

从式(9-43)可见,计数器Ⅱ计得的数 N_f 正比于 N 的倒数,从而完成了倒数运算,也就是可以从计数器Ⅱ上直读被测的瞬时心率 f_x,其显示的位数由分频系数 10^n 而定。

将 $N = T_x/T_c$ 代入式(9-43)可得:

$$N_f = \frac{f_x}{f_c} 10^n \qquad (9-44)$$

瞬时心率计也可接上报警电路,但往往采用各种数字比较器,而不用模拟比较器。计数器中的数据在比较器中与上下阈值数据作比较,一旦瞬时心率超过正常数值,报警器就发出警告信号。

这两种心率计的应用范围各有侧重,瞬时心率计适用于对心率变化的研究,但在关心心率变化趋势的场合,则采用平均心率计更为合适。

9.7 脑电图(EEG)

9.7.1 脑电图的产生

有关脑电图产生的机理,是一个很复杂的问题,对它的研究涉及到脑的解剖结构、神经元的新陈代谢、生理、生化等基础学科知识。这里仅介绍一些脑电产生的基本知识。

大脑皮层的神经细胞按其形状可分为粒形细胞、梭形细胞和锥体细胞三种。前两种细胞的胞体很小,位于脑深部,细胞外形成的树突走向混乱,都不能形成有效的电场,占脑电波的比例甚小。而锥体细胞,则与前两种细胞不同,它的细胞体呈三角形状,细胞膜基底朝下,其顶树突垂直伸至皮层表面,走向相同,它们的电活动若同时发生,才可能在一定区域内综合起来,而被表皮电极记录下来。

实验证明,皮层表面的缓慢电活动,来源于锥体细胞的胞体和顶树突所产生的兴奋性或抑制性突触后电位。

丘脑中的非特异性核的神经纤维广泛投射到大脑皮层各区。实验表明,用电刺激丘脑的非特异性核,能引起皮层上广泛的节律性电活动,类似脑电图中的梭形 α 波节律。若用微电极记录,在梭形节律发生时可见到非特异性突触后电位。因此,推测丘脑的非特异性核可能是脑电活动的起源点。

图 9-41 所示为一个典型锥体细胞顶树突,当一个兴奋传入锥体细胞顶树突端时,引起除极。胞体端电位为正,顶树突端电位为负,形成电偶,电流自胞体端流向顶树突端,由于细胞浆和细胞外液是电解质,故电流在细胞外通过。

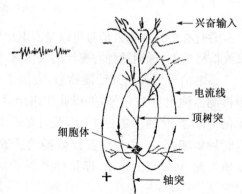

图 9-41 锥体细胞动作电位形成图

此时若安置两个表皮记录电极，一个放在靠近顶树突的头皮区，另一个放在远离电场处作为基准电极，则可记录到负极性电位。反之，如果在胞体端输入一个兴奋性突触后电位，用同样方法，电极则可以记录到正极性电位。

实际上，单个细胞的电活动不足以影响脑电位变化，头皮上的脑电波是许多这样的电偶电场总和的结果。

9.7.2 正常脑电图

用电极在头皮表面或直接从大脑表面记录到的大脑电位变化的波形，称为脑电图。脑电图的波形很不规则，没有一般典型的波形，但按其频率和幅度的不同可以把正常的脑电分为四种基本的波形(图9-42)。

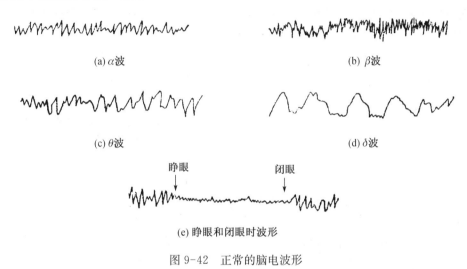

(a) α 波

(b) β 波

(c) θ 波

(d) δ 波

睁眼　　　　　　闭眼

(e) 睁眼和闭眼时波形

图 9-42　正常的脑电波形

1. α 波：α 波的频率为 8～13 Hz，幅度为 20～100 μV，在头部各区均能记录到 α 波，但在枕叶和顶叶后部记录到的 α 波最显著，几乎所有正常人，在清醒或安静休息时都有 α 波。波幅作由小变大然后又由大变小的规律性变化，呈梭状图形。睁眼或思考问题或受到其他刺激时，α 波消失而出现快波，这一现象称 α 波阻断，安静闭目时 α 波复出[如图 9-42(e)所示]。

2. β 波：β 波的频率为 14～30 Hz，幅度为 5～20 μV。β 波又分 β_1 波和 β_2 波两种。β_1 波，安静闭目时只在额叶出现。如果被测者睁眼视物，或听到突然的音响，或进行思考活动时，则在皮质其他部位出现 β_2 波。因此 β_2 波的出现，一般代表大脑皮质兴奋的结果。

3. θ 波：θ 波的频率为 4～7 Hz，幅度为 100 μV 左右。θ 波主要发生在儿童头顶部和颞部，两侧对称。一些成人，在情绪压抑期间，特别是在失望和遇到挫折时也会出现 θ 波。所以 θ 波是中枢神经处于压抑状态的表现。

4. δ 波：δ 波的频率为 1～3.5 Hz，幅度为 20～200 μV。成人在清醒状态下没有 δ 波，只有在睡眠时出现。在深度麻醉、缺氧或大脑有器质性病变时，也出现 δ 波。

脑电图的波形随不同的生理情况而异，一般地说，当脑电波由大幅度的慢波转为小幅度的快波时，表示兴奋过程增加。反之，当波形由小幅度的快波转为大幅度的慢波时，表示抑制过程增强。

儿童的脑电波比成人要慢，一般常可以见到 θ 波，至 10 岁后才开始出现 α 波，婴儿时脑电波更慢，常可见到 δ 波。

9.7.3 异常脑电图

脑电图很重要的临床用途之一，就是诊断各种癫痫和引起癫痫的病灶在脑中的位置。癫痫是由于部分或全部中枢神经系统无法控制的过度活动而引起的。一个癫痫病人，当其全部或部分中枢神经兴奋性超过临界阈值时，癫痫病就要发作。但只要兴奋程度保持在这一阈值以下，就不会发病。

癫痫有两种基本类型：全身性癫痫和局部性癫痫。全身性癫痫是同时涉及全脑，而局部性癫痫只涉及脑的一部分，甚至有时只是一个小病灶点。

全身性癫痫又有癫痫大发作和癫痫小发作之分。癫痫大发作是由于脑干部网状激活系统的神经元极度放电而引起的，接着扩布到整个皮质，直至脑的深部，甚至到达脊髓。发作时，全身强直性抽搐，持续时间可达 $3\sim4$ min。其典型脑电图见图 9-43(b)。大发作时在整个大脑皮层都能记录到，波形的幅度很高，可达 $100\sim200$ μV，说明在此期间皮层活动是同步的，其节律呈 α 波型。强直期间还可出现 β 节律。

癫痫小发作有两类：肌阵挛型和失神型。失神型癫痫的脑电波形如图 9-43(c) 所示。肌阵挛型与癫痫大发作开始时类似，病人呈现单纯性的强烈的肌肉痉挛；常见于上肢或头部，意识障碍消失较快。发作时脑电出现 3 Hz 的慢棘波，幅度可达 500 μV，甚至更高。失神型癫痫发作时，丧失意识 $5\sim20$ s。在此期间，病人

(a) 癫痫小发作脑电图

I 50 μV

I 100 μV

(b) 癫痫大发作脑电图

I 50 μV

(c) 失神型癫痫脑电图

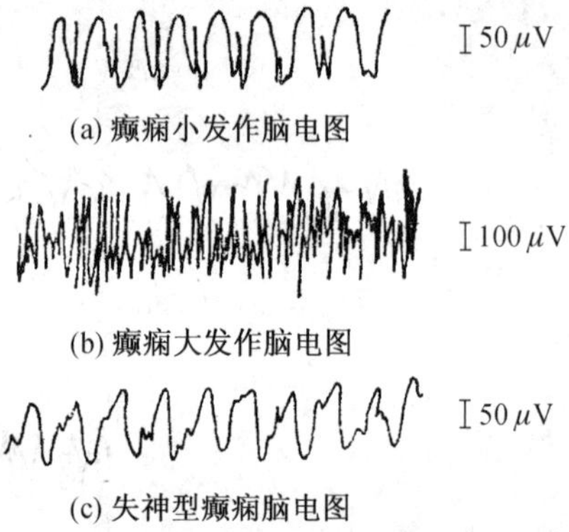

图 9-43　异常脑电图波形

有几次痉挛样肌肉收缩，并明显眨眼，随后神态恢复，可继续工作。脑电记录在发作时有 $2\sim2.5$ Hz 的慢棘波。癫痫小发作的脑电波形如图 9-43(a) 所示。

局部性癫痫常常是由于脑部受到某些器质性损害而引起的，如一个瘢痕牵拉神经元组织或一个肿瘤压迫脑区。

另一类局部性癫痫，是精神运动性癫痫发作，可有如下表现形式：一个短时间的记忆丧失；一次极端暴怒的发作；突然的焦虑不安或恐惧；短暂的语无伦次的说话或说话含糊不清。

9.8　脑电图机

9.8.1 概述

脑电图机是记录脑电波形的仪器，它将脑电极引导出的微弱脑电活动放大，并用记录器描记下来。

正常脑电活动所产生的电位差约为 $10\sim100$ μV，比典型的心电信号小得多，因此脑电图机的增益要求在 100 dB 以上。对脑电放大器的 CMRR 和噪声等也有很高的要求。由于

脑电电极尺寸比心电电极小得多,因此它有较高的信号源内阻,这就要求脑电放大器具有更高的输入阻抗。

临床应用的脑电图机有 8 道、16 道或 32 道机之分。脑电的多道记录是为了观察脑电位分布的对称情况和瞬时变化。

脑电图机有通用机和专用机之分。专用型脑电图机是专门用来记录脑电图的装置,通常使用 RC 耦合放大器;通用型脑电图机一般使用直流放大器作为主放大器,这种形式的脑电图机,除用于记录脑电外,还可将时间常数调大一些,以便记录心电图、呼吸曲线、皮电反射、眼球运动、肠胃运动、血压等较慢的变化波形。通用型脑电图机具有较高的频率响应,还可用来记录肌电图、诱发电位等较快的波形变化。

9.8.2　脑电图的导联

关于脑电图电极在头皮安放的位置,目前广泛采用国际脑电图学会所规定的 10/20 标准,其方法如图 9-44 所示。图中数字"10"和"20"表示各电极安放点之间的距离是按照 10% 或 20% 比例关系确定的。

把安放在头皮上的电极与脑电图机联系起来的方法称为脑电图导联。脑电图的导联通常有单极导联法和双极导联法两种。

单极导联法是将活动电极(或称为有关电极)放置于头皮上(按照图 9-44 所示国际标准法,选择所需位置),而无关电极取于一侧耳垂(或将两侧耳垂连接起来作为无关电极使用)。放置无关电极的部位除耳垂外,还有乳突、鼻尖、下颌、颈部等。鼻尖处无关电极由于易出汗会引起基线不稳定,而乳突、下颌、颈部处等无关电极容易受心电图、血管波等影响而产生伪差。

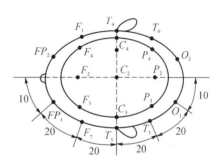

图 9-44　脑电图电极安放国际标准法(10/20 标准)

单极导联法的优点是能够记录到有关电极下的脑电位变化绝对值,记录的波幅较高,故异常波的表现较明显。但由于电极距离脑皮层较远,因此电极记录到的是电极下直径 3～4 cm范围电活动的总和,局部小范围产生的较小电位变动常被周围脑组织的电活动掩盖而不能被发现。

单极导联的缺点是耳垂或乳突并不是绝对零电位点,当大振幅的异常波出现于颞部时,由于耳垂靠近颞部受到其电场影响,有可能记录到与颞部电位数值相近的异常电位,这种现象称为无关电极活动化。

双极导联法是将头皮上的两个有关电极分别连接到脑电图机的两个输入端。双极导联法记录下来的是两个电极部位脑电位变动的相对值,故能消除远处电位对两个电极的共同影响,局部区域的电活动将更显著地表现出来。但由于两个电极距离较近,记录的电位差幅度较小,异常波也不易明显地记录下来。

综上所述,单极导联法和双极导联法各有其优缺点,使用时应根据实际需要适当选取。

9.8.3 脑电图机的组成及各部件的作用原理

脑电图机的典型原理方框如图 9-45 所示。其基本结构通常由输入选择电路、放大单元、定标电路、电极-皮肤接触电阻测量器、记录器和电源等部分组成,

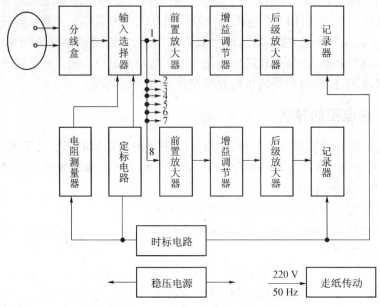

图 9-45　8 道脑电图机的原理方框

1. 输入选择电路

分线盒是输入电路的一部分。头皮电极的导线一般不直接与脑电图机输入端连接,而是通过分线盒与脑电图机连接。分线盒上有许多小孔,用来与电极导线插头连接。插孔号码与电极选择器(导联选择器)转盘号码相一致。

脑电图的导联选择开关有两种方式:一种是自由选择方式,即在任何两个电极之间组成一对信号输入放大器,一般都是双极导联;另一种是预先固定几种连接方式,目前我国临床脑电图最常用的固定方式有 6 种,分别为导联Ⅰ、Ⅱ、Ⅲ、Ⅳ、Ⅴ、Ⅵ,它们的连接方法见图 9-46。图中虚线应接脑电图机负输入端,实线接正输入端。

固定导联的导联数、电极位置号和导联标记之间的关系见表 9-1。表中Ⅰ~Ⅵ表示 6 个导联数,数字 1~8 为脑电记录道数;电极位置下的数字表示两个电极在头皮安放的部位,如 1~11 表示头皮上"1"号位电极和"11"号位电极组成一对导联。

表 9-1　8 种常用脑电导联接线表

电极位置　导联数 记录道数	Ⅰ	Ⅱ	Ⅲ	Ⅳ	Ⅴ	Ⅵ
1	1→11	1→15	1→3	1→13	11→15	1→21
2	2→12	2→16	2→4	2→14	15→5	2→21
3	15→11	15→9	3→5	13→15	5→21	15→21

续表

电极位置 / 导联数 记录道数	I	II	III	IV	V	VI
4	16→12	16→10	4→6	14→16	21→6	16→21
5	5→11	1→5	5→7	15→17	6→16	6→21
6	6→12	2→6	6→8	16→18	16→12	6→21
7	9→11	5→9	7→9	17→9	7→9	9→21
8	10→12	6→10	8→10	18→10	8→10	10→12
标　记	⊓	⊓⊓	⊓⊓⊓	⊓⊓	⊓	⊓⊓

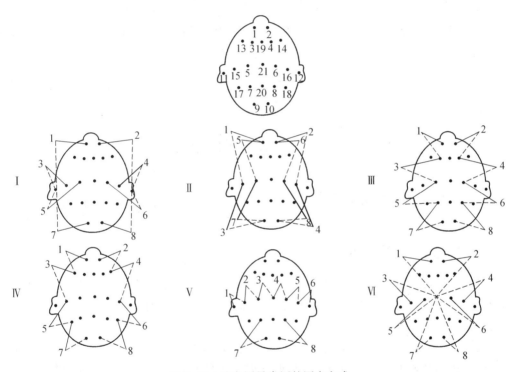

图 9-46　脑电图最常用的固定方式

2. 定标电路

定标电路产生从 20～50 mV 的各种幅值的定标电压。在描记脑电图前，先用标准电压来校准记录笔的振幅，一般以 50 μV 作为基本电压，调节增益使记录笔的振幅达到 5～10 mm 之间。定标电压由 12 V 稳压电源经精密电限器分压获得。

3. 电极电阻测量器

用来测定两电极之间电阻或测量电极对地电阻。头皮电阻一般应小于 5 kΩ，阻值过大容易产生干扰，造成伪差。

图 9-47 所示为测定电极电阻的原理方框图。振荡器产生稳定的 1.6 Hz 的正弦波，整

形电路将 f 弦波变成方波,方波电压被加于两电极之间,再由电阻测量电路测定该两电极之间的阻值。

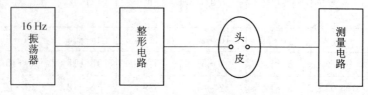

图 9-47　电极电阻测定电路

4. 放大单元

脑电图机的放大单元由前置放大器、滤波器、时间常数电路、增益控制器、干扰抑制电路、后级电压放大器和驱动放大器等组成。其中放大器工作原理与心电放大器相似,但对共模抑制比和增益的要求更高,前置放大器的增益一般要求在 3 000 倍左右。

滤波电路接在前置放大器后面,其中包括低通滤波器、高通滤波器和双 T 型滤波器。低通滤波器用以消除肌电和高频干扰;高通滤波器用来消除因身体运动和电极移动等因素造成的基线飘移现象;双 T 型滤波器用以抑制 50 Hz 交流电干扰。

时间常数电路一般设有 2 s、0.3 s、0.1 s 三档。增益控制器通过电阻分压来调节电路的增益。

9.9　肌电图（EMG）

肌电图是肌肉生物电活动的记录,与其他生物电一样,肌电也是一种有规律的生物电现象。

9.9.1　肌电图的产生

肌肉活动的最小单元是运动单位。运动单位由一个运动神经元及其所支配的一群肌肉纤维组成。运动单位的纤维又分为大小不等的亚单位,称为运动终板。有时把神经肌接头处亦称为运动终板。

用针形电极插入正常肌肉的运动终板及邻近部位,可以出现 $10\sim40\ \mu V$ 的不规则低电压波形,称为微终板电位。当肌肉作轻度收缩时所出现的肌电,称为运动单位电位。

人体的肌肉纤维浸泡在导电性能良好的组织液内,肌纤维本身又是很好的导体,所以任何部位的动作电位都在周围产生电场。运用容积导体电场的概念可知,记录下来的肌电波形,并不是单根肌纤维的电活动,而是许多肌纤维电场在空间上和时间上的叠加。

运动单位电位的波形有单相、双相、三相和多相之分。但正常的肌电图中,双相及三相电位占 80%,单相电位占 15%,多相电位占 4% 以下。

当肌肉轻度收缩时,运动单位的电压力 $100\ \mu V\sim2\ mV$。这个值的大小与每一个单位区域内所含肌纤维的数量和肌纤维与引导电极之间的距离有关,运动单位电位所占的时程,称为运动单位的时限,其值大小与兴奋通过终板的传递时间以及在肌纤维上传播的时间等因素有关,一般为 $5\sim12\ ms$。

9.9.2 肌电图的记录方式

肌电图的记录方法,可以用体表法和微电极插入法。体表记录肌电图,虽然比较方便、简单,但其缺点是不能记录深部肌肉的电位,并且在记录体表肌电时,很容易受其他体表电位的影响。在记录深部肌肉或记录某一运动单位的肌电图时,常采用单极、双极或多极的插入式电极来记录肌肉内一个小区域的局部电活动。

肌电图的波形与被测肌肉收缩的力量大小有关。图 9-48 是正常背侧骨间肌在不同的收缩力下运动单位的肌电波形。其中图 9-48(a)表示轻度用力收缩时,可得到一个或几个运动单位的电活动,一般把肌电图上出现的疏散的单个运动单位电位,称为单纯相。图 9-48(b)表示中等用力收缩时的肌电波形。参加收缩的运动单位电位数量及其发放的频率都较前增加,出现所谓混合相肌电图。此时肌电图上有些区域仍可见单个运动单位的电位,有些区域因电位密集而无法辨认出单个电位。图9-48(c)表示当肌肉作最大用力收缩时,参加收缩的运动单位更多,发放的频率更高,出现了干扰相。此时肌电图上出现重叠的复杂波形,已无法辨认出个别的运动单位。这时原先未

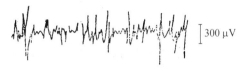

(a) 轻微用力收缩时波形

$300\,\mu V$

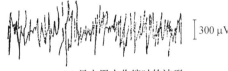

(b) 中等用力收缩时的波形

$300\,\mu V$

(c) 最大用力收缩时的波形

$300\,\mu V$

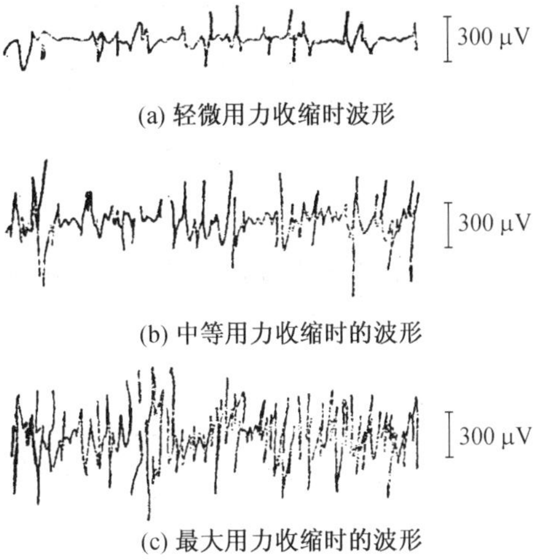

图 9-48　正常背侧骨间肌的肌电图

进行收缩活动的新的运动单位也参与了活动,使运动单位反应重叠,形成一种复杂的干扰型肌电图。

当运动单位发生各种病理变化时,会出现异常肌电图波形。所以肌电图在临床应用上很有意义,常用肌电图来判断神经肌肉功能是否正常以及确定神经肌肉疾病发生的部位、性质和病变程度等。肌电图已成为神经肌肉病变的主要临床诊断工具。

9.10　肌电图机

9.10.1　概述

肌电图可以反映肌肉-神经系统的生物电活动规律。肌电图有运动单元动作电位和神经电位两种类型。动作电位的幅度约为几十微伏到几十毫伏;神经电位更小,小的可到 1 μV 以下。因此肌电放大器的增益控制必须适应这种大动态范围的要求。肌电图的频率范围比较宽,在几赫兹到几千赫兹之间,因此放大器的频响必须比心电放大器宽。但其低频段不需心电图机那么低,这对消除运动伪迹有利,因为几乎所有运动伪迹都在低频段。

为了引导肌纤维单位运动电位,通常采用针形电极,它与肌纤维的接触面积约为 $0.07\,mm^2$,因此接触电阻很高,约为 1 $M\Omega$,这就要求肌电放大器有很高的输入阻抗。

此外,神经电位要用诱发肌电图的方法测定,因此肌电图机除放大器外,还要有一套刺

激装置和精密的同步计时装置。

9.10.2 肌电图机的组成

图 9-49 所示为肌电图机原理方框图。由电极引入的肌电信号经过输入选择器,选择合适的处理方式并经放大器放大后,送到示波管的 y 偏转板显示波形,同时可将信号送至监听器供听觉诊断用,或送至磁带记录器将信息长期保存。

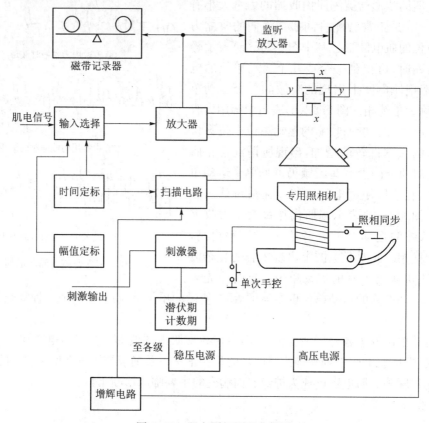

图 9-49　肌电图机原理方框图

1. 放大单元:肌电放大器的设计基本上可以参照心电和脑电放大器,但肌电放大器的总增益要比脑电放大器高一些,频带要宽得多,输入阻抗应大于 20 MΩ。监听放大器的频响应满足肌电的频率范围,以使放声纯真。

2. 刺激器:刺激器用来产生电脉冲刺激信号,它除了刺激肌肉外,还触发扫描发生器和形成潜伏期信号,计出潜伏期的间期。刺激器产生的是幅度和脉宽可调的双向刺激脉冲,它有单次、重复和序列三种不同工作方式,最大输出幅度为 500 V。电路的主要部分是脉冲发生器。

3. 潜伏期计数器和增辉电路:本电路的作用是在刺激脉冲发放的同时,产生一个宽度可以调节的脉冲,脉冲的前后沿在扫描线上形成上下两个光点,光点之间的距离就是脉冲宽度。第一个光点对应刺激脉冲开始,调节脉冲宽度,使第二个光点落在动作电位起始点,因此两光点的距离代表了潜伏期时间。脉冲宽度可用计数电路测得,并在数码管上显示出来,计数器显示的读数便是潜伏期的毫秒数。

4. 照相装置：照相时按动快门，扫描器和刺激器即可自动同步工作。照相机需接上电源，照相装置中的电机才开始转动，带动胶卷拍片。

9.11 视网膜电图(ERG)和眼电图(EOG)

9.11.1 眼睛的解剖

正常人的眼睛是直径约为 24 mm、类似于球形的器官，如图 9-50 所示。

视网膜位于眼球的背后，是眼睛的感觉部分，眼睛的透光部分，依次为角膜、前房、晶状体和玻璃体腔。在前房内有透明液体，称为房水。玻璃体腔被一种透明胶体即"玻璃体"所填充。房水的作用除了传送营养物质外，还起到维持眼压(20～25 mmHg)的作用，这种眼内压力作用于眼外壳，使眼球充胀起来。以使视网膜能形成精确的几何形状，保

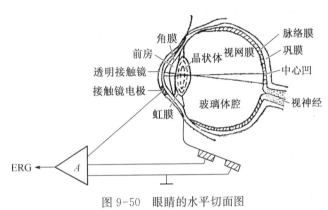

图 9-50 眼睛的水平切面图

证光线通过后能形成清晰的像。此外，房水又是循环系统与晶状体和角膜之间主要的联系物。因为晶状体和角膜本身缺少血管，为满足这两种组织吸收营养的需要，房水和其邻近的血管之间存在着液体和溶质的交换运动。如果这种流通发生障碍，则是病理状态。这不仅会造成角膜及晶状体的损伤，而且还可能导致眼压增高，使视网膜受到损害。青光眼就是由这种高眼压造成的。

视网膜主要由三层神经细胞组成。最外层(接近脉络膜)为光感受细胞，是第一层神经元；中间层主要为双极细胞，是第二级神经元；最内层(接近玻璃体)为神经节细胞，是第三级神经元。节细胞的轴突即为视神经纤维，组成视神经，由眼球后端穿出。视神经纤维的数目比光感受细胞少。这就是说，在视网膜的神经通途中存在着一种会聚现象，即许多光感受细胞终止于一个双极细胞($n:1$)。许多双极细胞又终止于一个神经节细胞。其会聚的程度差别很大，在黄斑部聚合程度较小，在视网膜的周边部则较大。光感受细胞与双极细胞之间，以及双极细胞与神经节细胞之间的突触连接，发生在两个界限分明的区域：外网状层和内网状层。外网状层是光感受细胞与双极细胞之间接触的区域；内网状层是双极细胞与节细胞之间接触的区域。所以，在功能上可以认为视网膜由两部分组成：一个是外感觉层，包括光感受细胞(即光电换能器)；另一个是内层，它把光感受层产生的电脉冲加以处理并传向大脑中枢。

人眼视网膜内有两种感光细胞，即视椎细胞和视杆细胞。视椎细胞主要分布在视网膜的中央部分。在黄斑的中央凹处，只有视锥细胞。在中央凹处的外周才开始有视杆细胞，从

黄斑往外周,视杆细胞逐渐增多,而视锥细胞则减少。

视椎细胞接受强光及色光刺激,主要在白天视物时起作用。人眼有很强的辨色能力,可以分辨出多种不同的颜色.一般认为有三种视椎细胞,它们分别含有三种基本感光物质,分别受红、绿、蓝三种基本色的刺激。其他颜色感觉都是由这三种感光物质以不同比例分解引起的,缺乏这种能力则称为色盲。

视杆细胞对弱光很敏感,在暗光时起作用。视杆细胞含有一种称为视紫红质的感光色素,视紫红质在光的照射下迅速分解为视黄醛和视蛋白。在这个感光色素的分解过程中引起神经节细胞动作电位,并传导至中枢神经。

9.11.2 眼的电生理特性

当视网膜受到一次瞬间闪光刺激时,在检测电极(一般置于视网膜内表面或角膜上)与无关电极(一般置于颞部前额或耳垂)之间即可记录到电位变化,这些电位变化曲线称为视网膜电图。

临床上常使用 Ag-AgCl 电极作为检测电极。电极镶嵌在接触镜片上,接触镜片用生理盐水与角膜保持紧密接触。因角膜很薄,故也能与房水及眼内的无源液体介质接触。可以将眼球看成一个充满液体的球,视网膜是一层薄板样的生物电源,它紧贴在眼球的后部。由此可见,利用容体导体电场的概念,就很容易理解视网膜电位产生的机理。视网膜电图是生物电源的外部电场电位波形。

图 9-51 表示一个受到两秒钟闪光刺激时脊椎动物视网膜电图的典型波形。其中 a、b、c、d 四种波形成分反映了视网膜上不同部位的电活动,用实验的方法将微电极插入视网膜各层中,然后将电极顶端所在视网膜内的解剖部位与所记录的电活动联系起来,可以作如下说明。

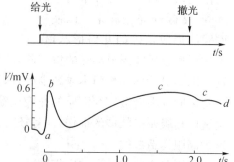

图 9-51 脊椎动物的视网膜电图

1. a 波:a 波为视网膜最深部位的电位,代表因离子转运产生的感受器电位,在整个刺激期间内为负电位。

2. b 波:b 波主要由双极细胞的电活动引起,其波幅最大。微电极处于内颗粒层时出现 b 波,若夹断供应视网膜内层的视网膜动脉,则 b 波消失,而 a 波仍保留。这是因为感受器层是由脉络层中光感受细胞后面一部分血管供应的,因而保留了 a 波,这样使单独研究 a 波成为可能。

3. c 波:c 波起源于光感受细胞以外的色素上皮层,即视网膜外层。它与产生视觉的神经活动无直接关系。c 波出现时,微电极位于单个色素上皮细胞内,这可能是光感受细胞色素部分后,使周围细胞的间液发生某种化学变化引起色素细胞的反应,从而出现 c 波。

4. d 波:在撤光刺激时(即当 $t=t_1$ 时),记录到的波形即为 d 波。主要是在 a 波及 b 波成分无反应时形成的。

实验表明,神经节细胞的电活动有三种类型:"给光"发放型,即在光照视网膜时,发放兴奋;"撤光"型,即给光时不发放兴奋,而在撤光时才发放兴奋;"给光-撤光"型,即在"给光"和"撤光"时都发放兴奋。

近来还发现,猴眼中央凹在强闪光刺激下,可在 a 波之前记录到一个几乎无潜伏期(小于 25 μs)的电位变化,称为早发感受器电位(ERP),当微电极位于感光细胞的外段附近时,ERP 的波幅最大。为了区别 ERP 和 a 波,将 a 波称为迟发感受器电位。ERP 的产生与感光细胞外段中带电荷的色素基团的移动或与色素基团同分子内电荷的移动有关。

视网膜的全体细胞(除神经节细胞外),当给予适当刺激时,均以非传导性的分级电位出现,即相当于一个电位发生器。而视网膜神经节细胞的胞体除极时产生的动作电位,则沿着轴突向大脑传导。

9.11.3　视网膜电位的容积导体

眼可以看成一个类似球形的导电介质,在视轴的一端有一分层的板状生物电源。眼的角膜大部分与空气相接触,其余部分靠近巩膜的周围,是眼眶的骨和脂肪基质。因此眼被高阻值的基质包围,在巩膜层几乎没有电流流出。另外,充满生理盐水的接触镜片与浸润角膜外表面的液体介质相接触,所以可以把这个镜片看成是一个镶在角膜端的大电极,而无关电极实际上位于眼后,可以认为不受视网膜电位的影响。

长期的研究表明,视网膜电源极复杂。究其原因,一是因为感受器分布的不均匀性,二是因为神经会聚问题造成视网膜神经层的不均匀性,越接近视网膜的周边部分,其会聚越大。实际上,各类细胞都会造成视网膜的路径重叠。

考虑到视网膜电源在空间的不均匀性,采用一种"双层视网膜镶嵌模型"来说明视网膜电图的机理。这种双层镶嵌模型,认为在各层中又分成若干个分段容积,每单个容积的中心有个偶极子信号源。对于一定的光输入,偶极子的强度在空间上加权,其强度随时间而变化。每个偶极子的强度都与光的强度有关而分成若干等级,其模型的参数可根据电生理学和组织解剖学的资料进行选择。

根据"双层视网膜镶嵌模型",利用叠加偶极子电源的方法,就可以确定球形容积导体中各点的电位数值。也就是说,利用空间容积导体的概念,可以进一步理解 ERG 波形产生机理。应加以注意的是,按上述方式所记录的视网膜电图,代表着全部视网膜对光刺激的反应的总和。在记录视网膜的局部区域的视网膜电图时,要考虑视网膜电图的所谓空间特性——对于若干个视网膜区产生的视网膜电图的线性叠加等于这些区域同时受到刺激时所产生的单个视网膜电图。因此,在作局部区域视网膜电图时,应注意局部光刺激的局限范围,防止光线扩散到该局部区以外的范围去。为此,常采用相当强的背景照明,使大部分视网膜照亮,然后再叠加上局部性刺激。一般来说局部产生的 ERG 电位幅度较小,所以必须对此作数据处理,才能得到较为理想的局部视网膜电图。

9.11.4　眼电图

除了上述视网膜电图外,还有一种叫眼电图的生物电记录波形。视网膜电图和眼电图的差别在于:前者记录的是瞬态电位的变化;而后者则是记录一种恒定的存在于角膜与视网膜之间的直流电位,它相当于一个恒定的偶极子,利用这种恒定的偶极子可以测定眼球的位置。

眼电图测量的常用方法,是把表面电极置于眼睛的左右两侧(鼻部和额部),让眼睛注视正前方,则恒定的偶极子位于左右两个电极间的对称位置上,由于是轴对称,因此 EOG 的输出为零。若眼睛注视移向左侧,则带正极性的角膜向左侧电极接近,左侧电极变正。一般在注视的水平角为±30°范围内,眼电图的输出与角度成线性关系。

如果要记录眼的垂直方向运动,可把电极罩于眼的上方和下方。

记录眼电图,需要直流放大器。其输出约为微伏数量级,一般多采用 Ag-AgCl 电极,以减小漂移。

眼电图多用于临床监测睡眠时的眼球运动,以及估价阅读能力和视觉疲劳程度等。

9.12 视网膜电图机

9.12.1 概述

视网膜电图检查是一种非创伤性诊断方法。它是把活动电极安放在受检者眼结膜囊里,无关电极置于头部某个合适的位置上(如面颊部),用各种强度的光照刺激视网膜,即可记录到视网膜电图。视网膜电图对研究视锥细胞、视杆细胞的生理功能具有重要意义。

9.12.2 视网膜电图机的组成

视网膜电图机的电原理框图如图 9-52 所示。主要由放大器、同步控制器、记录和显示装置等单元组成。一般在作视网膜电图检查时,常需要同时记录心电图或脑电图作为监视,为此机内应有二道或三道同步记录放大器。

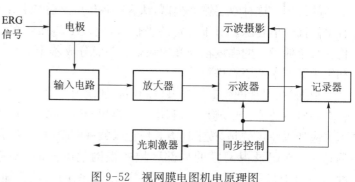

图 9-52 视网膜电图机电原理图

1. 同步控制器

同步控制器用来控制记录器走纸、示波器扫描和示波摄影曝光同时进行。同步控制器同时触发光刺激器发光。控制器分手控和自控两种。

2. 光刺激器

光刺激器用高亮度万次闪光灯作光源,光经过一球形的视屏反射到眼里,球内设有背景光源。

图 9-53 所示为视屏的结构,它是一个中空的球体,球面上开有一个圆窗,当受检者的头部接近圆窗前约 10 cm 处时,每只眼睛的视野大于 65°,故称为"全视域闪光刺激器"。圆窗上方有 5 个直径为 4 cm 的圆筒,筒内安放灯座和闪光灯,圆筒下端是一个 45°的斜面,上置滤色片。

为消除高压脉冲对视网膜电图的干扰,在圆筒外面加上屏蔽罩。视屏球壁的左中央有一个红色发光二极管,作为注视点,以保证眼球处于注视位置。背景光源装在视屏上方的圆筒之间,打开背景光源,使受检者眼睛上的照度为 20 Lx,视屏里面要有白色漫反射涂层,以形成均匀的反射面。

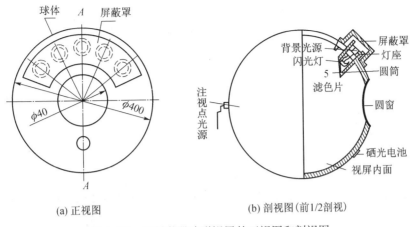

(a) 正视图　　　　　　　　　　　(b) 剖视图(前1/2剖视)

图 9-53　光刺激器球形视屏的正视图和剖视图

3. 放大器

正常视网膜电位的典型值约为几至几百微伏。其频率范围在 0.3 Hz 到200 Hz 之间,视网膜电信号源内阻也很高。因此常采用差动式直接耦合放大器,其增益要求为 80 dB 以上,共模抑制比不小于 80 dB,频率响应为 0~200 Hz 左右,时间常数为 1 s,最大噪声电压不超过 10 μV(p-p 值)。从上述放大器指标看,大多数指标与脑电图机相近,但频响要求略比脑电图机高一些。

由于在测量过程中会出现因眼球运动带来的基线漂移,为此放大器设计时应考虑能抑制这种干扰的电路,以消除基线漂移伪差。

4. 记录显示单元

除记录器和显示器外,视网膜电图一般还设有同步摄影装置,以便将视网膜电图照相记录下来。

参 考 文 献

［1］John G. Webster. Bioinstrumentation[M]. Hoboken：Wiley，2003.

［2］王进科. 生物医学实验[M].北京：科学出版社，2013.

［3］[美]John D. Enderle. 生物医学工程学概论[M]. 封洲燕，译. 北京：机械工业出版社，2014.

［4］董秀珍，俞梦孙. 生物医学工程学概论[M].北京：科学出版社，2013.

［5］宫琴. 生物医学工程检测和基础实验[M].北京：清华大学出版社 ，2013.

［6］雷万军，胡志刚. 生物医学工程专业实验指导[M].郑州：郑州大学出版社，2012.

［7］李天钢，马春排. 生物医学测量与仪器——原理与设计[M].西安：西安交通大学出版社，2009.

［8］李劲松，黄智生. 生物医学语义技术[M].杭州：浙江大学出版社，2012.

［9］潘欣. 医学生物侦检与防护技术概论[M].北京：军事医学科学出版社，2011.

［10］刘昌胜. 生物医学工程[M].上海：华东理工大学出版社，2012.

［11］国家自然科学基金委员会生命科学部. 未来 10 年中国学科发展战略：生物医学工程学[M].北京：科学出版社，2012.

［12］[澳]冯大淦. 生物医学信息技术[M].朱志良，等译. 北京：科学出版社，2011.

［13］Ewart R. Carson，Peter Kneppo，Ivan Krekule. Advances in Biomedical Measurement[M]. New York：Springer-Verlag New York Inc.，2011.

［14］Ping Wang，Qingjun Liu. Biomedical Sensors and Measurement[M]. Berlin and Heidelberg：Springer-Verlag，2011.

［15］Robert B. Northrop. Introduction to Instrumentation and Measurements[M]. Boca Raton：Northrop CRC Press Inc.，1997.

［16］Subhas C. Mukhopadhyay，Aime Lay-Ekuakille. Advances in Biomedical Sensing，Measurements-Instrumentation and Systems[M]. Berlin and Heidelberg：Springer-Verlag，2009.